H. P. Rehfisch, H.-D. Basler, H. Seemann:
Psychologische Schmerzbehandlung bei Rheuma

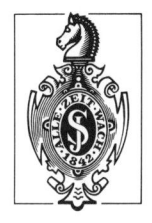

Springer- Manuale zur Verhaltenstherapie

H. P. Rehfisch   H.-D. Basler   H. Seemann

Psychologische Schmerzbehandlung bei Rheuma

Unter Mitarbeit von
H.-H. Raspe und S. Mattussek

Mit 14 Abbildungen, 26 Tabellen
und einer Materialsammlung als Anhang

Springer-Verlag Berlin Heidelberg New York
London Paris Tokyo Hong Kong

Autoren

Dipl.-Psych. Hans Peter Rehfisch
Medizinische Psychologie, Fachbereich Humanmedizin
Bunsenstraße 3, D-3550 Marburg 1

Prof. Dr. Dr. Heinz-Dieter Basler
Institut für Medizinische Psychologie
Klinik der Philipps-Universität
Bunsenstraße 3, D-3550 Marburg

Dipl.-Psych. Hanne Seemann
II. Physiologisches Institut der Universität
Abt. Psychotherapie und Medizinische Psychologie
Landfriedstraße 12, D-6900 Heidelberg

Mitarbeiter

Prof. Dr. Hans-Heinrich Raspe
Abt. Rheumatologie, Medizinische Hochschule Hannover
Konstanty-Gutschow-Straße 8, D-3000 Hannover 61

Dipl.-Psych. Sigrid Mattussek
Mobile Rheumahilfe, Medizinische Hochschule Hannover
Konstanty-Gutschow-Straße 8, D-3000 Hannover 61

ISBN 3-540-50341-2 Springer-Verlag Berlin Heidelberg New York
ISBN 0-387-50341-2 Springer-Verlag New York Berlin Heidelberg

CIP-Titelaufnahme der Deutschen Bibliothek
Rehfisch, Hans Peter:
Psychologische Schmerzbehandlung bei Rheuma; mit einer Materialsammlung als Anhang / H. P. Rehfisch;
H.-D. Basler; H. Seemann. Unter Mitarb. von H.-H. Raspe u. S. Mattussek.
Berlin; Heidelberg; New York; London; Paris; Tokyo; Hong Kong: Springer, 1989
  (Springer-Manuale zur Verhaltenstherapie)
  ISBN 3-540-50341-2 (Berlin ...) brosch.
  ISBN 0-387-50341-2 (New York ...) brosch.
NE: Basler, Heinz-Dieter:; Seemann, Hanne:

© Springer-Verlag Berlin Heidelberg 1989
Printed in Germany

Dieses Werk ist urheberrechtlich geschützt. Die dadurch begründeten Rechte, insbesondere die der Übersetzung, des Nachdrucks, des Vortrags, der Entnahme von Abbildungen und Tabellen, der Funksendung, der Mikroverfilmung oder der Vervielfältigung auf anderen Wegen und der Speicherung in Datenverarbeitungsanlagen, bleiben, auch bei nur auszugsweiser Verwertung, vorbehalten. Eine Vervielfältigung dieses Werkes oder von Teilen dieses Werkes ist auch im Einzelfall nur in den Grenzen der gesetzlichen Bestimmungen des Urheberrechtsgesetzes der Bundesrepublik Deutschland vom 9. September 1965 in der Fassung vom 24. Juni 1985 zulässig. Sie ist grundsätzlich vergütungspflichtig. Zuwiderhandlungen unterliegen den Strafbestimmungen des Urheberrechtsgesetzes.

Die Wiedergabe von Gebrauchsnamen, Handelsnamen, Warenbezeichnungen usw. in diesem Werk berechtigt auch ohne besondere Kennzeichnung nicht zu der Annahme, daß solche Namen im Sinne der Warenzeichen- und Markenschutz-Gesetzgebung als frei zu betrachten wären und daher von jedermann benutzt werden dürften.

Umschlagentwurf: Lothar Hebel. Heidelberg, unter Verwendung einer Kreidezeichnung von Ernst Ludwig Kirchner mit freundlicher Genehmigung von Roman Norbert Ketterer, Verwalter des Nachlasses von E. L. Kirchner.

Datenkonvertierung, Druck und Einband: Appl, Wemding
2119/3140-5 4 3 2 1 0 - Gedruckt auf säurefreiem Papier

Vorwort

Mit dem vorliegenden Buch stellen wir ein verhaltensmedizinisches Gruppenprogramm zur psychologischen Schmerzbehandlung von Patienten mit chronischen rheumatischen Beschwerden vor, welches detailliert beschrieben und mit den dazugehörigen Arbeitsmaterialien versehen ist.

Das Programm wurde aus den Vorarbeiten von Köhler (1982) im Rahmen zweier von der Deutschen Forschungsgemeinschaft geförderter Studien (Az. Ba 793/2-1 und Ba 793/3-1) weiterentwickelt und zunächst an Patienten mit Low-Back-Pain (Kaluza u. Basler 1988) erprobt. Aufbauend auf den hier gewonnenen Erfahrungen modifizierten wir es für Patienten mit chronischer Polyarthritis (Rehfisch 1988) sowie für Patienten mit unterschiedlichen rheumatischen Diagnosen (Basler u. Rehfisch, im Druck) und für Patienten mit Morbus Bechterew (Rehfisch u. Basler, in Vorbereitung).

Wir verstehen es als Basisprogramm zur psychologischen Schmerztherapie, das ein Therapeut dann selbständig durchführen kann, wenn er bereits Erfahrungen mit der Muskelentspannung nach Jacobsen und möglichst auch mit imaginativen oder hypnotischen Techniken besitzt. Es ist besonders für die in der psychologischen Schmerztherapie noch unerfahrenen Kolleginnen und Kollegen gedacht und aus diesem Grunde klar strukturiert und standardisiert im Aufbau. Dennoch ist es ein ausgereiftes Programm, welches wir mit den jeweiligen erforderlichen Ergänzungen in der Gruppenbehandlung von über 200 Rheumapatienten unterschiedlicher Diagnosen erfolgreich angewendet haben.

Wenngleich dieses Programm für fast alle Patienten mit chronischen Schmerzen anwendbar sein dürfte, haben wir es für Patienten mit chronischen rheumatischen Beschwerden entwickelt und legen Untersuchungsergebnisse vor, die die Effektivität des Programms in dieser Zielgruppe belegen.

Es gibt eine Reihe neuerer Untersuchungen, die belegen, daß diese Basistechniken, wenn sie gut und ausführlich vermittelt werden, zu den effektivsten Techniken der psychologischen Schmerzbehandlung gehören.

Für bereits erfahrene Kolleginnen und Kollegen haben wir zusätzliche Übungen in einem separaten Kapitel (Kap. 7) aufgeführt, die ergänzend oder alternativ zum Basisprogramm eingesetzt werden können. Wir möchten allerdings empfehlen, die Therapie in der vorliegenden Form mindestens einmal durchzuführen, bevor sie modifiziert wird.

Im Gegensatz zu Köhler (1982), an dessen Ausführungen wir uns anfänglich stark orientierten, haben wir das Programm nicht für den stationären Einsatz, sondern für die ambulante Behandlung entwickelt. Bei der gegenwärtigen Konzeption sollte eine Behandlungsdauer von 3 Monaten eingehalten werden, mit 12 Sitzungen von ca. 90 min, die in wöchentlichen Abständen stattfinden. Jede Straffung des Programms ist u.E., wenn sie an den Inhalten der ersten Sitzungen vorgenommen wird, dem Erfolg abträglich, da dann einige Patienten die Entspannung nicht richtig erlernen und damit der Behandlungserfolg gefährdet ist.

Ein Programm mit noch stärkerer Standardisierung wurde von uns im Rahmen eines Kooperationsmodells mit Galenus Mannheim entwickelt und wendet sich v.a. an Patienten mit spannungsbedingten Kopf-, Schulter-Nacken- und Rückenschmerzen in ambulanter ärztlicher Versorgung (Basler et al. 1988; Rehfisch et al., im Druck). Hierin sind zusätzlich Module zur Förderung der Lebensqualität, der körperlichen Aktivität und ausführlichere Informationsteile enthalten.

In das hier dargestellte Programm fließen die Erfahrungen vieler Kollegen ein, denen wir zu Dank verpflichtet sind. Besonders hervorzuheben sind die Arbeiten von Köhler (1982), Kaluza (1986) und Bradley et al. (1988), die uns wertvolle Anregungen vermittelten.

Ebenso möchten wir den Leitern und Teilnehmern der an diesen Studien beteiligten Rheuma-Liga-Gruppen für ihre Mitarbeit und Unterstützung danken.

Weiterhin möchten wir den Kollegen und Kolleginnen danken, die Teile des Manuskripts kritisch gelesen haben und uns vielerlei Anregungen übermittelten; dies sind besonders Frau Dipl.-Psych. Annelie Scharfenstein, Frau Dipl.-Psych. Birgit Beisenherz, Herr Dr. Gerhard Bolm, Herr Dipl.-Psych. Jürgen Konermann (Münster), Frau Dr. Andrea Dinger (Bochum) und Frau cand. med. Gabriele Kopp.

Marburg, im April 1989   H. P. Rehfisch

Inhaltsverzeichnis

Zum Aufbau des Buches XIII
Hinweise für Patienten XIV
Verzeichnis der Übungen XV
Verwendete Cassetten mit Entspannungs- und
Imaginationsübungen XVI

1 Grundlagen psychologischer Schmerzbehandlung bei Rheuma 1

1.1 Einführung 1
1.2 Psychologie der Schmerzwahrnehmung 3
1.2.1 Motorik und Schmerzen 6
1.2.2 Sympathikus und Schmerzen 6
1.2.3 Zentrale Mechanismen der Schmerzverarbeitung 8
1.3 Bewußtseinsprozesse und Aufmerksamkeit 10
1.4 Rahmenbedingungen psychologischer Interventionen . . . 13

2 Chronische Polyarthritis und ankylosierende Spondylitis (H.-H. Raspe) 15

2.1 Nosologie und Klassifikation rheumatischer Erkrankungen 15
2.2 Die chronische Polyarthritis 16
2.3 Die ankylosierende Spondylitis 23

3 Chronische Polyarthritis und ankylosierende Spondylitis als chronische und schmerzhafte Erkrankungen (H.-H. Raspe) 27

3.1 Chronische Erkrankungen 27
3.2 Das Schmerzproblem bei entzündlichen-rheumatischen Erkrankungen 28

3.3	Typen und Ursachen „rheumatischer" Schmerzen bei der chronischen Polyarthritis	33

4 Übersicht über Aufklärungsprogramme und Therapiestudien 37

4.1	Aufklärungs- und Informationsprogramme für Rheumapatienten (S. Mattussek)	38
4.1.1	Die Rolle der Krankheitsaufklärung	38
4.1.2	Die Entwicklung neuer Formen der Patientenaufklärung . .	39
4.1.3	Studien zur Patientenaufklärung	40
4.1.4	Vergleich und Diskussion der Studien und ihrer Ergebnisse	44
4.1.5	Hinweise für die Planung von Patientenseminaren	49
4.1.6	Hinweise für die Evaluation von Patientenseminaren	51
4.1.7	Das Konzept „cP-Schule"	52
4.1.8	Schlußfolgerung	53
4.2	Schmerz als zentrales Leiden vieler Patienten mit rheumatischen Beschwerden	53
4.3	Psychologische Untersuchungen und Therapie bei der chronischen Polyarthritis	54
4.3.1	Gesprächspsychotherapie	55
4.3.2	Biofeedback	58
4.3.3	Unkontrollierte Studien zur Schmerzbewältigungstherapie .	59
4.3.4	Einzelfallberichte und sonstige unkontrollierte Studien . . .	60
4.3.5	Kontrollierte Studien zur Schmerzbewältigungstherapie . .	60
4.4	Langzeitergebnisse	63
4.5	Schlußfolgerung	63

5 Konzeption und Durchführungshinweise zum Programm . . 65

5.1	Entspannungsverfahren	65
5.1.1	Definition von Entspannung	65
5.1.2	Wirkungen der Entspannung	65
5.1.3	Methoden der Entspannung	67
5.1.4	Entspannungsverfahren der Schmerzbehandlung	67
5.2	Imaginative Verfahren	71
5.2.1	Überblick über imaginative Techniken	71
5.2.2	Interpretation der Imaginationen	73
5.2.3	Vorstellungsfähigkeit des Patienten	74
5.2.4	Imagination in der Schmerzbehandlung	76
5.2.5	Klassifikationsverfahren imaginativer Techniken	77

5.3	Hypnotische Verfahren	77
5.3.1	Hypnotische Therapieformen	77
5.3.2	Verschiedene hypnotische Techniken zur Schmerzbewältigung	79
5.3.3	Instruktionen zur Vertiefung der Trance	80
5.3.4	Wirksamkeit der hypnotischen Verfahren	83
5.3.5	Empirische Daten zur hypnotischen Schmerzreduktion	83
6	**Psychologisches Schmerzbehandlungsprogramm für Rheumapatienten**	**85**
	Einleitung	85
6.1	Sitzung 1	88
6.1.1	Schmerzprotokolle	88
6.1.2	Persönliche Vorstellungsrunde	88
6.1.3	Gruppenregeln	89
6.1.4	Telefon- und Anwesenheitsliste	91
6.1.5	Austausch von Schmerzerfahrungen	91
6.1.6	Formulierung der Therapieziele für jeden Patienten	91
6.2	Sitzung 2	95
6.2.1	Schmerzprotokolle	95
6.2.2	Teilnehmerliste / Telefonliste	95
6.2.3	Therapieziele	95
6.2.4	Begründung der Muskelentspannung	95
6.2.5	Muskelentspannung nach Jacobson	97
6.2.6	Gesprächsrunde nach der Entspannung	104
6.3	Sitzung 3	111
6.3.1	Schmerzprotokolle	111
6.3.2	Besprechung der häuslichen Entspannungsübungen	111
6.3.3	Schwierigkeiten bei Entspannnungsübungen	112
6.3.4	Durchführung der Muskelentspannung	113
6.3.5	Was bewirkt Entspannung im Körper?	114
6.4	Sitzung 4	115
6.4.1	Schmerzprotokolle	115
6.4.2	Probleme mit den Entspannungsübungen	115
6.4.3	Muskelentspannung	115
6.4.4	Die Rolle der Aufmerksamkeit bei Schmerzen	115
6.5	Sitzung 5	118
6.5.1	Schmerzprotokolle	118
6.5.2	Ruhewort	118
6.5.3	Kurzform der Muskelentspannung nach Jacobson	120
6.5.4	Gesprächsrunde: Äußere Ablenkungen bei Schmerzen	123

6.6	Sitzung 6	126
6.6.1	Schmerzprotokolle	126
6.6.2	Erfahrungen mit dem Ruhewort	126
6.6.3	Erklärung der Wirkung von Ablenkung auf Schmerzen	127
6.6.4	Mit der Aufmerksamkeit wandern	127
6.6.5	Innere Ablenkung bei Schmerzen	129
6.6.6	Phantasiereise „Baum"	129
6.6.7	Gesprächsrunde nach der Phantasiereise	132
6.6.8	Gedanken zum Stellenwert von Phantasiereisen bei Patienten	133
6.7	Sitzung 7	135
6.7.1	Schmerzprotokolle	135
6.7.2	Erfahrungen mit Phantasiereisen	135
6.7.3	Bewegungsübungen bei Schmerz	136
6.7.4	Phantasiereise „Boot"	136
6.7.5	Gesprächsrunde zu der Phantasiereise „Boot"	139
6.8	Sitzung 8	140
6.8.1	Schmerzprotokolle	140
6.8.2	Erfahrungen mit den Übungen	140
6.8.3	Schnellentspannung	141
6.8.4	„Roter Punkt"	142
6.8.5	Kognitionen bei Schmerzen	142
6.8.6	Anleitung zur Selbstbeobachtung von Gedanken bei Schmerzen	144
6.9	Sitzung 9	145
6.9.1	Schmerzprotokolle	145
6.9.2	Einleitung in die Schmerzfokussierungstechnik	145
6.9.3	Schmerzfokussierungsübung	146
6.9.4	Gesprächsrunde nach der Schmerzfokussierung	148
6.9.5	Lernziele der Übung	148
6.9.6	Besprechung der Hausaufgabe: Gedanken bei Schmerzen	150
6.10	Sitzung 10	151
6.10.1	Schmerzprotokolle	151
6.10.2	Temperaturimagination	151
6.10.3	Gesprächsrunde nach der Übung	153
6.10.4	Kältevorstellung im autogenen Training	153
6.10.5	Positives Denken bei Streß und Schmerz	154
6.11	Sitzung 11	159
6.11.1	Schmerzprotokolle	159
6.11.2	Positive Gedanken bei Schmerz und Streß	159
6.11.3	Übung „Hand"	159
6.11.4	Gesprächsrunde nach der Übung	162
6.11.5	Vorbereitung auf Schmerzsituationen	163

6.12	Sitzung 12	165
6.12.1	Schmerzprotokolle	165
6.12.2	Gespräche über Rückfälle	165
6.12.3	Übung „Ballon"	166
6.12.4	Gesprächsrunde über die „Ballonreise"	169
6.12.5	Abschließendes Gespräch	169
6.13	Informationsvortrag für Rheumapatienten	170
6.13.1	Einleitung	170
6.13.2	Physiologie und Psychologie des Schmerzes	170
6.13.3	Einfache Beispiele zum veränderten Schmerzerleben	171
6.13.4	Schmerzphysiologie	173
6.13.5	Schmerzkreis	175
6.13.6	Darstellung des Programms	177
6.13.7	Hinweise zum Schluß	180
7	**Ergänzende Übungen zum Programm**	**183**
7.1	Imaginative Techniken	183
7.1.1	Visualisierungsübung „Flüssigkeit"	183
7.1.2	„Heilende Vorstellungen"	184
7.1.3	Beispiel einer Hypnoseinstruktion	185
7.1.4	Übung zum NLP	187
7.1.5	Atementspannung	188
7.1.6	„Ort der Ruhe und Entspannung"	190
7.1.7	Farbübung analog der Oberstufe des autogenen Trainings	190
7.1.8	Meditation bei Kopfschmerzen	191
7.1.9	Umgang mit akuten Schmerzen und Angst vor Schmerzen	193
7.1.10	„In den Schmerz atmen"	195
7.2	Gesprächsthemen für Schmerzgruppen und kognitive Verfahren	196
7.2.1	Gesprächsthemen für Schmerzgruppen	196
7.2.2	Übung zur Verdeutlichung des Einflusses von Kognitionen auf Körperreaktionen	197
7.2.3	Mentale Ablenkungsstrategien	198
7.2.4	Aufmerksamkeitsübungen	199
7.3	Ergänzende Entspannungsübungen	201
7.3.1	Reise durch den Körper	201
7.3.2	Atembeobachtung	202
7.3.3	Entspannungsübung „Einkreisen"	203
7.4	Weitere Literaturhinweise zu Entspannung und Imagination	204
7.5	Weitere Materialien	205
7.5.1	Schallplatten	205

7.5.2	Kassettenprogramme	205
7.5.3	Materialien zur cP	206

8 Ergebnisse eigener Studien mit dem Programm ... 207

8.1	Überblick	207
8.2	Hinweise zu den Rheuma-Liga-Gruppen	207
8.3	Design und Meßinstrumente	208
8.3.1	Zeitlicher Ablauf der Studien	208
8.3.2	Meßinstrumente	209
8.4	Unkontrollierte Studie mit cP-Patienten (Studie I)	210
8.5	Kontrollierte Studie mit cP-Patienten (Studie II)	211
8.5.1	Übersicht	211
8.5.2	Ergebnisse	212
8.6	Kontrollierte Studie mit Patienten unterschiedlicher rheumatischer Erkrankung (Studie III)	214
8.6.1	Übersicht	214
8.6.2	Ergebnisse	214
8.7	Kontrollierte Studie mit Morbus-Bechterew-Patienten (Studie IV)	216
8.7.1	Übersicht	216
8.7.2	Ergebnisse	217
8.8	Diskussion der Evaluationsergebnisse aller Studien	218

9 Bewertung der Programmbausteine durch die Patienten .. 221

9.1	Bewertung des Therapieerfolgs	221
9.2	Bewertung der Programmelemente	222
9.3	Übungshäufigkeit der Entspannung und Imagination	224
9.4	Wirksamkeit der Schmerzbewältigungstechniken	225
9.5	Bewertung des Gesamtprogramms	228
9.6	Diskussion	229

10 Anhang ... 231

11 Literatur ... 269

Zum Aufbau des Buches

Kapitel 1 gibt eine kurze Einführung in die Grundlagen psychologischer Schmerzbehandlung.

Kapitel 2 informiert über die wichtigsten medizinischen Grundlagen entzündlicher rheumatischer Erkrankungen.

Kapitel 3 stellt die Belastungen dar, unter denen chronisch erkrankte rheumatische Patienten leiden.

Kapitel 4 gibt eine Übersicht über in der Literatur berichtete Therapiestudien und Informationsprogramme für Rheumapatienten; hierbei steht die chronische Polyarthritis im Mittelpunkt der Betrachtung.

Kapitel 5 liefert Hinweise zu den wichtigsten im Programm verwendeten psychologischen Techniken.

Kapitel 6 beinhaltet einen einführenden Informationsvortrag für Patienten und die Beschreibung des standardisierten Behandlungsprogramms.

Kapitel 7 enthält Übungen und Informationen zur Ergänzung des Programms.

Kapitel 8 gibt die Ergebnisse von Studien wieder, die wir mit diesem Programm durchführten.

Kapitel 9 berichtet über die Beurteilung des Programms und einzelner Bausteine durch die Patienten.

Kapitel 10 liefert eine Zusammenstellung von Materialien und Abbildungen, die in dem Programm Verwendung finden.

Hinweise für Patienten

Wenn Sie als Betroffener mit einer chronischen schmerzhaften rheumatischen Erkrankung dieses Buch lesen und die beschriebenen Verfahren erlernen wollen, geben wir Ihnen den Rat, sich entweder an die Rheuma-Liga oder an einen niedergelassenen Psychologen zu wenden, der Erfahrungen mit den hier vermittelten Techniken besitzt. Vielleicht können Sie an einer bereits bestehenden Gruppe teilnehmen oder über die Rheuma-Liga eine solche Gruppe organisieren.

Hat dieses Bemühen keinen Erfolg, können Sie versuchen, das Programm schrittweise, Sitzung für Sitzung, für sich allein durchzuführen. Halten Sie den Abstand von einer Woche zwischen den Sitzungen ein. Sie können das Programm dann in 3 Monaten bearbeiten. Lassen Sie sich genau diese Zeit, ein schnelleres Vorgehen kann ein Gelingen verhindern!

Legen Sie besonderes Schwergewicht auf die Muskelentspannung. Wenn Sie diese nicht auf sich gestellt erlernen können, besuchen Sie einen Volkshochschulkurs, der Entspannungstechniken vermittelt, und fahren Sie erst dann im Programm fort. Die sichere Beherrschung der Entspannung ist die Voraussetzung dafür, daß die darauf aufbauenden Techniken Ihnen bei der Reduktion Ihrer Schmerzen helfen.

Verzeichnis der Übungen

Bezeichnung der Übung	Kapitel
Handschuhanästhesie	5.3.3
Übungen zur Vertiefung der Trance	5.3.3
Entspannungsübung nach Jacobson (Langform)	6.2.5
Entspannungsübung nach Jacobson (Kurzform)	6.5.3
Schnellentspannung	6.8.3
Roter Punkt	6.8.4
Phantasiereise „Baum"	6.6.6
Phantasiereise „Boot"	6.7.4
Temperaturimagination	6.10.2
Kältevorstellung im autogenen Training	6.10.4
Übung „Hand"	6.11.3
Übung „Ballon"	6.12.3
Wandern der Aufmerksamkeit	6.6.4
Schmerzfokussierung	6.9.3
Visualisierungsübung: Flüssigkeit	7.1.1
Heilende Vorstellungen	7.1.2
Beispiel einer Hypnoseinstruktion	7.1.3
Übung zum NLP	7.1.4
Atementspannung	7.1.5
Ort der Ruhe und Entspannung	7.1.6
Farbübung analog der Oberstufe des autogenen Trainings	7.1.7
Meditation bei Kopfschmerzen	7.1.8
Umgang mit akuten Schmerzen und Angst vor Schmerz	7.1.9
In den Schmerz atmen	7.1.10
Übung zur Verdeutlichung des Einflusses von Kognitionen auf Körperreaktionen	7.2.2
Mentale Ablenkungsstrategien	7.2.3
Pendelübung der Aufmerksamkeit	7.2.4
Gespräche mit dem Schmerz	7.2.4
Formelhafte Vorsatzbildungen	7.2.4
Reise durch den Körper	7.3.1
Atembeobachtung	7.3.2
Entspannungsübung „Einkreisen"	7.3.3

Verwendete Kassetten mit Entspannungs- und Imaginationsübungen

Kassette I: Muskelentspannung (PMR, Langform)
              Muskelentspannung (PMR, Kurzform)

Kassette II: Phantasiereise „Baum"
              Phantasiereise „Boot"

Kassette III: Schmerzfokussierungsübung
              Temperaturimagination

Kassette IV: Imaginationsübung „Hand"
              Imaginationsübung „Ballon"

1 Grundlagen psychologischer Schmerzbehandlung bei Rheuma

1.1 Einführung

Aus einer repräsentativen Bevölkerungsumfrage in den USA geht hervor, daß sich jeder Erwachsene im Durchschnitt an 23 Tagen im Jahr durch Schmerzen beeinträchtigt fühlt. Hierbei stellen Rückenschmerzen und Rheumaschmerzen nach Kopfschmerzen die häufigsten Schmerzzustände dar (Nuprin Pain Report, Harris 1985).
Für die Bundesrepublik Deutschland liegen die Schätzungen bei ca. 3 Mio. Patienten, die unter chronischen Schmerzen leiden, und bei ca. 200 Mio. ausgefallenen Arbeitstagen im Jahr. Neben den direkten Krankheitskosten sind die durch den Arbeitsausfall entstehenden Kosten enorm hoch: So kehren nur ca. 50% der Patienten mit länger als einem halben Jahr anhaltenden Rückenschmerzen in den Arbeitsprozeß zurück. In der BRD nehmen fast 10% der Bevölkerung regelmäßig Schmerzmedikamente ein. Sie können unter 623 Analgetika wählen und verbrauchen jährlich ca. 128 Mio. Packungen Schmerzmittel (Dichgans et al. 1984; Zimmermann u. Seemann 1986).
Wie eng z. B. die rheumatischen Erkrankungen mit Schmerzen zusammenhängen, zeigt eine Befragung von Tolk et al. (ohne Jahr). Bei 465 Patienten mit rheumatischer Erkrankung standen Schmerzen als Hauptbeschwerden weit im Vordergrund.
Das Schmerzsystem des Menschen ist ein wichtiges biologisches Warnsystem, das auf Verletzungen, Entzündungen, Überlastungen und Krankheiten hinweist. Diese aktuellen Signale zu ignorieren oder nicht wahrnehmen zu können, kann schwerwiegende Konsequenzen nach sich ziehen, wenn man z. B. an Appendiziden, Gehirntumoren oder Verletzungen denkt. Häufig ist erst der Schmerz der Anlaß, der den Patienten zum Arzt führt.
Halten die Schmerzen über die Zeitdauer von einem halben Jahr hinaus an, so spricht man von chronischen Schmerzen. Bei vielen dieser chronischen Schmerzkrankheiten, z. B. rheumatischen Erkrankungen, Karzinomschmerzen, Stumpfschmerzen, Gesichtsschmerzen, Kopfschmerzen usw., hat der Schmerz seine Hinweisfunktion für eine Erkrankung verloren, so daß die Schmerzen das Hauptleiden des Patienten darstellen. Der Arzt kann solche Beschwerden nur selten heilen; er kann sie nur lindern, und seine Therapie beschränkt sich auf die Verschreibung von Schmerzmedikamenten, krankengymnastischen Maßnahmen oder Psychopharmaka. Aber die Möglichkeiten medizinischer Interventionen bei Schmerzen sind bei weitem noch nicht ausgeschöpft, und so entwickelt sich die medizinische

Schmerztherapie in der BRD zu einer neuen, rasch wachsenden Fachdisziplin (Zimmermann u. Seemann 1986). Allerdings werden auch ihre Grenzen bei der Behandlung chronischer Erkrankungen immer deutlicher.

Psychologische Interventionen sind vorwiegend auf chronische Schmerzzustände bezogen, wenngleich einige dieser Schmerzbehandlungsmethoden auch auf akute Schmerzen angewendet werden können. Allerdings dauert die Vermittlung und Übung der erforderlichen Fähigkeiten zur Schmerzbewältigung oft länger als die jeweiligen akuten Schmerzepisoden, so daß sie für deren Behandlung weniger relevant sind. Ausnahmen stellen z. B. zahnärztliche Maßnahmen oder Geburten und Operationen unter Hypnose dar; aber auch hier wird zumeist mit hypnoseerfahrenen Patienten gearbeitet (Gheorghiu 1986).

Für z. B. folgende Erkrankungen gibt es mittlerweile gut kontrollierte Studien zur Effektivität psychologischer Verfahren:

- Spannungskopfschmerz,
- Migräne,
- Krebsschmerz,
- Rückenschmerzen,
- chronische Polyarthritis,
- Schulter-Arm-Syndrom,
- Raynaud-Krankheit,
- zentrale Schmerzen,
- Tendomyopathie.

Wenn Schmerzen im Zusammenhang mit einer behindernden chronischen oder lebensbedrohenden Krankheit auftreten, fühlen sich die Patienten sehr oft dieser Situation hilflos ausgeliefert; ihre Krankheitsanpassung wird unterbrochen, sie werden mutlos und fürchten, alles könne nur noch schlimmer werden.

So sind Rheumapatienten durch die Schmerzen in ihren Bewegungsmöglichkeiten eingeschränkt oder gar andauernd behindert, haben Angst vor der Progredienz der Krankheit, sind z. T. depressiv und fühlen sich von der Umwelt häufig unverstanden und dadurch einsam (Raspe et al. 1983).

Patienten mit Schmerzen, die im Verlauf einer Tumorerkrankung auftreten, erleben diese Schmerzen oft als ein Zeichen der Tumorprogredienz - nicht selten fälschlicherweise. Die mit derartigen Gedanken einhergehende Angst intensiviert die Schmerzen über Gebühr und macht sie oft unzugänglich für jede somatische Therapie. Bei Tumorpatienten stehen Probleme der Auseinandersetzung mit dem befürchteten Tod, Angst vor Medikamentenabhängigkeit usw. im Vordergrund des Schmerzerlebens.

Bei Migränepatienten sind die direkt schmerzbezogenen Ängste und Einschränkungen nicht so drastisch, es können aber schwerwiegende sekundäre Folgen wie Arbeitsplatzprobleme, Medikamentenabhängigkeit usw. auftreten. Solche lebensbelastenden Konsequenzen chronischer Schmerzen, wie auch anderer chronischer Erkrankungen lassen psychologische Interventionen als Begleitmaßnahme zu den ärztlichen Interventionen sinnvoll erscheinen (Sternbach 1982; Raspe u. Mattussek 1986).

Im folgenden gehen wir der Frage nach, wie psychologische Behandlungsverfahren das Schmerzerleben beeinflussen, und stellen ihre Wirkmechanismen anhand der Physiologie der Schmerzleitung und Schmerzverarbeitung dar.

1.2 Physiologie der Schmerzwahrnehmung

Bis in das 19. Jahrhundert hinein existierte nur eine sehr einfache Modellvorstellung über eine Punkt-zu-Punkt-Zuordnung von Schmerzreiz und Schmerzwahrnehmung, wie sie von Descartes entwickelt wurde (Abb. 1.1).

Über verschiedene Ansätze der Theorienbildung – Intensitätstheorie, Spezifitätstheorie, Erregungsmustertheorien (vgl. Handwerker 1984) ging die Entwicklung hin zu immer komplexeren Hypothesen über Schmerzfortleitung und Schmerzwahrnehmung. Im Jahre 1965 entwarfen Melzack und Wall ein Modell der Schmerzverarbeitung, die Gate-control-Theorie, in dem auch psychologische Einflußfaktoren berücksichtigt wurden. Dieses Modell, wiewohl es hinsichtlich einiger physiologischer Annahmen revidiert werden mußte (s. hierzu Schmidt 1986) und auch von den Autoren selbst Modifikationen erfuhr (Melzack u. Wall 1965, 1982; Melzack 1978), erwies sich innerhalb der vergangenen beiden Jahrzehnte für die Schmerzforschung als sehr fruchtbar.

Wir beschränken uns im folgenden zunächst auf eine kurze Darstellung physiologischer Prozesse der Schmerzverarbeitung (in enger Anlehnung an Zimmermann 1984), wobei auch einige psychologische Wirkmechanismen deutlich werden.

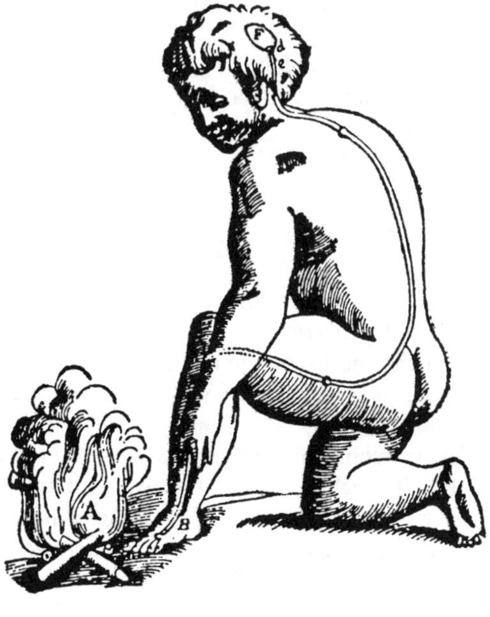

Abb. 1.1. Ursprüngliche Vorstellung der physiologischen Schmerzleitung nach Descartes. (Aus Melzack u. Wall 1982)

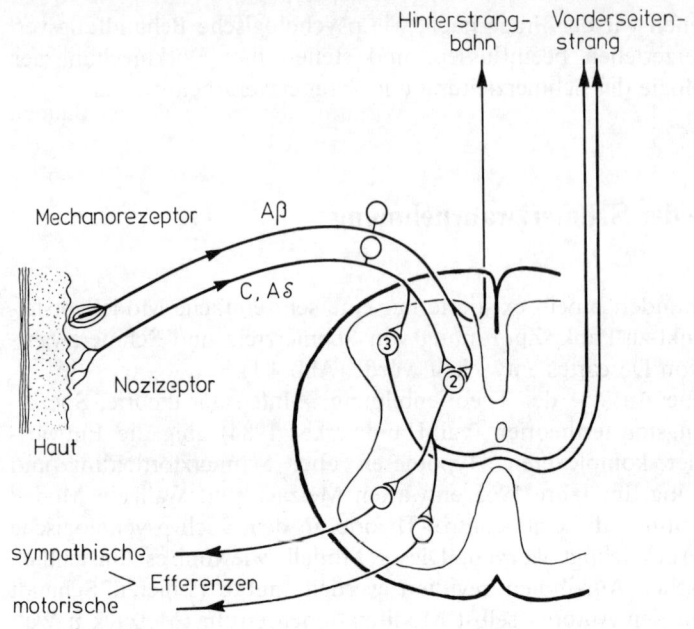

Abb. 1.2. Verschaltung der nozizeptiven Nervenfasern mit den Informationen von Mechanorezeptoren, sympathischen und motorischen Efferenzen über die Hinterhornneurone im Rückenmark. (Aus Zimmermann 1984)

Von den Nozizeptoren in der Haut, den Eingeweiden, den Muskeln, den Sehnen und den Gelenken ziehen schmerzleitende Aδ- und C-Fasern über die Hinterwurzeln in den Rückenmarkkanal und werden dort auf nozizeptive Neuronen des Hinterhorns geschaltet (Abb. 1.2). Dort liegen die multirezeptiven Neurone des Typs „class 2" neben den Class-3-Neuronen, welche nur von nozizeptiven Afferenzen erregt werden.

Diese multirezeptiven Neurone haben folgende Verschaltungen:

Eingänge (Afferenzen):
Nozizeptoren,
Mechanorezeptoren (Tastsinn),
absteigende Bahnen vom Gehirn (s. Abb. 1.3).

Ausgänge (Efferenzen):
motorische Efferenzen,
sympathische Efferenzen,
aufsteigende Bahnen im Vorderseitenstrang.

Welche Schlußfolgerungen lassen sich hieraus ziehen?

Die Tatsache, daß nozizeptive und mechanische Afferenzen auf ein Neuron konvergieren, führt zu einer Vermischung beider Leitungssysteme - oder anders ausgedrückt: Schmerzimpulse sind bereits an dieser Stelle nicht ausschließlich auf den Schmerzreiz bezogen, sondern sie werden von mechanischen Sensibilitäten der Haut und Muskulatur moduliert. Auf diesen Einflußmöglichkeiten beruhen auch die Wirkmechanismen der transkutanen elektrischen Nervenstimulation (TENS), der Massage und der Akupunktur.

Experimentelle Belege zur hemmenden Wirkung der absteigenden Bahnen (s. Abb. 1.3) weisen auf den Einfluß zentraler Erregungen auf die Schmerzleitung im Rückenmark hin. So ist es durch elektrische Reizung von Arealen des Hirnstamms (periaquäduktales Grau und Nucleus raphe magnus) möglich, die Schmerzwahrnehmung auszuschalten oder zu modulieren.

Die efferenten Verbindungen sind ebenfalls für die Weiterverarbeitung der Schmerzimpulse bedeutsam: Klinische Beobachtungen und neuere physiologische Untersuchungen belegen, daß über Verschaltungen im Hinterhornneuron motorische und sympathische Rückkopplungsmechanismen bestehen, die Schmerzen aufrechterhalten und verstärken können. Klinische Belege hierfür zeigen, daß mittels Sympathikus- oder Muskelblockaden solche Rückkopplungskreise oft dauerhaft unterbrochen werden können. Ebenso lassen sich über Feedbackschleifen die seit langem bekannten klinischen Beobachtungen zum Zusammenhang von Schmerzen und Muskelverspannungen gerade bei Rückenschmerzen, Kopfschmerzen und Bauchschmerzen erklären. Für die sympathische Beteiligung sprechen die vielen beobachtbaren vegetativen Veränderungen der Durchblutung und der Haut: Wärme, Kälte, Hautrötung, Übersensibilität der Haut (Head-Zonen) usw.

Auf die motorischen und sympathischen Rückkopplungskreisläufe soll nun näher eingegangen werden.

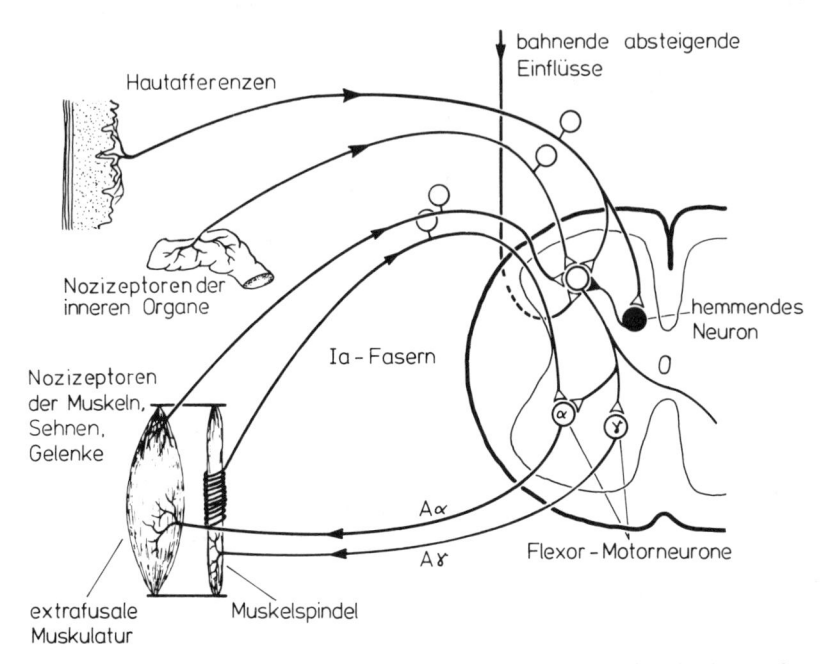

Abb. 1.3. Schematische Darstellung der Afferenzen (absteigende Bahnen, nozizeptive Nervenfasern von Haut, inneren Organen und Muskeln) und Efferenzen der Muskulatur eines Hinterhornneurons. (Aus Zimmermann 1984)

1.2.1 Motorik und Schmerzen

In Abb. 1.3 sind schematisch die wichtigsten Einflüsse der Nozizeptoren auf die spinale Motorik wiedergegeben. Ganz grob lassen sich die Einflüsse so beschreiben: Hautafferenzen, Nozizeptoren der inneren Organe, Muskeln, Sehnen und Gelenke sowie bahnende Einflüsse vom Gehirn können zu einem erhöhten Muskeltonus führen. Über einen erhöhten Muskeltonus können wiederum die Nozizeptoren in den Muskeln, den Sehnen, den Gelenken und den inneren Organen erregt werden.

1.2.2 Sympathikus und Schmerzen

In Abb. 1.4 sind schematisch die wichtigsten Zusammenhänge zwischen dem nozizeptiven und dem sympathischen System wiedergegeben.

Auch hier zeigt sich, daß die Erregung der Nozizeptoren sympathische Efferenzen aktiviert, die über noch ungeklärte chemische Rückwirkungen oder über Tonusveränderungen der glatten Muskeln zu einem selbstverstärkenden Rückkopplungsmechanismus und somit zur Verstärkung der Schmerzen führen können.

So kann bei dem klinischen Bild der sympathischen Reflexalgodystrophie eine (manchmal mehrfach) durchgeführte Lokalanästhesie des Sympathikus zu andauernder Schmerzfreiheit führen. Hier wird mit der lokalen Blockade der symphatischen Aktivität ein sich selbst unterhaltender schmerzhafter Regelkreis unterbrochen (Roberts 1986).

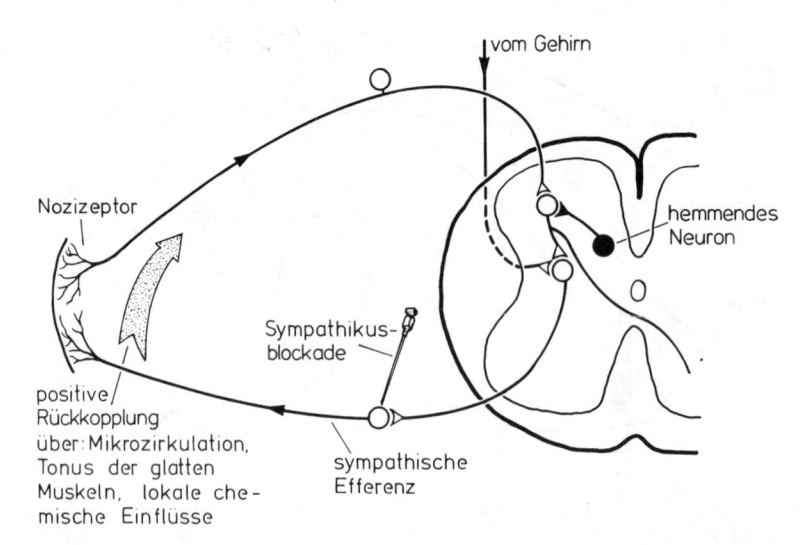

Abb. 1.4. Positiver Rückkopplungskreis von nozizeptiven Afferenzen und sympathischen Efferenzen über Hinterhornneurone. Mittels therapeutischer Sympathikusblockaden läßt sich dieser Kreislauf unterbrechen. (Aus Zimmermann 1984)

Ebenso ist eine Unterbrechung dieses Selbstregulationskreises durch eine Aktivierung hemmender Mechanismen im Zentralnervensystem möglich.

Typische Krankheitsbilder, bei denen solche Mechanismen eine Rolle spielen, sind Kausalgien, akuter Herpes zoster und das seltene Quadrantensyndrom.

Wir können hier also festhalten, daß es schon auf Rückenmarkebene zur Modulation der Schmerzsignale durch Tastempfindungen und durch zentrale Mechanismen kommt. Zusätzlich existieren auf dieser Ebene 2 gesicherte pathophysiologische Reflexkreise, die zu einer Verstärkung und Selbstunterhaltung der Schmerzen führen können.

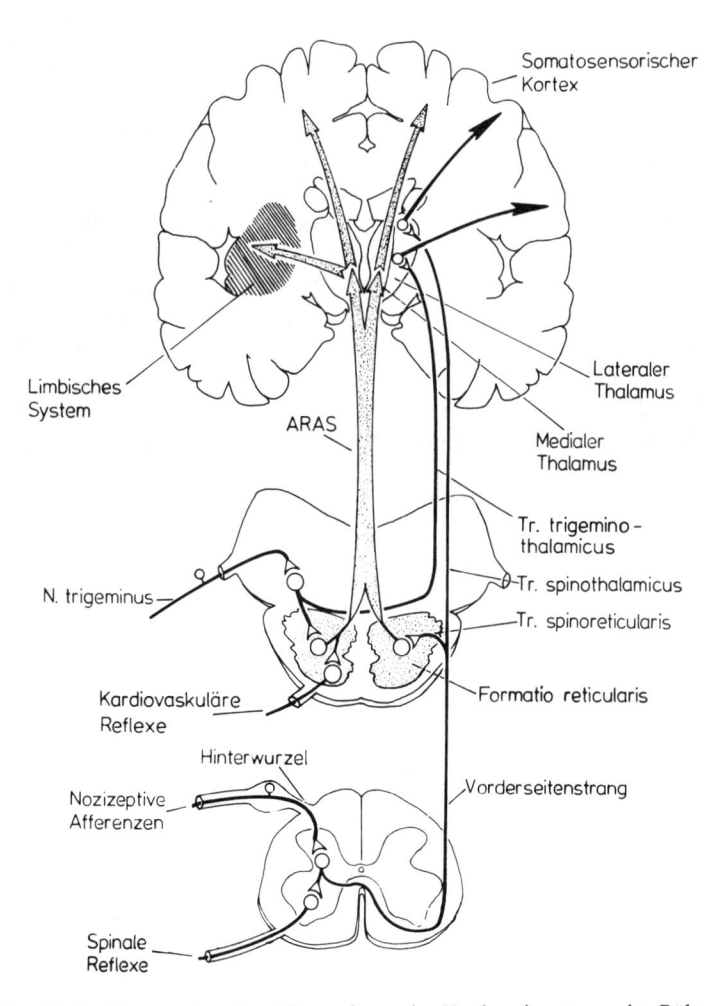

Abb. 1.5. Schematischer Verlauf der nozizeptiven Nervenfasern im Vorderseitenstrang des Rückenmarks zum Thalamus und ihre Weiterleitung nach zentral. Schon im Hirnstamm findet eine parallele Verarbeitung der nozizeptiven Impulse statt. (Aus Zimmermann 1984)

1.2.3 Zentrale Mechanismen der Schmerzverarbeitung

Von den Hinterhornneuronen ausgehend, ziehen die nozizeptiven Nervenfasern im Vorderseitenstrang durch das Rückenmark. Ein Teil dieser Fasern (Tractus spinoreticularis) endet im Hirnstamm. Hier bestehen Verbindungen zum aufsteigenden, retikulären aktivierenden System (ARAS), welches die Aufmerksamkeit und Wachheit sowie die Aktivität des Atmungs- und Kreislaufsystems beeinflußt (s. Abb. 1.5 und Anhang A-6).

Ein Teil der aufsteigenden Schmerzbahnen (Tractus spinothalamicus) endet in den Kernen des Thalamus. Auch wenn die genauen Mechanismen noch nicht bekannt sind, wird doch angenommen, daß von hier aus Verbindungen zum limbischen System, dem Hypothalamus und der Hypophyse bestehen. Man kann annehmen, daß im limbischen System eine affektive Bewertung der Schmerzinformationen vorgenommen und über die Hypophysen-Hypothalamus-Achse die Streßreaktion des Körpers aktiviert wird, wobei eine Freisetzung von Endorphinen stattfindet (Herz 1984).

Erst dann projizieren die Schmerzbahnen auf verschiedene Teile des Kortex und führen so zu einer bewußten Schmerzwahrnehmung.

Zusammenfassend: Schmerz löst Verspannungen, körperlichen Streß und unangenehme Emotionen aus. Diese Reaktionen können durch eine Rückkopplung wieder zu stärkeren Schmerzen führen. Andere Sinnesmodalitäten, v. a. mechanische und viszerale Informationen, modulieren die Schmerzwahrnehmung.

Untersuchungen belegen, daß bei Patienten mit Rückenschmerzen Feedbackmechanismen für die Aufrechterhaltung von Schmerzen von Bedeutung sind. Sie reagieren auf Streßsituationen stärker und langanhaltender mit Verspannungen ihrer Rückenmuskulatur als andere Personen, was ihre Anfälligkeit verstärkt. Dies wurde sehr gut durch eine Untersuchung von Flor et al. (1987) belegt (s. Abb. 1.6).

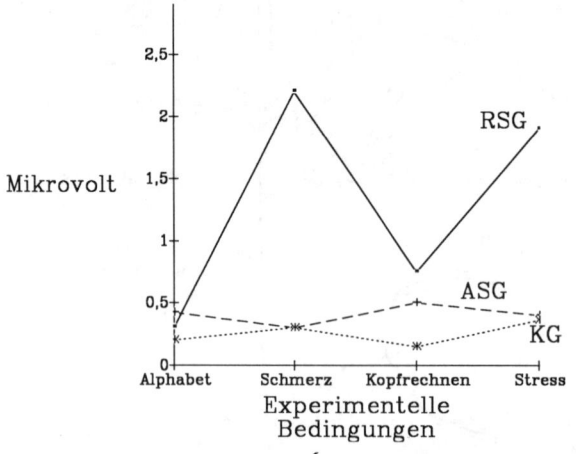

Abb. 1.6. Das Rücken-EMG der Patienten der Rückenschmerzgruppe *(RSG)* reagiert auf unspezifische Streßreize wie Schmerz und Lärm, nicht dagegen bei Kopfrechnen und dem Aufsagen des Alphabets. Ebenso zeigen sich keine Reaktionen bei der Kontrollgruppe *(KG)* und einer Gruppe von Schmerzpatienten ohne Rückenschmerzen *(ASG)*. (Aus Flor et al. 1987)

Die experimentellen Befunde zu streßbedingten muskulären Verspannungen und Rückenschmerzen sind allerdings nicht einheitlich. Fydrich (1987), der die von Flor et al. (1987) berichteten Zusammenhänge nicht bestätigen konnte, fand allerdings ebenfalls stärkere physiologische Streßreaktionen bei den Patienten mit Rückenschmerzen und Kopfschmerzen als bei Gesunden. In bezug auf Spannungskopfschmerzen gibt es ebenfalls experimentelle Belege für Anspannungsreaktionen bei Belastungen (Bischoff et al. 1986).

Auf ein praktisches Beispiel übertragen, könnte dies so aussehen: Verletzungen, Kälte, starke Muskelanspannungen können zu Rückenschmerzen führen (Abb. 1.7). Die Schmerzen führen rein reflektorisch zu weiteren Verspannungen der Muskulatur (Hartspann). Schlechtere Durchblutung und geringere Sauerstoffversorgung (Ischämie) sind die Folgen und können die Schmerzen wiederum verstärken. Körperlicher und seelischer Streß als Folge der Schmerzen verstärkt diese bzw. erhöht die Anfälligkeit für Schmerzen. Streßbelastung, v. a. langfristige, erhöht wiederum die Schmerzen über zentrale und sympathische Rückkopplungen. Es wird plausibel, daß über die beschriebenen Rückkopplungsmechanismen Schmerzen bestehen bleiben können, auch wenn die Schmerzursache nicht mehr besteht (s. auch Anhang A-15 und A-16).

Zusätzlich zu den hier bereits dargestellten Abläufen gibt es hormonelle, auch durch Streß auslösbare Reaktionen des Körpers, die durch Freisetzung von Serotonin, Noradrenalin und Endorphinen Einfluß auf die Schmerzverarbeitung nehmen (s. hierzu Herz 1984). Dies führt oft zu einer – allerdings nur kurzfristigen – Reduktion der Schmerzen (Streßanalgesie). Bei drastischen Streßreizen im Tierversuch hielt diese Analgesie ca. 60 min an (Millan et al. 1980, zit. nach Herz 1984). Untersuchungen an Langstreckenläufern direkt nach dem Lauf zeigen, daß eine leichte Streßanalgesie nur kurze Zeit vorhanden ist und nach ca. 20 min in eine Übersensibilität gegen Schmerzen übergeht (Clark et al. 1986), die ca. 30 min anhält.

Teufelskreis des Schmerzes

Schmerzen → Psychisches Befinden → Verspannungen → Schmerzen

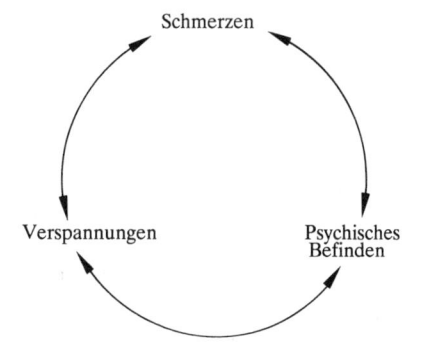

Abb. 1.7. „Teufelskreis des Schmerzes": Veranschaulichung der Aufschaukelungsprozesse zwischen Schmerz, Muskelverspannung und psychischem Befinden

1.3 Bewußtseinsprozesse und Aufmerksamkeit

Auch Prozesse der Aufmerksamkeit beeinflussen die Schmerzwahrnehmung, wenngleich physiologische Erklärungsmodelle hierfür noch unzureichend sind. Zur labormäßigen Untersuchung dieser Einflüsse auf akute Schmerzen wird häufig der Eiswassertest verwendet. Die Versuchsperson (Vp) hält eine Hand so lange in einen Behälter mit Eiswasser, bis die Schmerzen unerträglich sind. Hierbei ist die Verweildauer der Hand im Eiswasser ein Indikator für das Schmerzerleben. Den meisten Personen gelingt es nur ca. 2 min lang, die Hand im Eiswasser zu belassen. Zeigt man den Personen dabei Dias, wie in der Untersuchung von Hautzinger (1987), werden sie von den Schmerzen abgelenkt und können die Hand etwa doppelt so lange im Eiswasser belassen wie Personen, die nicht von ihren Schmerzen ablenkt wurden (Abb. 1.8). Bei Konzentration auf den schmerzenden Arm ist dies den Versuchspersonen im Durchschnitt nur noch 90 s möglich. Daß Ablenkung diese Wirkung hat, wurde in vielen experimentellen Studien bestätigt. Dies gilt ebenso für die weiter unten beschriebenen imaginativen Verfahren.

Ähnliches kennen chronische Schmerzpatienten aus eigener Erfahrung: Arbeit, Fernsehen, Lesen, Musik hören, Spazierengehen, sich unterhalten usw. können zu Ablenkung von den Schmerzen, manchmal zu ihrer vollständigen Ausblendung führen (Abb. 1.9). Bei leichten Schmerzen ist es wahrscheinlich jeder Person möglich, die Aufmerksamkeit so zu lenken, daß Schmerzen in den Hintergrund treten. Bis auf wenige Ausnahmen gelingt dies den Patienten bei sehr starken Schmerzen aber nicht.

Aus wahrnehmungspsychologischen Untersuchungen wissen wir, daß unsere

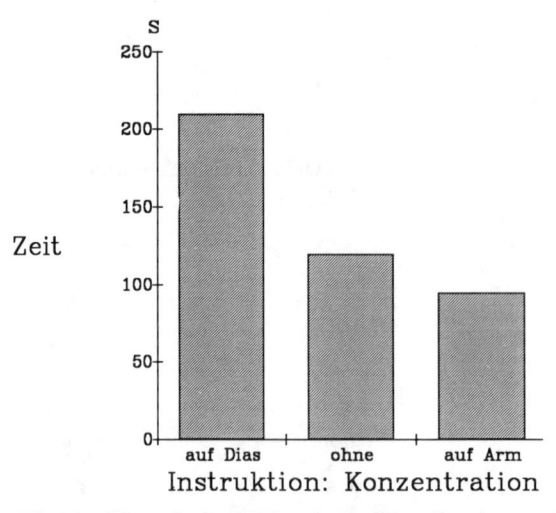

Abb. 1.8. Wenn sie durch Dias abgelenkt werden, können Versuchspersonen die Hand länger in Eiswasser halten als ohne gegebene Instruktion. Eine Instruktion zur Beobachtung der schmerzenden Hand verringert die Toleranzzeit noch mehr. Durchschnittswerte von je 10 Studenten. (Nach Daten von Hautzinger 1987 berechnet)

Äußere Schmerzablenkungen:

Wie stark empfinden Sie Ihre Schmerzen in den folgenden Situationen?

	gar nicht					stark
Fernsehen	0	X	0	0	0	0
Lesen	0	X	0	0	0	0
Filme anschauen	0	0	X	0	0	0
Beim Sport zuschauen	X	0	0	0	0	0
Mit Freunden zusammensein	X	0	0	0	0	0
Mit Fremden zusammensein	0	0	X	0	0	0
Mit jemandem diskutieren	0	0	X	0	0	0
Alleine sein	0	0	0	X	0	0
Angst haben	0	0	0	X	0	0
Gelangweilt sein	0	0	0	X	0	0
Beschäftigt sein	0	X	0	0	0	0
Glücklich sein	0	X	0	0	0	0
Sich mit der Familie erfreuen	X	0	0	0	0	0
Hobbies nachgehen	0	X	0	0	0	0
Beim Arbeiten	0	X	0	0	0	0
Einkaufsbummel	0	0	X	0	0	0

Abb. 1.9. Angaben eines Patienten mit chronischer Polyarthritis, wie stark er seine Schmerzen in verschiedenen Situationen wahrnimmt. Es kann vorausgesetzt werden, daß seine Schmerzen relativ konstant sind und diese Veränderungen durch Ablenkung bewirkt werden (Nach Köhler 1982)

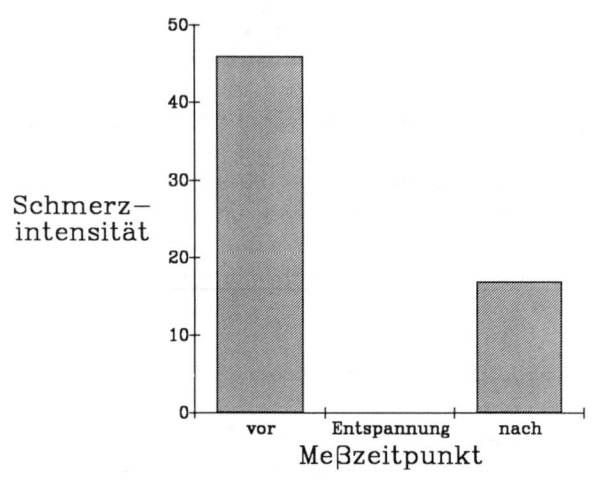

Abb. 1.10. Durchschnittswerte der Schmerzintensität von 19 Patienten mit cP vor und nach einer ca. 30minütigen hypnotischen Entspannungsübung. Sofort nach der Übung sind die Schmerzangaben (auf der visuellen Analogskala von 0–100) stark reduziert. (Nach Daten von Domangue et al. 1985)

Aufmerksamkeit immer selektiv arbeitet: Wenn sie auf bestimmte Geschehnisse gerichtet ist, treten andere Bereiche in den Hintergrund. Dieses Phänomen kennt sicherlich jeder, der versucht hat, mit einer lauten Geräuschkulisse im Hintergrund ein Buch zu lesen. Am Anfang ist Konzentration kaum möglich, später stellt man überrascht fest, daß man irgendwann die Geräusche „überhört" hat weil man so sehr in das Lesen vertieft war.

Prozesse der Aufmerksamkeitslenkung stellen wichtige Kontrollmöglichkeiten des Schmerzerlebens dar. Fehlende Ablenkungsmöglichkeit bzw. Konzentration auf die Schmerzen, z.B. wenn man nachts wach im Bett liegt, verstärkt die Schmerzen und macht bereits geringfügige Schmerzen unerträglich. Andererseits können bewußtseinseinengende Methoden, wie z.B. Hypnose, Entspannnungs- und imaginative Verfahren, Patienten dabei helfen, ihre Schmerzen in den Hintergrund treten zu lassen. Domangue et al. (1985) ließen 19 Patienten mit chronischer Polyarthritis (cP) ihre Schmerzintensität einschätzen. Danach erhielten Sie eine 20 bis 30 minütige hypnotische Entspannung. Direkt im Anschluß an diese Übung berichteten die Patienten deutlich weniger Schmerzen, aber auch weniger Angst und Depression (Abb. 1.10).

Solche Bewältigungsstrategien bei Schmerzen werden perfekt von Fakiren, Feuerläufern und Yogis beherrscht, die sich extremen Schmerzreizen aussetzen können, ohne sie bewußt zu erleben. Physiologische Untersuchungen zeigen, daß solche Personen in der Lage sind, kortikal einen mittels EEG meßbaren Hirnzustand herzustellen, den man als partiellen Hirnschlaf bezeichnen könnte. Larbig (1982) und Larbig et al. (1982) fanden bei einem Fakir folgende physiologische Veränderungen:

- deutlichen Anstieg der ϑ-Wellen im EEG in den parietalen (seitlichen) Zonen,
- starke Erhöhung der Katecholamine im Blut,
- stark erhöhten Blutdruck,
- zentrale und periphere Schmerzblockade.

Diese Zustände können durch intensive Kontrolle der selektiven Aufmerksamkeitslenkung erreicht werden, die zu einem tranceartigen Bewußtseinszustand führt. Solche, auch Dissoziation genannten Bewußtseinsphänomene können beispielsweise auch beim Orgasmus auftreten.

Aus den hier dargestellten Zusammenhängen lassen sich Verfahren begründen, mit denen der Patient lernen kann, seine Schmerzen besser zu bewältigen.

Zusammenfassend haben wir in der Übersicht noch einmal die Faktoren dargestellt, die die Schmerzwahrnehmung beeinflussen.

Möglichkeiten zur Beeinflussung der Schmerzwahrnehmung

Verstärkend:	Streß, Unruhe, Angst, Depression, Einsamkeit, Erinnerung an Schmerzen, Belastungen, Schlaflosigkeit, Inaktivität, Sorgen.
Verringernd:	Medikamente, Ablenkung, Entspannung, Aktivität, Schlaf, Zuwendung, Hypnose, Freude, Ausgeglichenheit, Hoffnung.

Eine nozizeptive Reizung kann von vielen körperlichen und psychischen P
sen moduliert werden, bevor es zur Schmerzwahrnehmung kommt. Eine gegenseitige Beeinflussung dieser Faktoren kommt hinzu (s. auch Anhang A-19).

1.4 Rahmenbedingungen psychologischer Interventionen

Psychologische Schmerzbehandlungsprogramme sollten möglichst durch medizinische Behandlungen begleitet werden. Ausnahmen bilden hier u. U. verspannungsbedingte Schmerzen und Kopfschmerzen ohne Analgetikaabusus. Häufig ist aber für Patienten erst die Erfahrung der Nebenwirkung hochpotenter Schmerzmedikamente, z. B. bei Migräne oder chronischer Polyarthritis, Anlaß, sich um eine andersartige Behandlung zu kümmern.

Auch sind Schmerzbewältigungsprogramme nur für Patienten geeignet, die genügend Motivation aufbringen, aktiv mitzuarbeiten und v. a. täglich die notwendigen Übungen durchzuführen. Patienten mit sehr starken aktuellen Schmerzen (ein cP-Patient im Schub, ein Patient mit starken Operationsschmerzen oder Verletzungen) werden nicht in der Lage sein, die Entspannungsverfahren zu erlernen und sollten an psychologischen Programmen erst teilnehmen, wenn die Schmerzen wieder erträglicher geworden sind.

Die Vorgehensweise vieler Ärzte, Psychologen erst dann in die Behandlung einzubeziehen, wenn die eigenen Maßnahmen erfolglos bleiben oder die Patienten als zu schwierig erscheinen, führt sicherlich nicht zu einer sinnvollen und effektiven Zusammenarbeit zwischen Ärzten und Psychologen. Besser wäre es, schon in einem möglichst frühen Stadium gemeinsam die Intervention zu planen, was z. B. in amerikanischen Schmerzambulanzen bereits verwirklicht ist. Zum Abschluß noch einige Indikatoren, die es dem Arzt erleichtern können, die psychische Seite des Schmerzgeschehens besser einzuschätzen und Hinweise zu erhalten, wann eine psychologische Zusatzbehandlung sinnvoll ist:

- *Chronifizierung der Schmerzen (unabhängig von der Genese)*,
- Vorliegen körperlicher Verspannungen,
- depressive Symptomatik des Patienten,
- Angst des Patienten vor dem weiteren Verlauf,
- psychosomatische Begleitsymptome während der Schmerzzustände oder in deren Folge,
- Schmerzen als Begleiterscheinungen von Belastungen (Streß)
- Unruhe und Nervosität,
- emotionale Belastung durch Bewegungseinschränkungen, Behinderungen oder körperliche Beeinträchtigungen,
- starkes Mißverhältnis zwischen Schmerzerleben und Befund.

Eine psychologische Therapie ist sogar vorrangig indiziert, wenn die Schmerzproblematik in erster Linie von psychischen Prozessen kontrolliert wird, wie das z. B. bei Migräne oder Rückenschmerzen nicht selten der Fall ist.

Es erscheint uns nicht sinnvoll, Schmerzen in Anteile zu gliedern, die auf der einen Seite somatisch, auf der anderen Seite psychisch bedingt sind. Schmerzerleben stellt ein ganzheitliches Geschehen dar, in dem körperliche, psychische und soziale Bedingungen in Wechselwirkung stehen. Es sollten daher unabhängig von der Schmerzgenese bei chronischen Schmerzpatienten psychologische Methoden in Diagnose und Therapie berücksichtigt werden.

2 Chronische Polyarthritis und ankylosierende Spondylitis

H.-H. Raspe

2.1 Nosologie und Klassifikation rheumatischer Erkrankungen

Die einfachste Klassifikation ordnet die mehr als 100 unterschiedlichen rheumatologischen Krankheitsbilder 3 großen Formenkreisen zu und unterscheidet entzündlich-, degenerativ- und weichteilrheumatische Krankheiten und Störungen.

Die 1983 von der American Rheumatism Association (ARA) veröffentlichte „nomenclature and classification of arthritis and rheumatism" (Decker 1983) kennt dagegen 10 Abteilungen. Andere Versuche kommen zu anderen Ergebnissen und verdeutlichen damit die Schwierigkeiten, die sich einer einheitlichen Gliederung entgegenstellen.

Eine pragmatische und auch für Nichtrheumatologen übersichtliche Lösung schlägt Fries (1983) vor. Er empfiehlt, sich in therapeutischem Interesse an dem zugrundeliegenden pathophysiologischen Prozeß zu orientieren: „Modern management individualizes therapy within diagnostic categories, based upon subgroups of patients with differing prognoses and therapeutic requirements." Dies führt ihn zu 8 Gruppen.

Kategorien rheumatischer Erkrankungen (nach Fries 1983)

Pathologie	Prototypische Beispiele
Idiopathische Synovialitis	Chronische Polyarthritis
Enthesitis	Ankylosierende Spondylitis
Knorpeldegeneration	Osteoarthrose
Kristallinduzierte Synovitis	Gicht
Gelenkinfektion	Staphylokokkeninfektion
Myositis	Dermatomyositis
Fokale Störung	Tennisellbogen
Generalisierte Störung	Fibromyalgie („Fibrositis")

Für unseren Zusammenhang ist es wesentlich, daß 2 sonst im entzündlich-rheumatischen Formenkreis zusammengefaßte Erkrankungen, die *chronische Polyarthritis* (cP, Synonym: rheumatoide Arthritis) und die *ankylosierende Spondylitis* (aS, Synonym: Morbus Bechterew) getrennt worden sind.

Idiopathische Synovialitis bezeichnet eine in ihrer Entstehung (noch) ungeklärte

Entzündung der die Gelenkhöhle auskleidenden Gelenkinnenhaut (Synovialis). Diese Synovialitis führt zum klinischen Bild der Arthritis mit den klassischen Zeichen: Schmerz, Schwellung, Überwärmung, Rötung und Funktionsbehinderung. Sie ist auch für die Zerstörung des Knorpels, der knöchernen Anteile und des Kapsel-Band-Apparats der befallenen Gelenke verantwortlich, die das Schicksal der Kranken mit einer cP prägen.

„*Enthesitis*" weist auf entzündliche (proliferative und resorptive) Veränderungen an den „zwischengeschalteten" straffen Bindegeweben hin, die z. B. als Bänder Knochen mit Knochen verbinden. Typische Folgen sind Schmerzen von seiten der Ligamente der Wirbelkörper oder Schmerzen am Ansatz der Achillessehne (Ferse), evtl. gefolgt von Verknöcherungen der betroffenen Strukturen.

Diese Enthesitis (oder Enthesiopathie) ist eines der Kennzeichen einer größeren Gruppe von Krankheiten, die heute unter dem Namen der *seronegativen Spondarthritiden* zusammengefaßt werden. Die Bechterewsche Erkrankung ist ihr prominentester Vertreter.

2.2 Die chronische Polyarthritis

Der *klinische Leitbefund* der chronischen Polyarthritis (cP) ist die weiche, fluktuierende und schmerzhafte Gelenkschwellung. Typischerweise manifestiert sie sich zuerst im Handbereich mit Bevorzugung der Fingergrund- und Fingermittelgelenke sowie des Handgelenks. Ein ähnliches *Befallsmuster* findet sich im Bereich der Füße. Die cP kann prinzipiell jedes Gelenk befallen.

In der Regel sind paarige Gelenke *symmetrisch* betroffen. Schleimbeutel (Bursen) und Sehnenscheiden sind mit derselben Synovialis wie Gelenke ausgekleidet. Auch sie können in den entzündlichen Prozeß einbezogen sein (Bursitis, Tenosynovialitis).

Anamnestisch werden von den Patienten zuerst gelenkbezogene Schmerzen (Arthralgien) und allgemeine Krankheitssymptome, wie Abgeschlagenheit und rasche Ermüdbarkeit, angegeben. Relativ spezifisch ist die oft ausgeprägte Morgensteifigkeit. Die Kranken können dann in der ersten Zeit nach dem Aufstehen z. B. die Finger nicht vollständig strecken und schließen.

Obwohl sich die cP am eindrücklichsten an den Gelenken manifestiert, muß sie als *entzündliche Allgemeinerkrankung* gelten. In der Regel lassen sich im Blut die klassischen Entzündungszeichen nachweisen: Blutarmut (Anämie), Vermehrung der Proteine der Akute-Phase-Reaktion (z. B. des C-reaktiven Proteins), Beschleunigung der Blutkörperchensenkungsgeschwindigkeit (BSG). Außerdem gibt es eine Reihe von extraartikulären Organmanifestationen, zu denen u. a. die hochspezifischen Rheumaknoten, aber auch entzündliche Veränderungen an Leber, Herz, Lungen, Gefäßen, Nerven und anderen Organen gehören.

So kann der Rheumatologe nicht auf technische Untersuchungsmethoden verzichten. Neben den genannten Laborwerten, die die *entzündliche Aktivität* im Gesamtsystem anzeigen, ist v. a. die Suche nach dem Rheumafaktor (RF) wesentlich, auch wenn er sicher nicht das Rheuma „macht". Es handelt sich bei ihm um einen diagnostisch verwertbaren Autoantikörper, der aus bisher nicht geklärten Gründen gegen körpereigenes Immunglobulin gebildet wird. Ist er nachweisbar, dann wird die Krankheit als seropositiv bezeichnet, sonst als seronegativ. Eine seropositive cP hat (statistisch) eine schlechtere Prognose als eine seronegative. In der Frühphase der cP findet sich der RF in höchstens 50% der Fälle positiv, im weiteren Verlauf wird er bei weiteren 20–30% nachweisbar. Sein Fehlen schließt eine cP nicht aus; sein Vorhandensein beweist sie nicht, da eine ganze Anzahl anderer Erkankungen ebenfalls mit einer RF-Produktion einhergehen.

Obligatorisch sind schließlich *Röntgenuntersuchungen* der befallenen Gelenke, in der Regel also der Hände und der Vorfüße beidseits.

Mit ihnen lassen sich einerseits differentialdiagnostische Hinweise gewinnen. Andererseits sind röntgenologisch belegbare Schäden am Knorpel (Gelenkspaltverschmälerung) und am Knochen (Arrosion, Erosion) ein Indikator für die *Schwere* der Erkrankung. Die Wiederholung der Röntgenuntersuchungen in jährlichen Abständen gibt Anhaltspunkte zur *Progredienz* dieser schwerwiegenden Veränderungen, deren Fortschreiten oft mit sichtbaren Deformitäten einhergeht (z. B. Ulnardeviation der Langfinger, Schwanenhals-, Knopfloch-, Z-Deformität).

Während eine gerade aufgetretene cP in einem Teil der Fälle wieder vollständig verschwinden kann (etwa 20%?), ist bei einer über 12 Monate anhaltenden Symptomatik mit einem chronischen *Verlauf* zu rechnen. Remissionen lassen sich dann nur noch sehr selten und für begrenzte Zeiträume erreichen.

In höchstens 15% der Fälle gestaltet sich der Verlauf unaufhaltsam progredient und bösartig. Ein nennenswerter Teil dieser Patienten wird bald auf Hilfsmittel, evtl. den Rollstuhl angewiesen sein. Diese Kranken tragen auch ein deutlich erhöhtes Mortalitätsrisiko. Sie sterben entweder an den extraartikulären Organmanifestationen und Komplikationen ihrer cP (z. B. Gefäßentzündungen, Befall der Halswirbelsäule) oder an Folgekrankheiten (bakterielle Infektionen, Nierenschäden) oder an kurz- und langfristigen Nebenwirkungen der aggressiven Behandlung. Im Mittel verkürzt eine cP die *Lebenserwartung* um etwa 7 Jahre. Das relative Mortalitätsrisiko liegt für cP-Kranke zwischen 2 und 3, verglichen mit „gesunden" Kontrollpersonen.

Insgesamt nimmt die Krankheit in der Mehrzahl der Fälle einen remittierenden Verlauf, in dem sich ruhigere Phasen mit einer z. T. raschen Verschlechterung aller subjektiven und objektiven Krankheitszeichen (Schübe) abwechseln. Danach kann die Krankheit zu ihrer „gewöhnlichen" Aktivität zurückfinden, oder es kommt zu einer von Schub zu Schub progredienten Verschlechterung der Gesamtsituation.

Die Kranken mit einem remittierenden oder chronisch-progredienten Verlauf sind also beständig mit den *4 Primärsymptomen* der cP belastet: Schmerz, Schwäche, Behinderung und Gestaltveränderung.

Für Patient und Arzt ist es schwer zu ertragen (Wiener 1975), daß im Einzelfall weder der Ausgang der Krankheit (Gesamtprognose) noch der dahinführende Weg (Verlaufsmuster) noch der nächste Schub vorausgesagt werden können. Es gibt bis heute keine verläßlichen biomedizinischen, psychologischen oder soziologischen Prädiktoren (Risikofaktoren/-indikatoren).

Meist entscheidet sich das Schicksal der Krankheit in den ersten 3 Krankheitsjahren. Aus einer zeitlich begrenzten Beobachtung lassen sich daher „Entwick-

Tabelle 2.1. Indikatoren der Aktivität und Schwere einer cP

		Lokal	Systemisch
Aktivität	subjektiv	Schmerz	Morgensteifigkeit Abgeschlagenheit
	objektiv	Druckschmerz Schwellung	Anämie, CRP, BSG
Schwere		Gelenkdestruktion Deformität Bewegungsstörung	Extraartikuläre Organmanifestation Behinderung

lungsindikatoren" ableiten. Wer in den ersten 12 Monaten einen gutartigen Verlauf mit geringen klinischen, laborchemischen und röntgenologischen Veränderungen erfahren hat, wird (statistisch!) weiter mit einer günstigen Prognose rechnen können. Wo sich die Krankheit als hochaktiv und progredient erweist, ist ein weiter ungünstiger Verlauf zu befürchten.

Worauf sollen wir in der Verlaufsbeobachtung achten? Die Tabelle 2.1 unterscheidet Indikatoren der subjektiven und objektiven Krankheitsaktivität sowie solche der Krankheitsschwere – lokal und im „Gesamtsystem".

Der Begriff „Aktivität" bezieht sich dabei auf prinzipiell reversible Veränderungen. „Schwere" bezeichnet in aller Regel irreversible, d. h. strukturell fixierte Schäden.

Zur Orientierung ist auch der von der ARA 1981 (Pinals et al. 1981) vorgeschlagene Index für eine klinische Remission geeignet.

Wir benutzen ihn seit einiger Zeit als einfachen additiven Index der Krankheitsaktivität, der leichter zu bestimmen ist als Gelenkindizes oder der systemische Lansbury-Index, mit dem er wenigstens mit $r = 0,70$ korreliert.

Kriterien für eine vollständige klinische Remission bei cP. (Nach Pinals et al. 1981)
Für eine vollständige klinische Remission sollten 5 oder 6 der folgenden Kriterien erfüllt sein:

- Morgensteifigkeit von max. 15 min,
- keine Müdigkeit innerhalb der ersten 6 h nach dem Aufstehen,
- keine Arthralgien,
- kein Druck- oder Bewegungsschmerz bei der Untersuchung,
- keine Schwellung über Gelenken oder Sehnenscheiden,
- BSG bei Männern unter 20, bei Frauen unter 30 mm/1 h.

Die *Diagnose* der cP wird klinisch und unter Berücksichtigung der jeweils in Frage kommenden Differentialdiagnosen gestellt. Anhaltspunkte liefert etwa die „logische Kriterienkette" von Schilling (1985) mit ihren 7 bzw. 8 methodischen, diagnostischen und nosologischen Schritten.

Es ist ausdrücklich hervorzuheben, daß sich diagnostische Kriterienkataloge, wie sie z. B. die ARA formuliert hat (Arnett et al. 1988), *nicht* für die Individualdiagnostik eignen. Die cP-Diagnose muß feststehen, bevor die Zahl der erfüllten Kriterien gezählt werden darf!

Entsprechend berichtet der Aufsatz von Arnett et al. über „The American Rheumatism Association 1987 revised criteria for the classification (!) of rheumatoid arthritis".

Die 1987 revidierten ARA-Kriterien zur Klassifikation der cP

1. Morgensteifigkeit von 60 und mehr Minuten,
2. Gelenkschwellungen an wenigstens 3 von 14 Gelenkregionen,
3. wenigstens eine Schwellung eines Hand-, Fingergrund- oder Fingermittelgelenks,
4. symmetrischer Gelenkbefall,
5. Rheumaknoten,
6. Nachweis eines IgM-Rheumafaktors im Serum,
7. röntgenologische Veränderungen im Handbereich (Erosionen oder sehr deutliche gelenknahe Osteoporose).

Kriterien 1-4 müssen für wenigstens 6 Wochen bestanden haben. Die Kriterien 2-5 müssen von einem Arzt beobachtet worden sein. Die cP ist definiert durch den Nachweis von 4 oder mehr Kriterien.

Die *Ätiologie* der cP ist bisher nicht bekannt. Wir verstehen im Augenblick nur Teilschritte der formalen und kausalen Pathogenese.

In jüngster Zeit zeichnet sich auch bei der cP ein distinkter immungenetischer Hintergrund ab. Bei cP-Patienten findet sich eine auffällige Häufigkeit des HLA-Allels DR 4, das ein relatives Risiko (RR) von etwa 7 vermittelt. Inzwischen sind auf dem kurzen Arm des sechsten Chromosoms weitere HLA-Strukturen mit einem höheren RR gefunden worden.

Immer wieder wird die Hypothese verfolgt, daß für die Ätiologie der cP ein Fremdantigen (Virus?) in Frage komme. Jedenfalls gehen bestimmte Virusinfektionen in seltenen Fällen mit einem klinischen Bild einher, das dem der cP täuschend ähnelt, und in einigen Fällen einer seropositiven und erosiven cP konnten lebende Erreger oder ihre Antigene aus arthritischen Gelenken isoliert werden.

Die bisher ungeklärte Ätiologie, der wechselhafte Verlauf und die auffällige Symmetrie des Gelenkbefalls haben nicht nur die biomedizinische Phantasie beflügelt. Immer wieder ist eine *psychosomatische Ätiologie* vermutet worden.

Ausgangspunkt war in jedem Fall die klinische Beobachtung, daß sich cP-Kranke durch ein bestimmtes Verhalten auszeichnen. Dieses wurde als Ausdruck einer krankheitsspezifischen seelischen oder menschlichen Verfassung gedeutet.

So schreibt Lichtwitz (1936) in seiner klassischen Darstellung:

Das Gesicht als Schaufenster der Seele zeigt an, was das nähere Studium des Charakters der Arthritiker ergibt. Frauen im späten Stadium der deformierenden Arthritis gleichen in ihrem Wesen Anna Schede. Es gibt nicht freundlichere und geduldigere Patienten als diese. Sie klagen nicht, sie machen keine Vorwürfe, wenn nichts hilft. Ich habe immer den Eindruck, als ob sie im Sinne hätten, den Doktor zu trösten und um Verzeihung zu bitten, daß alle seine Bemühungen erfolglos sind. Sie verlieren nie das Vertrauen, grüßen jeden Morgen mit dem selben stillen Lächeln und scheinen glückliche Menschen zu sein, wenn der Doktor die Handarbeiten bewundert, die sie mit ihren armen Händen vollbringen (zit. aus Raspe 1986).

Diese Haltung ist von Alexander (1977) psychosomatisch als Selbstbeherrschung, von Plügge (1953) anthropologisch als radikal verstandene Selbstlosigkeit interpretiert worden. Während Alexander dahinter einen familiär konstellierten Aggressionskonflikt annahm, vermutete Plügge in der cP die „somatische Teilerscheinung der gesamtpersonalen Dürftigkeit".

In unserem Urteil gibt es bisher keine zureichende empirische Evidenz, die die 1. oder die 2. Hypothese stützen könnte.

Weder ist eine überdurchschnittliche Häufigkeit des geschilderten Verhaltensmusters bei cP-Patienten gesichert, noch ist die Bedeutung des dahinter vermuteten Aggressionskonflikts der „contained hostility" (Cobb 1959; vergl. Mattussek u. Raspe 1988) belegt, noch gibt es biomedizinisch nachvollziehbare Vorstellungen, die die seelische oder menschliche Verfassung von cP-Kranken pathogenetisch mit ihren körperlichen Prozessen und Befunden verknüpften.

Auch die spezifische „Rheumapersönlichkeit" ist bisher ein „psychodiagnostischer Mythos" (Spergel et al. 1978; vergl. Raspe 1986) geblieben.

Die Vermutung einer *psychosozialen Pathoplastik* konnte bisher nicht erhärtet werden. Es fanden sich keine individualprognostisch verläßlichen psychosoziologisch definierten Prädiktoren, mit denen sich der weitere Verlauf einer cP voraussagen ließe (Crown et al. 1975; McFarlane et al. 1987).

Die vorgelegten ätiologisch orientierten Studien haben fast alle eine methodische Besonderheit, die schließlich zur *Epidemiologie* der cP und ihrer Versorgung führt: Sie beruhen auf klinischen Untersuchungen, die in der Regel an tertiären Überweisungszentren durchgeführt wurden.

Die Prävalenz der cP ist heute mit 0,5-1,0% unter den erwachsenen Einwohnern einer Region anzunehmen. Der mittleren Krankheitsdauer von mehr als 20 Jahren entspricht eine Inzidenz von etwa 1 Fall pro 2000 Einwohnern und Jahr. Ein Gradient der Neuerkrankungshäufigkeit über die sozialen Schichten ließ sich nicht sicher feststellen. Möglicherweise zeigen Ausgang und Verlauf der cP aber eine Abhängigkeit von der schulischen Bildung der Erkrankten (Pincus u. Callahan 1985).

Inzidenz und Prävalenz nehmen mit höherem Alter (linear?) zu. Die cP betrifft Frauen 2- bis 3mal häufiger als Männer.

In einer großstädtischen Region befinden sich möglicherweise 90%, auf dem Lande vielleicht nur 70% der cP-Kranken in ärztlicher Behandlung. Von diesen wird zwar der größere Teil kontinuierlich betreut, aber nur etwa ein Drittel wird ambulant einem Facharzt vorgestellt. Weniger als 10% erreichen rheumatologische Kliniken.

Die Sprechstunde für Rheumakranke der medizinischen Hochschule Hannover hat demzufolge nur mit ca. 15% der in Hannover wohnenden cP-Kranken Kontakt. Die mittlere Krankheitsdauer der uns erstmals überwiesenen Patienten liegt bei mehr als 7 Jahren.

Es liegt auf der Hand, daß sich auf der Basis von stark selektionierten und höchstwahrscheinlich unrepräsentativen Krankenkollektiven keine sicheren Aussagen zur Ätiologie „der" cP machen lassen.

Um so wichtiger wird es, die in die verschiedenen Typen von Studien einbezogenen Krankengruppen exakt zu charakterisieren. Dies gilt selbstverständlich auch für psychorheumatologische Studien.

Unverzichtbar sind Angaben zum Typ und zur Stellung des Untersuchungszentrums in der Region, zum Überweisungsmodus und zur Auswahl (möglicherweise auch zur Repräsentativität) der untersuchten Gruppe, zur Sicherung der Krankheitsdiagnose (Ausschlußdiagnosen!) und zur Zahl und Verteilung der ARA-Kriterien unter Berücksichtigung prognostisch wichtiger Variablen (RF, Erosivität), zu Alter, Geschlecht und sozialer Lage der Kranken sowie zu Dauer, Aktivität und Schwere der Erkrankungen. Hier bietet sich der Rückgriff auf die oben genannten Indikatoren der Krankheitsaktivität und Schwere an.

In der *Behandlung* von Kranken mit einer cP wird ein breites Spektrum von therapeutischen Verfahren eingesetzt. Eine kausale Behandlung, die die Krankheit in einem nennenswerten Anteil zur Ausheilung brächte, gibt es bisher nicht.

So richten sich die therapeutischen Bemühungen darauf, die Krankheitsaktivität zu kontrollieren, die Progredienz der Veränderungen aufzuhalten, die Beschwerden, Implikationen und Folgen der cP zu lindern und ungünstigen Entwicklungen in jeder Hinsicht vorzubeugen.

Die eigentliche *Basisbehandlung* der cP umfaßt

- die Aufklärung und Begleitung des Kranken in kognitiver, emotionaler und lebenspraktischer Hinsicht,
- die Verordnung von Ruhe und Bewegung,
- die Verordnung von lokalen Anwendungen, z. B. in Form von Kälte und
- den Einsatz von entzündungshemmenden Medikamenten.

Hierfür kommen in erster Linie die nonsteroidalen Antirheumatika in Frage, die potente Antiphlogistika sind und eine schmerzstillende Wirkung in dem Maße besitzen, wie sie die (teilursächliche) Entzündung hemmen. So werden in manchen Fällen zusätzlich weitere analgetisch wirksame Substanzen eingesetzt werden müssen.

Kortisonhaltige Medikamente werden in der Regel „im Stoß" verordnet und rasch wieder abgesetzt. Sie sind die wirksamsten entzündungshemmenden Substanzen, die bei extraartikulären Organmanifestationen lebensrettend werden können. In etwa 10% der Fälle wird sich eine niedrigdosierte Dauertherapie nicht umgehen lassen.

Kann diese Basisbehandlung die Krankheit nicht befriedigend kontrollieren, dann ist es Zeit, an den Einsatz der sog. langfristig wirkenden Antirheumatika (LWAR, „Basistherapeutika", „remission inducing"/„disease modifying"/ „second and third line drugs") zu denken. Typische Substanzen sind etwa Antimalariamittel, Goldpräparate, Methotrexat (vergl. Raspe 1988).

In dieser Phase sind auch prophylaktische Gelenkeingriffe (z. B. Synovektomien) und andere lokal wirksame Verfahren (z. B. Synoviorthesen) in Erwägung zu ziehen.

Unverzichtbar sind daneben die krankengymnastische und ergotherapeutische Behandlung. Bei diesen Therapeuten muß der Kranke „Hausprogramme" (Bewegungsübungen, Gelenkschutzprinzipien) lernen, die er selbständig und eigenverantwortlich fortführen kann.

In fortgeschrittenen Krankheitsstadien kommen korrigierende und gelenkersetzende operative Eingriffe (z. B. Totalendoprothesen) zum Tragen.

In besonderen Problemlagen ist die Hilfe von Sozialarbeitern und Diakonen unverzichtbar.

Ein wichtige therapeutische Ressource ist schließlich in den Laienhelfern Rheumakranker der überall vorhandenen lokalen Arbeitsgemeinschaften der Deutschen Rheumaliga (DRL) zu sehen. Allerdings kann sich der größte Teil der cP-Kranken (70%-90%!) bisher nicht entschließen, Mitglied der DRL zu werden, die zugleich „Beratung - Begegnung - Bewegung" anbietet.

Von der Bedeutung psychologischer Behandlungsverfahren handelt dieses Buch. Bisher spielen sie in der Komplexbehandlung der cP sicher eine ebenso geringe wie in ihrem Potential unterschätzte Rolle.

Die Behandlung der cP-Kranken liegt ganz überwiegend in den Händen der Hausärzte, die zumeist über keine fachrheumatologische Ausbildung verfügen und im Mittel nicht mehr als 8 Patienten mit einer entzündlich-rheumatischen Erkrankung zu betreuen haben. Um so wichtiger wird die Existenz von konsiliarisch tätigen Kollegen und Institutionen, die den Hausarzt in der Behandlung von frühen und problematischen Fällen beraten können. Dies gibt den verstärkt einzurichtenden regionalen Rheumazentren ihre Bedeutung.

Das therapeutische Profil von Patienten, die unserem Zentrum in den Jahren 1985 und 1986 erstmals zugewiesen worden waren, verdeutlicht die Tabelle 2.2.

Aus rheumatologischer Sicht ist alles in allem eine gravierende Unterbehandlung festzustellen, die bei dieser Gruppe von langjährig und aktiv Erkrankten

Tabelle 2.2. Das therapeutische Profil von 121 cP-Kranken, die der Rheumasprechstunde der Medizinischen Hochschule 1985/1986 erstmals aus Hannover zugewiesen worden waren

Patientendaten		
Alter (mean)	59	Jahre
Geschlecht [%]	83	weiblich
Anamnesedauer (mean)	7,4	Jahre
Berufstätigkeit [%]	26	berufstätig
ARA-Kriterien (mean)	5,2	von 8[a]
Remissionsindex (mean)	1,3	Kriterien
Geschwollene Gelenke (mean)	9	von 60
BSG (mean)	43	mm n. W./1 h
Therapie		
Nonsteroidale Antirheumatika [%]	79	z. Z.
Steroide [%]	20	z. Z.
„Basistherapeutika" [%]	19	z. Z.
	24	früher
Operationen wegen cP [%]	21	jemals
Krankengymnastik [%]	31	letzte 3 Monate
Physiotherapie [%]	31	letzte 3 Monate
Ergotherapie [%]	3	letzte 3 Monate
Psychologie [%]	0	letzte 3 Monate
Sozialarbeit [%]	0	letzte 3 Monate

[a] Nach der alten Zählung der 1963 in Rom modifizierten ARA-Kriterien.

besonders die Verfahren: „Basistherapie" (LWAR), rheumachirurgische Eingriffe, Krankengymnastik und Ergotherapie betrifft.

Daß kein Patient in den letzten 3 Monaten mit einem Psychologen oder einer Sozialarbeiterin Kontakt hatte, wird vermutlich auch nicht an fehlenden psychosozialen „Brennpunkten" liegen. Für den Bereich der Basistherapeutika haben wir nachweisen können, daß ca. 80% der aus rheumatologischer Sicht gegebenen Indikationen nicht realisiert werden (Raspe u. Wasmus 1988).

2.3 Die ankylosierende Spondylitis

Der *klinische Leitbefund* der aS ist die Bewegungseinschränkung der Wirbelsäule, besonders der Lendenwirbelsäule und des Thoraxskeletts. Bei aS-Kranken finden sich daher in der Regel die Atembreite vermindert und die LWS-Beweglichkeit (Finger-Boden-Abstand, Schober-Zeichen) eingeschränkt.

Es können aber auch die Brust- und die Halswirbelsäule betroffen sein (Schilling 1981).

In der *Beschwerdeschilderung* der meist jüngeren und männlichen Kranken stehen tiefsitzende Rückenschmerzen ganz im Vordergrund. Als deren somatisches Substrat muß die in der Frühphase der Erkrankung schwer zu objektivierende Entzündung der Kreuz- und Darmbeingelenke (Sacroileitis) gelten.

Die Rückenschmerzen machen sich typischerweise nachts (nach 24.00 Uhr) und am frühen Morgen bemerkbar.

Die erste Phase nach dem Aufstehen kann zusätzlich durch eine Morgensteifigkeit belastet sein. Unter Bewegung bessern sich die Beschwerden rasch.

Diese Rückenschmerzen werden bei vielen Kranken und oft jahrelang als „Ischias" oder „Hexenschuß" verkannt, v.a. dann, wenn sie in das Gesäß oder die Oberschenkel ausstrahlen.

Schmerzen können sich auch im Brustkorb beim Atmen und über verschiedenen „Enthesa" bemerkbar machen. Ein häufigeres Zeichen ist die Achillodynie (Schmerzen über der Achillessehne an der Ferse).

Auf diesen Veränderungen baut der gerade vorgeschlagene „enthesitis index" (Mander et al. 1987) auf.

Häufiger anamnestisch als klinisch faßbar sind Arthritiden peripherer Gelenke und extraspondyläre bzw. -artikuläre Organmanifestationen.

Die *Arthritis* zeigt typischerweise ein monoartikuläres oder oligoartikulär-asymmetrisches Befallsmuster (z.B. rezidivierende Kniegelenkarthritis, Befall eines Sprung-, Knie- und Hüftgelenks).

Unter den *extraspondylären/artikulären Manifestationen* ist v.a. die akute Augenentzündung (Uveitis, Iritis) zu nennen. Auch die Lungen, der Herzmuskel und eine Herzklappe (Aortitis) können befallen sein.

Seltener und geringer als bei der cP finden sich bei aS-Patienten die objektiven systemischen Entzündungszeichen (Blutbild, BSG, CRP) verändert. So stützt sich die *Verlaufsbeobachtung* in erster Linie auf die Angaben der Patienten, auf die Untersuchung der Wirbelsäulenbeweglichkeit und auf röntgenologische Zeichen.

Die *Röntgenuntersuchungen* konzentrieren sich in erster Linie auf die Kreuz- und Darmbeingelenke und die obere Lendenwirbelsäule. Für die Diagnose einer aS entscheidend ist der Nachweis einer beidseitigen Sakroileitis und von proliferativen Veränderungen an den Wirbelkörpern. Erst in Spätstadien der Erkankung kommt es in schweren Fällen zur sog. *Bambusstab*wirbelsäule, bei der alle Zwischenwirbelräume knöchern überbrückt und durchbaut worden sind. Dies führt zu einer totalen Versteifung des Achsenorgans.

Der *Verlauf* der aS ist in der Regel schubweise-progredient, aber gutartig. Nach im Mittel 20 Jahren kommt es zu einem Stillstand der Erkrankung. Danach dominieren schmerzlose Behinderungen der Wirbelsäulen- und Brustkorbbeweglichkeit. Die Krankheit verläuft bei Frauen milder als bei Männern.

Auch bei diesem Krankheitsbild läßt sich jedoch eine kleine Gruppe von Kranken (<5%) abgrenzen, die (quoad rehabilitationem et vitam) eine schlechte Prognose haben (γ-Typ) und sich durch eine hohe systemische Entzündungsaktivität, oft auch eine erosive Polyarthritis auszeichnen. Sonst ist die Prognose der peripheren Gelenkentzündungen viel besser als bei der cP, bei der 80–90% der Fälle erosiv werden.

Die *nosologische Trennung* von cP und aS beruft sich zuerst auf die geschilderten Unterschiede im klinischen Bild: Die aS involviert im wesentlichen das Achsenorgan und seine Grenzgelenke, und die Arthritis ist meist asymmetrisch-oligoartikulär. Die extraartikulären Organmanifestationen zeigen ein besonderes Muster.

Auch der konstitutionelle und dispositionelle Hintergrund weist erhebliche Unterschiede auf:

Die aS befällt bevorzugt jüngere Männer. Nicht selten manifestiert sie sich erstmals nach einem Infekt des Magen-Darm-Trakts oder der ableitenden Harnwege/Geschlechtsorgane. Bei über 90% der Kranken findet sich das HLA-Allel B 27, das in der Normalbevölkerung nur in etwa 10% nachweisbar ist. Der Rheumafaktor ist (fast) immer negativ.

Insofern sieht man heute die aS als die zentrale Erkrankung einer größeren Gruppe von Krankheiten an, die als „*seronegative Spondarthritiden*" zusammengefaßt werden.

Bei einem Teil von ihnen findet die Hypothese der Infektätiologie eine starke Stützung, z.B. beim Reiter-Syndrom.

Eine spezifische *psychosomatische Ätiologie* oder Pathoplastik ist nur von wenigen Autoren in Betracht gezogen worden (Zander 1981). Überhaupt ist der M. Bechterew bisher ein Stiefkind der Psychorheumatologie gewesen. Auch das unterscheidet ihn von der cP.

Die *Diagnose* der aS stützt sich wie die der cP v.a. auf Anamnese und Klinik. Röntgenuntersuchungen und die Bestimmung des HLA B 27 geben weitere wichtige Hinweise. Die diagnostischen Kriterien sind i.A. umstritten (Moll 1987), so daß auf Details verzichtet werden soll.

Die *Epidemiologie* der sicheren aS ist durch eine deutlich geringere Punktprävalenz (etwa 1‰ der mehr als 18 Jahre alten Einwohner) gekennzeichnet. Auf höhere Ziffern kommt man nur, wenn man andere seronegative Spondarthritiden mitberücksichtigt.

In der *Behandlung* spielen die nonsteroidalen Antirheumatika und die Bewegungstherapie eine hervorragende Rolle. Mit diesen Mitteln gelingt es in der Regel, die Krankheitssymptome zu kontrollieren und einer Einsteifung der Wirbelsäule, v. a. in funktionsungünstiger Stellung, vorzubeugen.

Wirbelsäulenoperationen kommen nur sehr selten in Frage. Eine chronisch persistierende Arthritis wird so behandelt, wie es bei der cP beschrieben wurde.

3 Chronische Polyarthritis und ankylosierende Spondylitis als chronische und schmerzhafte Erkrankungen

H.-H. Raspe

3.1 Chronische Erkrankungen

Chronische Erkrankungen zeichnen sich dadurch aus, daß sie den Betroffenen für den Rest ihres Lebens merkliche materielle und immaterielle Lasten aufbürden. Die Diagnose einer chronischen Erkrankung beinhaltet eine *prognostische* Dimension.

Dies verdeutlicht der Kommentar eines 50jährigen an einer cP erkrankten Angestellten, den wir nach seinem „zur Zeit größten Problem" fragten:

Das Knie, die Schmerzen... Ich kann nicht schon wieder (!) krank machen... Das Problem ist mit der Arbeit. Welche Firma kann sich das leisten, jemanden angestellt zu haben, der immer (!) krank ist... Auch mit den Nerven, das Seelische... man überlegt, warum muß einem das passieren.

Es wird auch deutlich, warum wir die cP (und die aS) als *multifokale Erkrankungen* bezeichnen: bei jedem Patienten wird es nach- oder nebeneinander an verschiedenen Stellen und auf verschiedenen Ebenen der Erkrankung - im körperlichen, seelischen und sozialen Bereich - „brennen".

Die Brennpunkte ergeben individuell sehr unterschiedliche, aber persönlich kohärente und verstehbare „Problemgefüge" (Hartmann 1976), deren Entwicklung nicht sicher vorauszusehen ist.

Schließlich fällt die prominente Stellung der oft miteinander verbundenen Schmerz- und Behinderungsprobleme ins Auge.

Schmerz und *Behinderung* bilden sehr wesentliche Foci.

Sie dürfen aber weder von ihren Ursachen noch von ihren Folgen noch von anderen Brennpunkten isoliert werden.

Brennpunkte der chronischen Polyarthritis im somatischen Bereich

- Krankheitsmanifestationen an den Bewegungsorganen,
- extraartikuläre Organmanifestationen (z. B. Hepatitis),
- Komplikationen (z. B. Befall der Halswirbelsäule),
- Folgeerkrankungen (z. B. Amyloidose),
- Begleiterkrankungen (z. B. Hochdruck),
- Unerwünschte Therapiewirkungen (z. B. Magenblutung).

Wir werden einem Patienten nur dann diagnostisch und therapeutisch gerecht werden, wenn wir uns sein gesamtes Problemgefüge vergegenwärtigen. Dabei sollten wir in den therapeutischen Indikationen zuerst jene Probleme berücksichtigen, die als aktiv, als prognostisch gefährlich und als erreichbar einzuschätzen sind. Es gibt keinen archimedischen Punkt, von dem aus sich alles zugleich übersehen und bewegen ließe.

Brennpunkte der chronischen Polyarthritis im psychosozialen Bereich

Seelische Veränderungen beim Kranken:
　Selbstzweifel, Unsicherheit, Regression
　Verändertes Körperbild, Kränkung, Beschämung
　Sinn- und Schuldfragen
　Ängstlichkeit, Sorgen, Niedergeschlagenheit, Ärger, Wut
　Informationsbedürfnisse, Informationsabwehr
　Krankheits- und Behandlungsvorstellungen, Erwartungen
Verhaltensänderungen beim Kranken:
　Tätigkeiten des täglichen Lebens, Haushalt
　Ausdrucksbewegungen, Sexualität
　Krankheitsverhalten (Präsentation der Krankheit,
　Selbstbehandlung, Hilfesuche, Mitarbeit)
　Soziale Beteiligung (sozialer Rückzug, Mitgliedschaften in Gruppen, Rheuma-Liga)
Weitere soziale Änderungen:
Persönlich-familiärer Bereich
　Ehe, Familienklima, Rollenverteilung
　Abhängigkeit von fremder Hilfe, Pflege
　Soziale Isolation, soziale Unterstützung
　Wohnung, Freizeit, Hobbys
　Krankheitskosten
Beruflicher Bereich
　Aus-, Weiterbildung, Fortkommen
　Arbeitsplatzverlust
　Schritte zur Invalidisierung
　Einkommensverluste

3.2 Das Schmerzproblem bei entzündlich-rheumatischen Erkrankungen

Schmerz und Behinderung sind im Urteil der (in diesem Abschnitt ausschließlich berücksichtigten) cP-Kranken die beiden belastendsten Primärsymptome.

In einigen Studien wird der Schmerz für beeinträchtigender gehalten (z. B. Gibson u. Clark 1985), in anderen ist es die Behinderung (z. B. Cornelissen et al. 1988).

Da Schmerzen jedoch zu Behinderungen Anlaß geben, kommt der Schmerzdiagnostik und Schmerztherapie eine fundamentale Bedeutung zu.

Kaum ein Patient mit einer cP ist frei von Schmerzen. Wenn wir unsere Kranken bitten, ihre *Schmerzintensität* auf einer 11 stufigen numerischen Ratingskala (NRS) einzuschätzen (0 = keine bis 10 = unerträgliche Schmerzen innerhalb der letzten 7 Tage), dann liegt der Mittelwert der rechtsschiefen Verteilung in mehreren Studien immer zwischen 5 und 6 Punkten (in der oben auf S. 22 genannten Stichprobe bei 5,2, sd = 2,3).

Nur etwa 5% der Kranken geben keine und zwischen 5 und 10% maximale Schmerzen an.

In der Verlaufsbeobachtung erweisen sich die Schmerzen in aller Regel als *chronisches* und *schwer zu beeinflussendes Problem*:

In einer prospektiven Studie verfolgten wir 1980/82 75 cP-Kranke unserer Sprechstunde über 9 Monate[1]. Alle 4 Wochen bestimmten wir die Schmerzintensität im Rahmen der „Revidierte(n) mehrdimensionale(n) Schmerzskala" von Lehrl (1980) mit einer 5 stufigen Verbalskala (0 = „entfällt" bis 4 = „sehr stark").

Inzwischen haben wir dieses Verfahren zugunsten der oben genannten NRS verlassen; es hat sich als zu wenig sensitiv erwiesen (vgl. Downie et al. 1978). Da Schmerzen und andere subjektive wie objektive Symptome der cP eine deutliche zirkadiane Periodik zeigen (Harkness et al. 1982; Kowanko et al. 1982), haben wir uns bemüht, denselben Patienten möglichst immer zur gleichen Tageszeit zu untersuchen.

Die mittleren Schmerzintensitäten variierten zu den 9 Meßzeitpunkten zwischen maximal 2,8 (Eingangsuntersuchung) und minimal 2,2 (Abschlußuntersuchung) Punkten. Nach etwa 4 Monaten lag sie bei 2,4. Im Verlauf der Beobachtung und Behandlung ist es zu einer stetigen (und gut signifikanten), klinisch aber nicht befriedigenden Reduktion der Schmerzintensität (- 21%) gekommen.

36 intraindividuelle Korrelationen zwischen den Messungen zu den 9 Zeitpunkten ergeben Korrelations-Rohwerte zwischen 0,28 (zeitlich entfernte Meßwerte) und 0,61 (zeitlich benachbarte Meßwerte).

Nach z-Transformation ergibt sich als erster Hinweis auf eine intraindividuelle Stabilität des Schmerzerlebens ein mittleres r von 0,45.

Genauere Auskunft gibt die Analyse individueller Verläufe:

In der Eingangsuntersuchung fanden sich 45 Patienten mit einer eher hohen (3 oder 4 Punkte) und 28 mit einer eher niedrigen (0, 1 oder 2 Punkte) Schmerzintensität. Bis zur Schlußuntersuchung hatte sich das Verhältnis unter einer konsequenten antirheumatischen Behandlung auf 32 : 41 umgekehrt (3 Fälle mit „missing values"). Von diesen 32 Patienten hatten 20 zur Eingangs-, Mittel- *und* Schlußuntersuchung eher hohe Schmerzintensitäten angegeben. 16 der 41 fielen an allen 3 Zeitpunkten durch niedrige Werte auf. Etwa die Hälfte der Untersuchten zeigte also eine merkliche *intraindividuelle Beständigkeit* ihres Schmerzerlebens.

Es spricht noch einmal für die Chronizität des Schmerzproblems, daß 40 von 75 Kranken an wenigstens 2 dieser 3 Termine über stärkere Schmerzen berichteten.

Die Erfassung von *sensorischen Schmerzqualitäten* mit Hilfe von Adjektivlisten ist bei cP-Patienten wenig ergiebig. Ihre Schilderungen bleiben in aller Regel blaß. Von den mit je 3 Adjektiven besetzten 10 Subskalen der Lehrl-Skala wurden in

---

[1] 91% der Patienten waren weiblich, mittleres Alter 56 Jahre, mittlere Krankheitsdauer 11 Jahre, 6,4 ARA-Kriterien, 38 mm n. W./h BSG, 10 druck-/bewegungsschmerzhafte Gelenke, 52% seropositiv, Wohnort Hannover, 31% berufstätig.

einer eigenen Untersuchung (n=33) 7 nicht akzeptiert. Die cP-Patienten kreuzten bei den Adjektiven überwiegend „entfällt" an. Nur für die Skalen „stechend", „lästig" und „hartnäckig" sahen wir höhere Mittelwerte (von mehr als 4 von 12 Punkten).

Zu ähnlichen Befunden kamen Burckhardt (1984), Charter et al. (1985), Wagstaff et al. (1985) und Parker et al. (1988) mit dem McGill Pain Questionnaire.

Wir verzichten daher seit einigen Jahren auf die Erfassung der sensorischen Schmerzqualitäten und konzentrieren uns statt dessen auf den *„Schmerzaffekt"*.

Hierfür bedienen wir uns der 3 von Cziske (1984) angegebenen Skalen „hartnäckig", „lästig", „affektiv" mit je 3 Adjektiven und einer jeweils maximal erreichbaren Punktzahl von $(3 \times 4=)$ 12 Punkten. In der Untersuchung der 121 uns erstmals zugewiesenen cP-Patienten aus Hannover lagen die 3 Mittelwerte bei 7,8, 9,2 und 6,5 Punkten.

Die gesonderte Erfassung des Schmerzaffekts scheint auch deshalb wichtig, weil er *nicht* durch die Messung von Depressivität oder habitueller Ängstlichkeit mitabgebildet werden kann.

In der genannten Untersuchung von 121 cP-Patienten erfaßten wir neben der Schmerzintensität (NRS 0-10) und dem Schmerzaffekt (Skalen s. oben) auch die Depressivität mit der deutschen Kurzform des Beck-Depressionsinventars (Kammer 1983), die Ängstlichkeit (State-Trait-Angstinventar; Laux et al. 1981), positive und negative Gefühle nach Bradburn (Becker 1982) sowie weitere 7 Variablen (2 Gelenkzahlen, BSG, Funktionskapazität im Patienten- und Arzturteil, gesamte Verfassung, subjektiver Krankheitsverlauf).

Verschiedene Hauptkomponentenanalysen führten zu einem mehrfach zu reproduzierenden Befund: Die 4 Schmerzvariablen laden zusammen mit den Variablen „gesamte Verfassung" und „Krankheitsverlauf" immer auf einem Faktor „Schmerzerleben" und die 4 Befindens- und Persönlichkeitsvariablen immer auf einem 2. Faktor „Befinden". In einer 4-Faktoren-Lösung finden sich auf dem 3. Faktor die beiden Gelenkzahlen; auf dem 4. die BSG und die beiden Behinderungsmaße (Bauer et al. 1988).

Die gesonderte Erfassung des Schmerzaffekts ist also nicht redundant - bezogen auf die Messung von allgemeineren Befindens- und Persönlichkeitsmerkmalen.

Lineare Korrelationen zwischen Schmerzintensität und Depressivität bzw. Ängstlichkeit führten in mehreren Untersuchungen zu positiven Koeffizienten in der Höhe zwischen 0,29 und 0,48. Auch diese Befunde stützen nicht die Alltagshypothese, daß (chronische) Schmerzen zwangsläufig zu Niedergeschlagenheit oder Ängstlichkeit führen müssen (vgl. Romano u. Turner 1985).

Im Gegensatz zu Moldofsky und Chester (1979) messen wir den Schmerzstimmungsmustern der cP-Kranken keine wesentliche Bedeutung zu (Mattussek u. Raspe, zur Veröffentlichung eingereicht).

Dagegen steht die Schmerzintensität in einer besonders engen Beziehung zum Allgemeinbefinden der Kranken, zu ihrer gesamten Verfassung bzw. zu ihrem subjektiven Gesundheitszustand, also zur persönlichen Globaleinschätzung der eigenen Situation (Tabelle 3.1).

Vier voneinander vollständig unabhängige Studien erbrachten das gleiche Ergebnis:

Tabelle 3.1. Die Bedeutung der Schmerzintensität und anderer Variablen für die globale Selbsteinschätzung von cP-Patienten (r-Korrelationen aus 4 Studien)

Selbsteinschätzung	Technik	n	GZ	SW	BSG	FK	SI
„Allgemeinbefinden"[a]	VAS	122	0,35	0,35	0,24	0,56	0,62
„Gesamte Verfassung"[b]	NRS	100	0,46	0,47	0,20	0,61	0,72
„Gesamte Verfassung"[c]	NRS	262	0,35	0,22	0,06	0,39	0,55
„Gesundheitszustand"[d]	verbal	144	0,27	–	–	0,52	0,61

GZ Zahl druck-/bewegungsschmerzhafter Gelenke; *SW* Zahl geschwollener Gelenke; *BSG* Blutkörperchensenkungsgeschwindigkeit; *FK* Funktionskapazität (FFbH); *SI* Schmerzintensität (NRS), –: nicht untersucht.

[a] Randomisierte klinische Studie Sulphasalazin vs. Aurothioglucose (s. unten, 1985/87, 100% cP-Patienten (Raspe et al. 1987).

[b] Patienten mit früher cP unserer Sprechstunde, Anamnesedauer ≤12 Monate, Ergebnisse der Untersuchung nach 24monatiger Beobachtung (1984–1986) 100% cP-Patienten (Raspe 1987).

[c] 1985/86 unserer Sprechstunde ambulant und erstmals zugewiesene cP-Patienten aus Hannover und Niedersachsen, 100% cP-Patienten.

[d] Versicherte der AOK Hannover mit einer Vielzahl rheumatischer Störungen, 1985, 21% cP-Kranke (Wasmus u. Raspe 1988).

Sowohl für das mit einer visuellen Analogskala (VAS) bestimmte „Allgemeinbefinden" als auch für die mit einer NRS gemessene „gesamte Verfassung" als auch für den mit einer verbalen Skala (schlecht = 0 bis sehr gut = 4) abgebildeten „Gesundheitszustand" hat die Schmerzintensität die (korrelationsstatistisch) größte Bedeutung – vor der Funktionskapazität (FK, Funktionsfragebogen Hannover FFbH; vgl. Raspe et al. 1987), der Zahl druckschmerzhafter (GZ) und geschwollener (SW) Gelenke und der BSG.

Schmerzintensität und Behinderungsausmaß klären in schrittweisen multiplen linearen Regressionen zusammen zwischen 34 und 55% der Varianz der Werte der globalen Selbsteinschätzungsmaße auf (vgl. Kazis et al. 1983).

Ein weiterer Hinweis auf die Bedeutung der Schmerzintensität für das Allgemeinbefinden ergibt sich aus der oben genannten deutschen multizentrischen offenen und randomisierten Vergleichsstudie der beiden Basistherapeutika Sulphasalazin vs. Aurothioglucose (Raspe et al. 1987).

Die 122 in der Auswertung berücksichtigten Patienten zeigten unter beiden Medikamenten eine gleichwertige Besserung der Gelenkzahl, der BSG, des Remis-

Tabelle 3.2. Korrelationen der Beträge der absoluten Differenzen zwischen Werten der 36. und 0. Woche von 6 Variablen aus der Studie Sulphasalazin vs. Aurothioglucose (n = 113); *AB* Allgemeinbefinden (weitere Abkürzungen vgl. Tabelle 3.1; 9 Patienten mit unvollständigen Datensätzen)

	BSG	RI	FK	SI	AB
Zahl schmerzhafter Gelenke	0,22	0,30	0,53	0,26	0,47
BSG		0,29	0,36	0,20	0,39
Remissionsindex (RI)			0,29	0,47	0,39
Funktionskapazität (FK)				0,41	0,53
Schmerzintensität (SI)					0,71

sionsindex (s. oben), der Funktionskapazität (FFbH) und der Schmerzintensität nach 36 Behandlungswochen.

Lineare Korrelationen zwischen den Differenzrohwerten der Eingangs- und Ausgangswerte (36. - 0. Woche) der 5 Variablen erbrachten folgende Ergebnisse (Tabelle 3.2):

Die Besserung des mit einer VAS bestimmten Allgemeinbefindens (AB) ist besonders eng mit der Besserung der Schmerzintensität (SI) verbunden. Gleichzeitig spielt die Verringerung der Behinderung eine wesentliche Rolle. Diese scheint statistisch (und sachlich) abhängig zu sein v. a. von der Kontrolle der peripheren Entzündungsaktivität (Gelenkzahl).

Die Schmerzintensität verringert sich offenbar nur dann, wenn es gelingt, die im Remissionsindex gleichzeitig berücksichtigten objektiven und subjektiven Indikatoren der peripheren und systemischen Aktivität der cP zu beeinflussen.

Auch aus anderen Studien haben wir Hinweise darauf erhalten, daß die aktuelle Schmerzintensität, jedenfalls zu einem Teil, eine Funktion der gleichzeitig bestimmten entzündlichen Aktivität der cP ist.

Für ihre Korrelation mit dem systemischen Lansbury-Index oder mit dem Remissionsindex fanden wir Werte zwischen $r=0,42$ und $r=0,61$.

Entsprechende Rechnungen für die Gelenkzahl führten in jeder Studie zu niedrigeren Koeffizienten zwischen 0,29 und 0,44 (BSG: 0,20-0,25).

Damit läßt sich das Schmerzproblem bei Patienten mit einer cP *zusammenfassend* charakterisieren:

CP-Patienten sind chronisch mit intensiven und affektiv getönten Schmerzen belastet. Die Schmerzintensität zeigt bei langjährig Erkrankten intraindividuell eine geringe Fluktuation/therapeutische Beeinflußbarkeit.

Die anhaltenden Schmerzen führen offenbar nicht per se zu seelischen Gleichgewichtsstörungen.

Sie sind aber eine wesentliche Determinante des subjektiven Gesundheitszustands. Hier rangieren sie vor der Behinderung. Sie zeigen eine gewisse Bindung an das somatische Substrat der cP.

Gelingt es, zugleich die periphere und die systemische Entzündungsaktivität zu reduzieren, dann wird sich wahrscheinlich auch die Schmerzintensität verringern.

Ein weitgehend unbearbeitetes Feld ist durch das Stichwort „*Schmerzverhalten*" charakterisiert. Immerhin ist es einer Arbeitsgruppe gelungen, dieses „pain behavior" von cP-Kranken zu dimensionieren, zu typisieren und beobachtend zu erfassen (McDaniel et al. 1986). Seine Besonderheiten lassen sich besser durch Merkmale der Krankheit als durch Merkmale der Persönlichkeit und des Befindens der Kranken voraussagen (Anderson et al. 1988).

3.3 Typen und Ursachen „rheumatischer" Schmerzen bei der chronischen Polyarthritis

Die zuletzt dargestellten Befunde haben darauf hingewiesen, daß die Schmerzintensität bei cP-Patienten (partiell) als eine Funktion der entzündlichen Aktivität der Erkrankung anzusehen ist.

Dies ist pathophysiologisch plausibel: Als unmittelbare Ursache der *arthritischen Schmerzen* kommt die Reizung lokaler Nozizeptoren im Bereich der Gelenkkapsel und Gelenkinnenhaut durch algogene Produkte der Entzündungszellen in Frage.

Eine besondere Rolle scheinen die Metaboliten des Arachidonsäurestoffwechsels zu spielen, v.a. die Prostaglandine (vgl. Calin 1984; Kantor 1987). Dies gibt Hinweise für den therapeutischen Ansatzpunkt der nonsteroidalen Antirheumatika, die in diesen Stoffwechsel eingreifen.

Aus der arthritischen Genese der Schmerzen lassen sich weitere Indikationen für die medikamentöse Basistherapie, die Kortisonpräparate, die operative Synovektomie, die lokale Kältetherapie und andere antiinflammatorische Therapieverfahren ableiten.

Genau formuliert handelt es sich daher bei den chronischen Schmerzen des Polyarthritikers (wenigstens teilweise) um rezidivierende oder anhaltende *akute Schmerzen* infolge *lokaler Nozizeption.*

Diese Schmerzen scheinen uns biologisch sinnvoll, da sie warnend auf die anhaltende lokale Entzündung hinweisen.

Die therapeutische Blockierung aller nozizeptiven Afferenzen ist deshalb zu vermeiden. Veränderungen der lokalen Entzündungsaktivität müssen vom Patienten weiter wahrgenommen werden können.

Der arthritische Schmerz kann eine zweite Ursache haben. Im Stadium der postarthritischen Arthrose entsteht bei mechanischer Überlastung des Gelenks sehr rasch eine *Detritussynovitis.* Voraussetzung ist eine arthritische Schädigung des Knorpels und der subchondralen Grenzlamelle zum spongiösen Knochen. Durch weiteren Abrieb freiwerdende Knorpel- und Knochenpartikel induzieren eine akute entzündliche Reaktion der Gelenkinnenhaut und ihrer Zellen.

Dieser Schmerz kann u.a. durch Ruhe und Entlastung vermieden oder behandelt werden. Auch er ist biologisch sinnvoll und warnt vor weiterer Überbeanspruchung. Er manifestiert sich typischerweise erst nach längerem Gebrauch der Gelenke, während der ideopathisch-arthritische Schmerz v.a. in Ruhe auftritt und sich unter Bewegung bessert.

Lokale Schmerzen können in der Gelenkkapsel und an gelenknahen Bändern sowie der Knochenhaut auch dann entstehen, wenn diese durch Lockerungen oder Fehlstellungen der Gelenke unphysiologisch belastet werden [z.B. Außenbandapparat des Kniegelenks bei Varusfehlstellung (O-Bein)].

Diese Schmerzen werden schließlich von der Muskulatur (*Myalgien*) ausgehen, wenn sie verstärkte Haltearbeit leisten muß, um die Gelenkinstabilitäten zu kompensieren. Dies ist z.B. einer der Pathomechanismen chronischer Nackenschmerzen bei den cP-Patienten, bei denen die Halswirbelsäule Gefügelockerungen aufweist.

Der Charakter dieser „tiefen" Schmerzen ist anders; sie sind in der Regel schlechter zu lokalisieren, strahlen in die Umgebung aus und zeigen eine stärkere affektive Betonung.

Myalgien können im Rahmen eines generalisierten *fibromyalgischen Syndroms* (Goldenberg 1987) auftreten, das in etwa 15% der Fälle den Verlauf einer cP kompliziert (Wolfe u. Cathey 1983). Sie werden multilokulär und „bunter" angegeben (Leavitt et al. 1986) und zeigen keinen Bezug zu den arthritischen Lokalisationen. Auch hier muß man von einer lokalen Nozizeption ausgehen, deren Ursachen und Mechanismen bisher nicht geklärt werden konnten. Möglicherweise spielt eine lokale Hypoxie (bei erhöhtem Muskeltonus?) eine Rolle.

Quälende, tiefsitzende und schlecht lokalisierbare Schmerzen ohne nachweisbare lokale Nozizeption sind für den *übertragenen Schmerz* charakteristisch. Bei diesem Schmerztypus sind Ort der Nozizeption (meist tiefliegende Strukturen der Bewegungsorgane) und Ort der Schmerzsensation nicht identisch. Bisher gibt es keine befriedigenden neurophysiologischen Erklärungen dafür, daß die etwa an einem Wirbelsäulenligament ausgelöste Nozizeption sich an einer weiter entfernten Stelle als Tiefenschmerz äußert (Kellgren 1978).

Einen bisher nicht allgemein akzeptierten Typus „reflektorischer" weichteilrheumatischer Schmerzen behauptet schließlich die Schule von Brügger (1987; vgl. Menninger et al. 1987).

Abschließend sind zwei Typen *neurogener* Schmerzen zu erwähnen: Der Verlauf mancher Polyarthritiden ist durch eine schmerzhafte *Polyneuropathie* als extraartikuläre Organmanifestation kompliziert.

In anderen Fällen stehen *Neuralgien* infolge lokaler mechanischer Reizungen, z. B. des N. medianus im canalis carpi (Karpaltunnelsyndrom), im Vordergrund. Auch bei diesem *projizierten Schmerz* sind Reizort und Schmerzort nicht identisch.

Angesichts der Vielzahl möglicher Schmerztypen und Schmerzursachen im Verlauf einer chronischen Polyarthritis kann auf eine subtile *Schmerzdiagnostik* nicht verzichtet werden.

Bisher sind keine Studien bekannt geworden, die die Prävalenz der unterschiedlichen Typen untersucht haben.

So ist es kaum abzuschätzen, in welchem Ausmaß das sog. *chronisch-benigne Schmerzsyndrom* das klinische Bild der cP mitgestaltet. Hierunter wird in der Regel *der* anhaltende Schmerz verstanden, der sich keiner organischen Ursache zuordnen läßt, der seinen biologischen Sinn verloren und selbst Krankheitswert gewonnen hat und der durch psychosoziale Mechanismen aufrechterhalten wird.

Gerade an dieser Stelle ist vor falschen Dichotomien (z. B. somatogen - psychogen) zu warnen.

Offensichtlich psychogenen Schmerzen kann eine somatische Ursache zugrunde liegen (Waddell et al. 1980). Offensichtlich somatogene Schmerzen sind in aller Regel durch seelische und soziale Einflüsse moduliert.

So sollte ein „Entweder-Oder" auch in der Therapie vermieden werden. Eine psychologische Mitbehandlung der anhaltenden Schmerzen bietet sich bei den cP-Kranken an,

- bei denen die pathogenetisch orientierte und gezielte somatische Behandlung zu keiner befriedigenden Kontrolle der Schmerzen führte,

- bei denen die Schmerzen einen quälenden Charakter bekommen haben und zur Hauptlast werden,
- bei denen sie sich ganz offensichtlich vom somatischen Substrat gelöst und im Leiden und Verhalten verselbständigt haben,
- bei denen sich ein problematisches Schmerzverhalten ausgebildet hat (z. B. Schmerzmittelabusus, sozialer Rückzug, „medical shopping"),
- bei denen Abneigungen oder Kontraindikationen gegen die schulmedizinisch-orthodoxe Behandlung bestehen,
- bei denen es möglich erscheint, Analgetika und Antirheumatika einzusparen.

Nach diesem vorläufigen und weitreichenden Indikationskatalog dürfte es nur wenige cP-Patienten geben, bei denen eine psychologische Mitbehandlung nicht zu erwägen wäre.

Ihre Möglichkeiten, Indikationen, Schwierigkeiten und Grenzen werden in der nächsten Zukunft weiter geklärt werden müssen.

Allerdings darf die psychologische Schmerzbehandlung nicht zu Oberflächlichkeiten in der rheumatologischen Diagnostik und Therapie führen.

Angesichts der vielfältigen Schmerztypen und Schmerzursachen bei Patienten mit einer cP ist auf eine subtile *interdisziplinäre Analyse* der Schmerzprobleme jedes einzelnen Kranken der größte Wert zu legen.

4 Übersicht über Aufklärungsprogramme und Therapiestudien

Wie bereits im Kap. 3 ausgeführt, können im Verlauf einer cP körperliche, seelische und soziale Gleichgewichte der Betroffenen in Mitleidenschaft gezogen werden, so daß wir von einer multifokalen Erkrankung sprechen. Das bedeutet, daß es bei jedem Patienten an verschiedenen Stellen gleichzeitig „brennen" kann und daß im Verlauf der cP immer wieder andere „Brennpunkte" im Vordergrund stehen können.

Eine Erkrankung wie die cP kann dem Betroffenen eine Reihe von „Lasten" aufbürden, aus denen sich seelische Leiden entwickeln können. Bei den Lasten unterscheiden wir 3 Arten:

- Lasten des chronischen Polyarthritikers,
- Lasten des chronisch Kranken,
- Lasten des Dauerpatienten.

Unter den Lasten des chronischen Polyarthritikers verstehen wir die krankheitsspezifischen Lasten, die typischerweise mit dieser Erkrankung einhergehen. Dies sind Schmerzen, Kraftlosigkeit, Behinderung und Veränderungen des Aussehens und der Bewegungsgestalt.

Zu den Lasten des chronisch Kranken sind die Probleme zu rechnen, die durch den chronischen Verlauf der Erkrankung entstehen können. Als Beispiele sind die Zukunftsunsicherheit, die Angst vor möglicher Abhängigkeit von der Hilfe anderer Menschen, berufliche Nachteile oder eine soziale Isolation zu nennen.

Als Lasten des Dauerpatienten sehen wir Probleme an, die cP- Kranken entstehen können, wenn sie sich dauerhaft in ärztliche Behandlung begeben. In diesen Bereich gehören z.B. eine anhaltende Therapiebedürftigkeit, Nebenwirkungen der Therapie, Probleme der therapeutischen Kooperation und nicht erfüllte Informationsbedürfnisse.

Als Folge dieser Vielzahl möglicher Lasten können sich seelische Leiden wie Depressivität und Ängstlichkeit einstellen.

In Pkt. 4.1 wollen wir näher auf Lasten des Dauerpatienten eingehen, speziell auf Fragen der Aufklärung und Information von cP-Patienten. In Pkt. 4.2 wird eine Übersicht über psychologische Schmerztherapiestudien gegeben.

4.1 Aufklärungs- und Informationsprogramme für Rheumapatienten
S. Mattussek

4.1.1 Die Rolle der Krankheitsaufklärung

Die Aufklärung des Patienten über seine Erkrankung und Behandlung wird allgemein als unabdingbare Voraussetzung für eine therapeutische Kooperation zwischen Patient und behandelnder Person angesehen. In Kenntnis der vielfältigen Lasten und Leiden von cP-Kranken wird die Behandlung der cP immer mehr zu einem interdisziplinären Bemühen, und ein komprehensives Behandlungskonzept bei cP erfordert eine angemessene Krankheits- und Behandlungsaufklärung (Vignos et al. 1976; Parker et al. 1984; Langer u. Birth 1987). Raspe (1986) versteht die begleitende ärztliche Aufklärung des Patienten im 3fachen Sinne kognitiver Informierung, lebenspraktischer Beratung und emotionaler Stützung als einen Ansatz, der – neben 5 anderen – zur „eigentlichen Basisbehandlung" bei der cP gehört.

Einer umfassenden Krankheits- und Behandlungsaufklärung kommt auch die Aufgabe zu, den Patienten in die Lage zu versetzen, Verantwortung für seine eigene Gesundheit zu übernehmen und somit den Verlauf der Krankheit mit zu beeinflussen (Mazzuca 1982).

Raspe u. Zeidler (1982) und Langer (1987b) beschreiben günstige Einflüsse einer qualifizierten Patienteninformation auf Faktoren, die für den Verlauf und den Ausgang der Erkrankung bedeutsam sein können, wie z. B. die therapeutische Kooperation, die Zufriedenheit mit der Behandlung, die Entwicklung von Selbsthilfeaktivitäten oder das Erlangen einer positiven Krankheitsbewältigung.

Daß diese Forderungen jedoch vielfach nicht realisiert werden können, zeigen Befragungen von Patienten zu ihren subjektiv empfundenen Aufklärungsdefiziten und offenen Informationsbedürfnissen. Raspe u. Mattussek (1985) befragten 324 cP-Patienten u. a. über Ausmaß und Inhalte ihrer Informationsbedürfnisse. 91% der Patienten gaben an, daß es für sie besser sei, „ohne Einschränkungen über ihre Krankheit Bescheid zu wissen". 60% antworteten spontan, daß es „in ihrer Krankheit und Behandlung Dinge gibt, die sie gerne noch genauer wüßten". Aber auch die Patienten, die diese Frage verneinen, gaben aus einem Katalog, der 17 vorgegebene Themenbereiche umfaßte, im Mittel 7 Themen an, über die sie gern nähere Informationen bekommen würden.

Bei einer schriftlichen Befragung von 363 cP-Patienten (Langer u. Birth 1987) äußerten 74% ein subjektives Informationsdefizit *und* ein gleichzeitiges Informationsinteresse. Eine unterdurchschnittliche Unzufriedenheit mit ihrem Krankheitswissen gaben 33% der Befragten an. Weitere Untersuchungen (Knudson et al. 1981, Silvers et al. 1985) belegen noch ausgeprägtere Aufklärungs- und Informationsbedürfnisse bei cP-Kranken. Diese Bedürfnisse werden von Ärzten und anderen Therapeuten eher unterschätzt (Potts et al. 1984; Silvers et al. 1985).

Diese Ergebnisse machen deutlich, daß die in der Regel kurzen ärztlichen Sprechstundenkontakte nicht ausreichen, um den Aufklärungs- und Informationsbedürfnissen von cP-Patienten gerecht zu werden. Die individuelle Aufklärung im persönlichen Gespräch mit dem Arzt oder mit einem anderen Therapeuten ist und bleibt unabdingbar und wird auch von 80% aller Patienten gegenüber anderen Aufklärungsformen bevorzugt (Silvers et al. 1985). Bei der Vielzahl von Patienten und der begrenzten zeitlichen Verfügbarkeit der Therapeuten ist jedoch nach neuen, ökonomischeren Wegen in der Patientenaufklärung zu suchen (Valentine 1970). Langer u. Birth (1987) weisen auf die Notwendigkeit einer geplanten, über die Zufälligkeit der Sprechstundensituation hinausgehenden, strukturierten Patienteninformation hin.

4.1.2 Die Entwicklung neuer Formen der Patientenaufklärung

Im Zuge einer verstärkten Aufmerksamkeit auf die präventive und rehabilitative Bedeutung einer Gesundheitserziehung („health education"), die die Mündigkeit und Eigenverantwortlichkeit des Menschen betont, wurden seit Ende der 50er Jahre neue Formen der Patientenaufklärung entwickelt, erprobt, evaluiert und routinemäßig eingesetzt.

Eine Metaanalyse über kontrollierte Untersuchungen zur Patientenaufklärung bei chronischen Erkrankungen und ihren therapeutischen Nutzen führte Mazzuca (1982) durch.

Im Bereich der entzündlich-rheumatischen Erkrankungen wurden erst seit Ende der 60er Jahre neue Wege in der Patientenaufklärung („patient education") beschritten. Bei der Durchsicht der Literatur zur „patient education in rheumatic disease" finden sich nur wenige Arbeiten über neue Aufklärungsansätze. Die Zahl der kontrollierten Studien in diesem Bereich liegt noch niedriger.

Die ersten in der Literatur beschriebenen Informations- und Aufklärungsprogramme für Rheumapatienten wurden in den USA entwickelt. 1970 wurde von Valentine erstmals das inhaltliche Konzept eines Patientenseminars beschrieben. Die ersten kontrollierten Studien zur Überprüfung der Effekte derartiger Programme wurden jedoch erst von Kaplan u. Kozin (1981) und Knudson et al. (1981) vorgestellt.

Auch aus Großbritannien sind derartige Ansätze für stationäre Patienten bekannt, sie wurden jedoch nicht systematisch untersucht.

In den Niederlanden wurde 1976 das Konzept einer Gruppenbehandlung für chronisch Kranke entwickelt, das ein Gleichgewicht zwischen Selbsthilfe und professioneller Hilfe anstrebt. Dieses Gleichgewichtsmodell findet seine praktische Anwendung in Gruppen, die von sog. Duos durchgeführt werden, d.h. von einem Betroffenen und einem professionellen Hilfeleistenden (Bremer-Schulte 1980). Dieses Konzept hat sich bisher v.a. bei der Behandlung von Psoriasiskranken bewährt; über die Behandlung bei Rheumakranken liegen noch keine Ergebnisse vor.

In der Bundesrepublik Deutschland wurden erstmals 1985 in der Abteilung Rheumatologie der Medizinischen Hochschule Hannover ambulante Patientenseminare für cP-Kranke durchgeführt. Über die Konzeption der Seminare und ihre Ergebnisse berichten Langer u. Birth (1987, 1988).

In derselben Abteilung wurde vom interdisziplinären Team der Mobilen Rheumahilfe eine „cP-Schule" entwickelt (Mattussek 1988), ein Curriculum für themenzentrierte ambulante Patientenseminare für cP-Kranke. Eine Darstellung der Konzeption, Durchführung und Evaluationsergebnisse der „cP-Schule" gibt Mattussek (in Vorbereitung). Weitere kontrollierte Studien sind aus dem deutschsprachigen Raum nicht bekannt.

4.1.3 Studien zur Patientenaufklärung

Die folgenden Ausführungen stützen sich auf insgesamt 12 Literaturangaben zur Patientenaufklärung bei cP. Unter ihnen befinden sich 4 unkontrollierte Studien (Valentine 1970; Vignos et al. 1976; Kaye u. Hammond 1978; Lorig et al. 1984) und 8 kontrollierte Studien (Kaplan u. Kozin 1981; Knudson et al. 1981; Parker et al. 1984; Lorig et al. 1985; Lorish et al. 1985; Wetstone et al. 1985; Cohen et al. 1986; Langer u. Birth 1988). Eine Übersicht über die 12 Studien gibt Tabelle 4.1.

Ferner werden 4 Patientenbefragungen zu Informationsbedürfnissen und -präferenzen berücksichtigt (Potts et al. 1984; Raspe u. Mattussek 1985; Silvers et al. 1985; Langer u. Birth 1987).

Patientenaufklärung bei cP kann in sehr unterschiedlicher Weise strukturiert sein und mit unterschiedlichen Methoden durchgeführt werden. Die Vermittlungstechniken, die in den einzelnen Studien eingesetzt wurden, differieren z. T. erheblich.

Bei dem ersten, von Valentine (1970) beschriebenen Informationsprogramm handelte es sich um ein 8 Sitzungen und 13 Teilnehmer umfassendes Patientenseminar („multidisciplinary group education program"), das von jeweils einem von 6 Teammitarbeitern (Arzt, Ergotherapeut, Krankengymnast, Krankenschwester, Sozialarbeiter, Ernährungsberater) geleitet wurde. Dieses Seminar wurde nicht kontrolliert. Die Teilnehmer hatten die wichtigsten Inhalte des Seminars verstanden.

Vignos et al. (1976) setzten zur Vermittlung von Krankheitswissen ein Handbuch zur cP ein und kombinierten diese Selbstinstruktionsmethode mit einem Vortrag durch einen Rheumatologen. An diesem unkontrollierten „group education program" nahmen 20 cP-Patienten teil. Beide Methoden erbrachten Wissensverbesserungen, der Zuwachs war jedoch bei der kombinierten Methode größer, und er war auch noch nach einem Jahr nachweisbar.

Kaye u. Hammond (1978) untersuchten die Effekte eines „patient education program", das von einem Zentrum für Gesundheitserziehung durchgeführt wurde. Dieses Programm umfaßte einen Lehrfilm, eine individuelle Beratung durch einen Gesundheitserzieher und nach Hause mitzunehmende Materialien. In diese unkontrollierte Studie wurden 48 cP-Patienten einbezogen. Bei ihnen waren nach dem Programm ein hochsignifikanter Wissenszuwachs und Verhaltensänderungen hinsichtlich Ruhe und Gelenkschutz zu verzeichnen. Positive Angaben wurden zur Verbesserung der Kommunikation in der Familie und mit dem Arzt gemacht.

Von Kaplan u. Kozin (1981) wurden in einer randomisierten kontrollierten Studie 17 cP-Patienten, die ausschließlich an einer zweieinhalbstündigen Informationsveranstaltung („patient education session") teilgenommen hatten, mit 11 cP-Patienten verglichen, die zusätzlich an einer 12 Sitzungen umfassenden nicht-direktiven klientenzentrierten Gesprächstherapie („group counseling") teilnahmen. Die Informationsveranstaltung wurde von einem Rheumatologen, einem Ergotherapeuten und einem Sozialarbeiter durchgeführt. In beiden Gruppen hatte

Tabelle 4.1. Studien zur Patientenaufklärung (↑ zunehmend, ↓ abnehmend)

Autoren	Kontroll-gruppe (n)	Art des Programms	Therapie-gruppe (n)	Follow-up	Ergebnisse (signifikant)
Unkontrollierte Studien					
Valentine (1970)	–	Seminar (8 Sitzungen)	13	–	Wissen ↑
Vignos et al. (1976)	–	Handbuch und Vortrag	20	1 Jahr	Wissen ↑
Kaye u. Hammond (1978)	–	Einzelunterricht und Medien	48	–	Wissen ↑ Verhalten (Ruhe, Gelenkschutz) ↑ soziale Unterstützung ↑
Lorig et al. (1984)	–	Seminar (6 Sitzungen)	200	4 Monate 16 Monate	Wissen ↑ Schmerz ↓ Funktionskapazität ↑
Kontrollierte Studien					
Kaplan u. Kozin (1981)	17	GT-Gruppe (12 Sitzungen)	11	3 Monate	Wissen ↑ Selbstkonzept ↑
Knudson et al. (1981)	6	Seminar (6 Sitzungen)	6	3 Monate	Wissen ↑ Verhalten (Eigenaktivität) ↑
Parker et al. (1984)	9	Seminar (7 Sitzungen)	9	3 Monate	Wissen ↑ Schmerz ↑ Verhalten (Eigenaktivität) ↓
Lorig et al. (1985)	61	Seminar (6 Sitzungen)	129	4 Monate 16 Monate	Wissen ↑ Schmerz ↓ Verhalten (Übungen, Entspannung) ↑
Lorish et al. (1985)	45	1) individualisiertes Programm	42	ja	Wissen ↑ Verhalten (Eigenaktivität) ↑
		2) standardisiertes Programm	40	ja	Wissen ↑
Westone et al. (1985)	18	Computerprogramm	18	–	Wissen ↑ Verhalten (Ruhe, Gelenkschutz) ↑ Selbstkonzept ↑
Cohen et al. (1986)	34	1) Seminar von Laien (6 Sitzungen)	28	2 Monate	Wissen ↑ Verhalten (Übungen) ↑
		2) Seminar von Professionellen (6 Sitzungen)	24	2 Monate	Wissen ↑ Verhalten (Übungen) ↑
Langer u. Birth (1988)	18	Seminar (4 Sitzungen)	34	3 Monate	Wissen ↑ Depressivität ↓

sich nach dieser Veranstaltung das Wissen verbessert; nach der Teilnahme an den Gesprächstherapiesitzungen waren in der Behandlungsgruppe ein weiterer Wissenszuwachs sowie eine Verbesserung der Selbstzufriedenheit und des Gefühls der Wertschätzung innerhalb der Familie festzustellen.

Knudson et al. (1981) wählten für die Aufklärung von cP-Patienten eine 6 Stunden umfassende Seminarform („outpatient educational program"). Die Seminarstunden wurden von jeweils ein bis zwei Therapeuten geleitet, zu denen ein Arzt, ein Pharmakologe, ein Krankengymnast, ein Ergotherapeut, ein Gesundheitserzieher und 3 Sozialarbeiter gehörten. Diese kontrollierte Studie umfaßte 6 Patienten in der Interventions- und 6 Patienten in der Kontrollgruppe. Nach dem Seminar hatten Wissen sowie Eigenaktivitäten zugenommen. 3 Monate später waren die Eigenaktivitäten konstant erhöht geblieben, während das Wissen noch einmal zugenommen hatte.

Parker et al. (1984) verglichen in ihrer randomisierten kontrollierten Studie 9 stationär betreute cP-Patienten, die an einem standardisierten Aufklärungsprogramm („comprehensive formal patient education program") teilgenommen hatten, mit 9 cP-Patienten, die außer der üblichen stationären Versorgung keine weitere Zuwendung erfahren hatten. Das Aufklärungsprogramm umfaßte 7 Stunden, die von 2 rheumatologisch erfahrenen Gesundheitserziehern abgehalten wurden, unterstützt durch Filme und schriftliche Materialien. In der Interventionsgruppe hatte sich der Wissensstand signifikant verbessert; dieser Effekt hielt auch noch nach 3 Monaten an. Dagegen waren in dieser Gruppe sowohl nach dem Programm als auch 3 Monate später stärkere Schmerzen und mehr körperliche Inaktivität festzustellen als in der Kontrollgruppe.

Eines der umfangreichsten und am besten ausgearbeiteten Aufklärungsprogramme („Arthritis Self-Management Program") wurde im Rahmen eines seit 1979 im Stanford Arthritis Center durchgeführten Forschungsprojekts zur Patientenaufklärung entwickelt. Diese Kurse umfassen 6 über 4 Monate verteilte Sitzungen, an denen 15-20 Rheumakranke und Familienangehörige teilnehmen. Sie werden von jeweils 2 intensiv geschulten Laienhelfern durchgeführt. Die Inhalte des Programms sind im „Arthritis Helpbook" (Lorig 1980) dargestellt.

Dieses Programm bildet die Grundlage der beiden von Lorig et al. (1984 und 1985) veröffentlichten Studien. In der 1984 publizierten unkontrollierten Studie wurde bei insgesamt 200 Kursteilnehmern im Alter von 55-94 Jahren überprüft, ob sich positive Effekte eines derartigen Aufklärungsprogramms auch bei älteren Menschen nachweisen lassen. Dies war der Fall, und der Wissenszuwachs war auch noch 16 Monate nach Abschluß des Seminars nachweisbar. In der Gruppe der 55- bis 74jährigen blieben das Wissen über 16 Monate erhöht, der Schmerz über 16 Monate verringert und die Funktionskapazität über 4 Monate erhöht. In der Gruppe der 75- bis 94-jährigen blieben das Wissen über 16 Monate erhöht und der Schmerz über 4 Monate verringert. Die Studie zeigt, daß auch ältere Menschen bereit sind, an Patientenseminaren teilzunehmen, und dauerhaft von ihnen profitieren.

In die 1985 veröffentlichte randomisierte kontrollierte Studie wurden 129 Kursteilnehmer einbezogen und mit 61 Nichtteilnehmern verglichen. In einer gleichzeitig durchgeführten Longitudinalstudie konnten 115 Teilnehmer über 16 Monate weiter verfolgt werden.

In der Behandlungsgruppe hatte sich nach der Seminarteilnahme das Wissen signifikant erhöht, und die Schmerzen waren verringert; die Patienten führten häufiger Bewegungs- und Entspannungsübungen durch. Diese Effekte blieben über 16 Monate stabil.

Lorish et al. (1985) entwickelten ein „individualisiertes Aufklärungsprogramm" („individualized patient education program") für stationär behandelte cP-Patienten. Nach einem Vorgespräch mit einem Gesundheitserzieher wurden für jeden Patienten individuell, seinen Vorkenntnissen und seinen physischen und emotionalen Voraussetzungen entsprechend, audiovisuelle und schriftliche Informationsmaterialien zusammengestellt, die er für sich allein und/oder mit einem Therapeuten gemeinsam durcharbeiten konnte. In einer kontrollierten Studie wurden die Ergebnisse von 42 cP-Patienten, die im Laufe ihres stationären Aufenthalts an dem individualisierten Aufklärungsprogramm teilgenommen hatten, mit den Ergebnissen von 40 cP-Patienten verglichen, die an einem „standardisierten Aufklärungsprogramm" („routinized patient education program") mit selbst durchzuarbeitenden schriftlichen Materialien teilgenommen hatten. Beide Gruppen wurden einer Kontrollgruppe von 45 cP-Patienten gegenübergestellt, die überhaupt keine Informationsmaterialien bekommen hatten. In allen 3 Gruppen hatte während des stationären Aufenthalts ein Wissenszuwachs stattgefunden, der bei den Patienten, die an dem „individualisierten Aufklärungsprogramm" teilgenommen hatten, am größten war. In dieser Gruppe hatte sich auch die Häufigkeit selbsthilfebezogener Aktivitäten erhöht. Die Gruppe, die das „standardisierte Aufklärungsprogramm" bekommen hatte, lernte nicht mehr als die Kontrollgruppe.

Der Einsatz von Computern in der Patientenaufklärung stellt eine relativ neue Methode der Wissensvermittlung dar. In einer randomisierten kontrollierten Studie untersuchten Wetstone et al. (1985) die Effekte eines computergestützten Informationsprogramms („computer based education lesson") für cP-Patienten. 18 Patienten nahmen an dem Programm teil, 18 Patienten gehörten der Kontrollgruppe an.

Bei den Programmteilnehmern hatte sich das Wissen signifikant erhöht und der Glaube an Glück oder Schicksal im Zusammenhang mit der eigenen Gesundheit abgenommen. Sie berichteten ferner, mehr auf die Einhaltung von Ruhepausen und Gelenkschutzprinzipien zu achten und eine verbesserte Lebenseinstellung zu haben.

In der randomisierten kontrollierten Studie von Cohen et al. (1986) wurden 2 verschiedene Modelle der Wissensvermittlung hinsichtlich ihrer Effektivität miteinander verglichen und gegen eine Nichtintervention getestet. Das erste Modell verwendet den von Lorig et al. (1985) entwickelten, 6 Sitzungen umfassenden „Arthritis Self-Management Course", der von 2 Laienhelfern durchgeführt wird. Diese Bedingung stellt somit eine Reproduktion der Untersuchung von Lorig et al. (1985) dar. Auch das 2. Modell arbeitet mit einem 6stündigen „Arthritis Self-Management Course", der ähnliche Themenbereiche behandelt. Im Unterschied zum ersten Modell wird dieser Kurs von 5 verschiedenen Therapeuten („health professionals") durchgeführt. Zu ihnen gehören ein Rheumatologe, ein Krankengymnast, ein Ergotherapeut, ein Ernährungsberater und ein Sozialarbeiter. 28 Rheumapatienten nahmen an dem von Laienhelfern durchgeführten und 24 an dem von „Professionellen" abgehaltenen Kurs teil. Die Ergebnisse dieser beiden

Interventionsgruppen wurden mit einer 34 Patienten umfassenden Kontrollgruppe verglichen.

Die Teilnehmer beider Kurse hatten 3 Monate nach der Teilnahme ein signifikant höheres Wissen und führten häufiger Übungen durch als die Patienten der Kontrollgruppe. Zwischen den von Laienhelfern und von „Professionellen" durchgeführten Kursen bestanden keine Unterschiede.

Langer u. Birth (1988) führten die Krankheitsaufklärung für cP-Patienten in patienten- und gruppenzentrierten Seminaren mit jeweils 10-15 Teilnehmern durch. Die Seminare umfaßten jeweils 4 curricular strukturierte Sitzungen und wurden von einem Arzt und einer Medizinstudentin geleitet. In einer begleitenden kontrollierten Studie wurden die Ergebnisse von 34 Seminarteilnehmern mit den Ergebnissen einer 18 Patienten umfassenden Kontrollgruppe verglichen.

In der Seminargruppe hatten eine hochsignifikante Wissenszunahme und eine Abnahme der Depressivität stattgefunden. Diese Effekte waren auch 3 Monate nach Abschluß des Seminars noch festzustellen.

4.1.4 Vergleich und Diskussion der Studien und ihrer Ergebnisse

Im folgenden sollen die vorliegenden Studien nach verschiedenen Gesichtspunkten verglichen und diskutiert werden.

1) Welche Ziele wurden verfolgt?
Insgesamt wurden 11 verschiedene Ziele beschrieben, die mit Informations- und Aufklärungsprogrammen angestrebt werden. Alle Programme verfolgten mindestens *ein* gemeinsames Ziel: sie wollten das Wissen der unterwiesenen Patienten erhöhen. 3 Programme zielten ausschließlich auf die Erhöhung von Wissen (Vignos 1976; Parker et al. 1984; Lorish et al. 1985).

Die übrigen 9 Programme verfolgten über eine Verbesserung des Krankheits- und Behandlungswissens hinaus noch weitere Ziele. Es wurden maximal 5 gleichzeitig genannt.

Ziele der Informations- und Aufklärungsprogramme

Ziele	Zahl der Studien
Erhöhung des Wissens	12
Verhaltensänderungen	5
Verringerung der Schmerzen	4
Verbesserung der funktionellen Kapazität	3
Verbesserung der Stimmungslage	3
Erhöhung der Compliance	3
Förderung der Krankheitsbewältigung	2
Verringerung der Kosten im Gesundheitswesen	2
Vermittlung emotionaler Unterstützung	1
Verbesserung der Kommunikation in der Familie	1
Verhinderung unerwünschter Nebenwirkungen	1

2) In welchen Einrichtungen wurde die Patientenaufklärung durchgeführt und mit welchen Patienten?
9 Informations- und Aufklärungsprogramme wurden ambulant durchgeführt, 2 unter stationären Bedingungen und die computergestützte Informationsvermittlung zu Hause in eigener Regie der Patienten. Bei den ambulant durchgeführten Programmen fand die Informationsvermittlung 6 mal in einer Rheumaambulanz statt, einmal in einem Zentrum für Gesundheitserziehung und 2 mal in gemeindenahen Einrichtungen.

In 8 Untersuchungen wurden ausschließlich cP-Kranke einbezogen, an 4 Studien (Valentine 1970; Lorig et al. 1984; Lorig et al. 1985; Cohen et al. 1986) hatten neben cP-Kranken auch Patienten mit anderen rheumatischen Erkrankungen (Arthrose, Gicht und nicht näher bezeichnete Arthritis) teilgenommen.

3) Wie war die Patientenaufklärung organisiert, und wer führte sie durch?
3 Programme (Kaye u. Hammond 1978; Lorish et al. 1985; Wetstone et al. 1985) waren darauf ausgerichtet, Patienten einzeln zu unterrichten oder ihnen Medien zur Verfügung zu stellen, mit deren Hilfe sie eigenständig mehr Informationen erlangen können.

In den übrigen 9 Programmen fand die Informationsvermittlung in einer Gruppe statt. Bei 2 Programmen geschah dies in einer einzigen Sitzung. Bei Vignos et al. (1976) handelte es sich um einen 35 minütigen Vortrag eines Rheumatologen, bei Kaplan und Kozin (1981) um eine zweieinhalbstündige Informationsveranstaltung, die gemeinsam von 3 Therapeuten durchgeführt wurde.

In 7 Untersuchungen wurde für die Informationsvermittlung die Seminarform gewählt. Die Zahl der Seminarsitzungen lag zwischen 4 und 8, die Teilnehmerzahl zwischen 6 und maximal 20.

Viermal wurden die Seminare von Vertretern nur einer Berufsgruppe durchgeführt. Bei Langer u. Birth (1988) handelte es sich um Ärzte, bei Parker et al. (1984) um Gesundheitserzieher und bei Lorig et al. (1984, 1985) um Laienhelfer.

Die übrigen 3 Seminare (Valentine 1970; Knudson et al. 1981; Cohen et al. 1986) wurden von einem Team verschiedener Berufsgruppenvertreter durchgeführt.

Nur an 3 der 7 Seminare (Knudson et al. 1981; Parker et al. 1984; Langer u. Birth 1988) nahmen ausschließlich cP-Kranke teil.

4) Von wem wurden die Inhalte der Informationsprogramme erarbeitet?
Traditionellerweise wurden die Inhalte der Patienteninformationsprogramme von professioneller Seite definiert (Silvers et al. 1985). In 8 der von uns untersuchten Studien war dies auch der Fall.

Daß sich die Einschätzungen von Therapeuten über die Wichtigkeit bestimmter Themen in der Patientenaufklärung jedoch nicht immer mit den Interessen der Patienten decken, zeigten Potts et al. (1984) und Silvers et al. (1985).

Bei einer Befragung von 101 Patienten und 28 Rheumatologen schätzten die Patienten die Themen Krankheitsverlauf, diagnostische Verfahren und Ernährung wichtiger ein als die Ärzte, während die Ärzte die Behandlung psychosozialer und sexueller Fragen und Hilfen für die Bewältigung des Alltags für wichtiger hielten als die Patienten (Silvers et al. 1985).

Potts et al. (1984) kamen bei einer Befragung von 39 Patienten und 20 Therapeuten zu ähnlichen Ergebnissen.

Silvers et al. (1985) halten es daher für die Planung von Patientenaufklärungsprogrammen für notwendig, die Bedürfnisse von Patienten *und* Behandlern zu untersuchen, um gemeinsame Ziele entwickeln zu können. Auch Potts et al. (1984) fordern für die Zufriedenheit mit der Behandlung und die Verbesserung des Krankheitsverlaufs und der Compliance eine Übereinstimmung zwischen Patient und Therapeut.

Um die Informationsinteressen der Patienten herauszufinden und anschließend eine Interessensabgleichung vornehmen zu können, wurde den Aufklärungsprogrammen von Knudson et al. (1981), Lorig et al. (1984 und 1985) und Langer u. Birth (1988) eine Patientenbefragung vorausgeschickt. Die umfangreichste Befragung von 363 cP-Patienten durch Langer u. Birth (1987) ergab, daß an den Themen Krankheitsbild und Krankheitsverlauf, Medikamente, physikalische Selbstbehandlungsmaßnahmen und Ernährung ein hohes Interesse besteht, während die Themen psychologische Hilfen, Hilfsmittel, sexuelle Probleme und finanzielle Hilfen deutlich weniger Interesse finden.

Diese Präferenzen hatten nicht unbedingt einen Einfluß auf die Themenauswahl, wohl aber auf die Reihenfolge der abgehandelten Themen (Langer u. Birth 1987).

5) Welche Themen wurden behandelt?
Bei 10 der 12 Studien konnten wir eine Beschreibung der in den Aufklärungsprogrammen behandelten Themen finden, die sich in 12 Bereiche aufgliedern lassen (siehe Übersicht). Die beiden Themenbereiche Krankheitsbild, Pathophysiologie, Krankheitsverlauf und Medikamente wurden in *allen* Aufklärungsprogrammen angesprochen. Weitere häufig behandelte Themen waren ergotherapeutische Maßnahmen, Bewegungsübungen und außerschulische Behandlungsmethoden.

Themen der Informations- und Aufklärungsprogramme

Themen	Zahl der Programme
Krankheitsbild und -verlauf, Pathophysiologie	10
Medikamente	10
funktionelle Probleme und ergotherapeutische Maßnahmen	9
Bewegungsübungen	7
außerschulische Behandlungsmethoden	7
Ruhe und Entspannung	6
Ernährung	5
psychosoziale Probleme	5
institutionelle Hilfen	4
physikalische Maßnahmen	3
Kommunikation Arzt/Patient	3
Selbsthilfegruppen	1

In allen Programmen wurden wenigstens 4 Themenbereiche angesprochen. Im Patientenseminar von Cohen et al. (1986) wurde mit 10 Themen das Maximum erreicht.

6) Welches methodische Vorgehen wurde für die Prüfung der Effekte gewählt?
4 der 12 Studien wurden unkontrolliert durchgeführt, 3 mit einem Pretest-Posttest-Design, eine nur mit einem Posttest. In 2 Studien wurde eine Follow-up-Untersuchung durchgeführt.

Von größerem Interesse hinsichtlich der Bewertbarkeit der Effekte sind die 8 kontrolliert durchgeführten Studien. In 5 Untersuchungen war zusätzlich eine Randomisierung der Patienten durchgeführt worden.

Alle Versuchs- und Kontrollgruppen wurden vor und direkt nach der Teilnahme am Aufklärungsprogramm befragt. Mit einer Ausnahme wurde in allen Studien eine Follow-up-Untersuchung, in der Regel 3 Monate nach Abschluß des Programms, durchgeführt. Lorig et al. (1985) führten 2 Follow-up-Befragungen durch, eine 4, die andere 16 Monate nach Beendigung des Gruppenprogramms.

Die Zahl der in die Untersuchungen einbezogenen Patienten schwankt erheblich. Sie liegt zwischen 6 und 200, mit einem Median von 20.

7) Auf welchen Ebenen wurden die Effekte der Programme überprüft?
Die Überprüfung von Effekten, die durch die Teilnahme an Aufklärungs- und Informationsprogrammen erzielt werden können, erfolgte für die abhängigen Variablen: Wissen, Krankheitsverhalten, Schmerz, Funkionskapazität, Stimmungslage, Selbstkonzept und soziale Unterstützung (Tab. 4.4). Die Veränderung des Wissens wurde in *allen* Studien überprüft. Am zweithäufigsten wurde das Selbstbehandlungsverhalten kontrolliert.

Evaluationsvariablen der Aufklärungs- und Informationsprogramme

Abhängige Variablen	Zahl der Studien
Wissen	12
Verhalten	8
Schmerz	5
Funktionskapazität	5
Stimmung	5
Selbstkonzept	4
soziale Unterstützung	2

In den unkontrollierten Studien von Valentine (1970) und Vignos et al. (1976) wurde nur die Veränderung im Krankheits- und Behandlungswissen überprüft. In keiner Studie wurden alle 7 Bereiche kontrolliert. Parker et al. (1984) und Cohen et al. (1986) überprüften Veränderungen in 6 Bereichen.

8) In welchen Bereichen wurden Effekte erzielt?
Mit allen 12 Methoden der Patientenaufklärung konnte eine Erhöhung des Wissens erreicht werden (Tabelle 4.2).

Wie effektiv die verschiedenen Vermittlungsmethoden im Vergleich sind, kann nicht gesichert beurteilt werden. Nur in den Studien von Vignos et al. (1976) und von Kaplan u. Kozin (1981) wurden verschiedene Vermittlungsstrategien miteinander verglichen. Bei Vignos et al. (1976) war der Wissenszuwachs größer, wenn das

Tabelle 4.2. Signifikante Effekte der Informations- und Aufklärungsprogramme

Abhängige Variablen	Untersucht	Zahl der Verbesserungen
Wissen	12	12
Verhalten	8	6
Schmerz	5	2
Funktionskapazität	5	1
Stimmung	5	1
Selbstkonzept	4	2
Soziale Unterstützung	2	1

selbständige Durcharbeiten eines Handbuches mit einem Vortrag eines Rheumatologen kombiniert wurde. Kaplan u. Kozin (1981) konnten zeigen, daß der Wissenszuwachs, der durch eine zweieinhalbstündige Informationsveranstaltung erzielt wurde, durch die Teilnahme an einer gesprächstherapeutischen Gruppe noch weiter gesteigert werden konnte.

Ob die Patientenseminare von Laienhelfern oder von einem Team professioneller Therapeuten durchgeführt wurden, hatte keine Auswirkung auf den Wissenszuwachs (Cohen et al. 1986).

Am zweithäufigsten wurden Veränderungen im Selbstbehandlungsverhalten beobachtet. In 6 von 8 Studien, in denen Verhaltensänderungen überprüft wurden, führten die Patienten nach der Teilnahme an einem Aufklärungsprogramm häufiger häusliche Übungen durch, legten mehr Ruhepausen ein und beachteten verstärkt die Gelenkschutzprinzipien (Kaye u. Hammond 1978; Knudson 1981; Lorig et al. 1985; Lorish et al. 1985; Wetstone et al. 1985; Cohen et al. 1986).

Bei den anderen abhängigen Variablen waren sehr viel seltener positive Effekte festzustellen. Von 5 Studien, in denen das Schmerzerleben kontrolliert wurde, konnten nur Lorig et al. (1984, 1985) eine signifikante Schmerzreduktion nachweisen.

Unter den 5 Studien, die die Funktionskapazität erfaßten, war nur in der Untersuchung von Lorig et al. (1984) eine Verbesserung erzielt worden.

In ebenfalls 5 Studien wurde die Stimmungslage (meist die Depressivität) der Patienten erhoben. Nur von Langer u. Birth (1988) wurde eine Abnahme der Depressivität berichtet.

In 4 Studien waren Aspekte des Selbstkonzepts überprüft worden. Nur bei Kaplan u. Kozin (1981) hatten sich die Selbstzufriedenheit verbessert und die eigene Wertschätzung innerhalb der Familie erhöht, und bei Wetstone et al. (1985) hatte der Glaube abgenommen, daß Glück oder Schicksal die Gesundheit des Patienten bestimmen.

Von 2 Studien, in denen der Einfluß der Seminarteilnahme auf das Gefühl emotionaler Unterstützung untersucht wurde, berichteten nur die Patienten in der unkontrollierten Untersuchung von Kaye u. Hammond (1978), daß das Programm die Kommunikation in der Familie gefördert habe.

In einer Studie (Parker et al. 1984) wurden auch Nebenwirkungen festgestellt. Das Patientenseminar von Parker et al. (1984) führte zwar zu einer Verbesserung des Wissens, war jedoch von 2 negativen Effekten begleitet. Zum einen waren in der Teilnehmergruppe 3 Monate nach Abschluß des Seminars die körperlichen Aktivitäten zurückgegangen, zum anderen waren die Schmerzen nach 3 Monaten zwar nicht stärker geworden, aber sie lagen signifikant höher als in der Kontrollgruppe.

4.1.5 Hinweise für die Planung von Patientenseminaren

Die vorgestellten Programme zur Patientenaufklärung unterscheiden sich z.T. erheblich voneinander. Dies gilt auch für die Verfahren der Effektevaluation.

Knudson et al. (1981) und Parker et al. (1984) haben eine Reihe von Kriterien diskutiert, die bei der Durchführung und Evaluation von Informations- und Aufklärungsprogrammen zu berücksichtigen sind. Folgende Kriterien werden für wichtig erachtet: Durchführung einer Patientenbefragung vorab, Kontrollgruppendesign, Randomisierung, Langzeit-Follow-up, Verwendung validierter abhängiger Variablen und ausreichende Stichprobengröße für den Einsatz parametrischer statistischer Verfahren.

Gemessen an diesen Anforderungen, weisen fast alle Studien Mängel auf. Alle 6 Kriterien erfüllt nur die Studie von Lorig et al. (1985). Immerhin 5 Kriterien erfüllen die Studien von Cohen et al. (1986) und von Langer u. Birth (1988).

Wir stimmen mit Silvers et al. (1985) überein, daß Gruppenprogramme zur Patientenaufklärung sorgfältig geplant, durchgeführt und evaluiert werden müssen.

In Kenntnis der in der Literatur beschriebenen Studien und ihrer ausführlich diskutierten Mängel und Probleme sollen im folgenden einige Überlegungen zur Strukturierung von Aufklärungsprogrammen dargestellt und Hinweise für die Planung, Durchführung und Wirksamkeitsprüfung von Patientenseminaren gegeben werden. Diese Überlegungen sind in die Erarbeitung eines neuen Konzepts für ein themenzentriertes Patientenseminar eingegangen, das abschließend vorgestellt werden soll.

1) Alle vorgestellten Methoden der Wissensvermittlung waren erfolgreich, aber Kaplan u. Kozin (1981) konnten zeigen, daß die Effekte von Einzelmaßnahmen durch einen Gruppenzugang noch weiter gesteigert werden konnten. Auch wir geben der *Seminarform* den Vorzug. Dies hat nicht nur praktisch-ökonomische Gründe; vielmehr stellt die Gruppe eine Sozialform dar, die eine sehr effektive Vermittlung von Lernstoff verspricht. Krankheitsaufklärung in einer Gruppe durchzuführen, kann den Erwerb von Kenntnissen und Fertigkeiten lebendiger und anschaulicher und dadurch effektiver machen, die Freude am Lernen erhöhen und den Austausch mit anderen Betroffenen fördern. Damit können Patientenseminare dem Bedürfnis nach Information *und* Kommunikation entgegenkommen.

2) Es soll an dieser Stelle um Seminare gehen, die *ambulant* durchgeführt werden. Da die strukturierte Information und Aufklärung von cP-Patienten ein integrativer Bestandteil eines komprehensiven Behandlungsplans ist, sollte sie in erster Linie dort durchgeführt werden, wo das behandelnde Team angesiedelt ist, d.h. z.B. in Spezialambulanzen von Krankenhäusern und Universitätskliniken.

Auch in das Angebot der Rheuma-Liga-Arbeitsgemeinschaften könnten derartige Programme übernommen werden.

3) Die optimale *Größe* für eine Kleingruppe liegt bei 6-8, maximal aber 10 Teilnehmern. Diese Gruppengröße bietet für Patienten erfahrungsgemäß die Möglichkeit, sich relativ frei zu äußern und auch persönliche Fragen anzusprechen, und für den Leiter, individuell auf die Gruppenmitglieder einzugehen und Probleme aufzufangen.

4) Die Patientenaufklärung sollte in einer *homogenen Erkrankungsgruppe*, also z. B. ausschließlich für cP-Kranke oder Arthrosekranke durchgeführt werden. Aufgrund der sehr voneinander abweichenden Krankheitsursachen, -verläufe und Behandlungsmaßnahmen erscheint es nicht sinnvoll, Patienten mit verschiedenen rheumatischen Erkrankungen gemeinsam zu unterrichten.

5) Die *Zahl der Seminarsitzungen* sollte nicht zu groß gewählt sein, um die Hemmschwelle zur Teilnahme möglichst niedrig zu halten. Durch geringe Eingangsverpflichtungen können möglicherweise auch weniger motivierte Patienten erreicht werden (Langer u. Birth 1987). Dennoch erscheinen uns 4 Sitzungen angesichts des Umfangs und der Komplexität der zu behandelnden Themen zu wenig. 6-8 Seminardoppelstunden halten wir für angemessen.

6) Wie Langer u. Birth (1987) vertreten wir die Meinung, daß *wöchentlich stattfindende Seminarsitzungen* aus didaktischen und methodischen Gründen sinnvoll und einer Blockveranstaltung vorzuziehen sind. Die Zeit zwischen den einzelnen Sitzungen erlaubt es den Teilnehmern, die vermittelten Inhalte zu Hause nachzubereiten und aufgetretene Fragen bei der nächsten Zusammenkunft zu besprechen.

7) Da es in den Patientenseminaren in erster Linie um die Vermittlung von Krankheits- und Behandlungswissen geht, sollte ein *themenzentriertes Vorgehen* gewählt werden. Durch die Kleingruppe ist ohnehin die Möglichkeit gegeben, auch patientenzentriert zu arbeiten.

8) Aus Studien, die ihren Aufklärungsprogrammen Patientenbefragungen zu thematischen Präferenzen vorausgeschickt haben, scheint inzwischen gesichert zu sein, daß bestimmte Themen (Krankheitsbild und -verlauf, Medikamente, Ernährung) von Patienten bevorzugt werden und andere (Hilfsmittel, sexuelle Probleme, psychologische Hilfen) ein wesentlich geringeres Interesse finden. Dies sollte jedoch nicht zu einer Ausklammerung der seltener gewünschten Themen führen (Silvers et al. 1985). Unseres Erachtens ist es im Hinblick auf die zahlreichen möglichen „Brennpunkte" bei der cP und unter Berücksichtigung eines interdisziplinären Behandlungsansatzes sinnvoll und notwendig, daß die in den Seminaren zu behandelnden *Themen von allen* an der Behandlung beteiligten *Berufsgruppen* definiert und inhaltlich strukturiert werden.

9) Für die inhaltliche Gestaltung der einzelnen Seminarstunden sollte ein ausformuliertes *Curriculum* vorliegen. Zur visuellen Unterstützung der Wissensvermittlung durch Referate sollten Medien wie Dias, Folien, Tafelzeichnungen und fotokopierte Handzettel sowie die praktische Demonstration von Hilfsmitteln oder Übungen eingesetzt werden. Auch die Mitgabe schriftlicher Aufzeichnungen über die Inhalte der Sitzung ist zu empfehlen und wird von Patienten begrüßt.

10) Da in den einzelnen Seminarstunden sehr unterschiedliche Themen angesprochen werden und die entsprechenden Hilfsangebote aus verschiedenen thera-

peutischen Bereichen stammen, erscheint es uns sinnvoll, auch das *gesamte Behandlungsteam* in die Patientenaufklärung einzubeziehen. Dieses Vorgehen ermöglicht es zum einen, die Wichtigkeit der verschiedenen Zugänge deutlich zu machen und auf die unterschiedlichen Hilfsmöglichkeiten der einzelnen Professionen hinzuweisen. Zum anderen ist eine Profession allein nicht in der Lage, die Themen der anderen Professionen hinreichend zu vertreten. Dies gilt für Ärzte ebenso wie für Laienhelfer.

Bei den meisten Aufklärungsprogrammen wurde jede Seminarstunde von einem anderen Berufsgruppenvertreter abgehalten. Um der Patientengruppe aber auch einen Zusammenhalt zu geben, der bei wöchentlich wechselnden Referenten schwer zu erreichen wäre, erscheint es uns sinnvoll, *einer* Person, die in allen Seminarsitzungen anwesend ist und als konstanter Ansprechpartner zur Verfügung steht, die Aufgabe der *Gruppenleitung* zu übertragen. Nach unseren Erfahrungen scheint hierfür ein *Psychologe* besonders geeignet, der seine Aufmerksamkeit v. a. auf die emotionale Befindlichkeit der Teilnehmer und die gruppendynamischen Prozesse richtet. Ferner sollte in jeder Sitzung ein weiteres Teammitglied hinzukommen, das das jeweilige Thema mit den Patienten erarbeitet. Die Kombination eines mehr thematisch orientierten Referenten mit einem personenzentriert arbeitenden Gruppenleiter ermöglicht es, daß sich der Referent im wesentlichen auf die Wissensvermittlung konzentrieren kann, ohne daß gruppendynamische Prozesse übersehen werden.

Der Einsatz von Psychologen als Gruppenleiter könnte auch den möglicherweise entstehenden Nebenwirkungen (Parker et al. 1984) vorbeugen bzw. dazu beitragen, Ängste der Patienten aufzufangen und abzubauen.

11) Um nicht nur kurzfristige Erfolge zu erzielen, ist im Sinne einer kontinuierlichen Krankheitsbegleitung zu überlegen, derartige Seminare nach einiger Zeit zu wiederholen, um das Wissen aufzufrischen und in der Zwischenzeit aufgetretene Fragen und Probleme zu besprechen.

12) Für Patientenseminare findet in aller Regel eine Selbstrekrutierung der Teilnehmer statt. Unter diesen befinden sich meist interessierte, motivierte und positiv eingestellte Patienten, die ohnehin aktiv mit ihrer Erkrankung umgehen. Die sozial isolierten Patienten scheinen eher unterrepräsentiert zu sein (Langer u. Birth 1988). Hier wären systematische Untersuchungen der Profile von Seminarteilnehmern und Nichtteilnehmern durchzuführen und Überlegungen anzustellen, wie möglichst viele Patienten erreicht werden können.

4.1.6 Hinweise für die Evaluation von Patientenseminaren

1) Bevor derartige Seminare routinemäßig bei einer größeren Zahl von Patienten eingesetzt werden oder von der entwickelnden Einrichtung auf eine andere übertragen werden, sollte eine Erprobungsphase abgeschlossen sein, die die Durchführung mehrerer Gruppen umfaßt. Ferner sollten die *Effekte* dieser Seminare in einer *begleitenden Studie* kontrolliert worden sein.

2) Für die Durchführung einer derartigen Studie ist ein *Kontrollgruppendesign*, möglichst mit *Randomisierung* der Patienten, anzustreben. Die Studie sollte *prospektiv* angelegt sein, um überprüfen zu können, ob positive Effekte des Seminars über einen längeren Zeitraum erhalten bleiben.

Die Zahl der untersuchten Patienten sollte nicht zu klein sein, um auch parametrische statistische Verfahren zur Effektprüfung einsetzen zu können.

3) Zur Prüfung abhängiger Variablen wie z. B. Wissen, Schmerz, Depressivität, Ängstlichkeit oder Funktionskapazität sollten möglichst etablierte und standardisierte Untersuchungsverfahren eingesetzt werden, die Normwerte für Veränderungen liefern und somit Vergleiche mit anderen Untersuchungen ermöglichen. Dringend erforderlich ist sicher die Entwicklung und Validierung eines geeigneten Instruments zur Wissensüberprüfung.

4.1.7 Das Konzept „cP-Schule"

Unter Berücksichtigung möglichst vieler der eben diskutierten Überlegungen und Empfehlungen zur Durchführung von Informations- und Aufklärungsseminaren für cP-Patienten wurde vom interdisziplinären Team der Mobilen Rheumahilfe Hannover die „cP-Schule" entwickelt, ein Curriculum für themenzentrierte ambulante Patientenseminare für cP-Kranke (Mattussek 1988).

Es beinhaltete bisher 7 jeweils eine Seminareinheit bildende Themenbereiche: Krankheitsbild und Krankheitsverlauf der cP; Diagnostik und Verlaufsbeobachtung; Gelenkveränderungen; medikamentöse und operative Therapie und Ernährung; Schmerz und Schmerzbewältigung; Gelenkschutz; sozialrechtliche Probleme und Selbsthilfe und sollte nach den bisherigen Erfahrungen um den Themenbereich Krankengymnastik erweitert werden (s. Übersicht).

Alle jeweils 2stündigen Seminarsitzungen finden bis auf 2 Ausnahmen in wöchentlichen Abständen statt. In der Mitte des Seminars werden zur Förderung der Kommunikation und des Zusammenhalts in der Gruppe 2 Sitzungen als Blockveranstaltung am Wochenende durchgeführt.

Die Seminare sollen möglichst nicht mehr als 8 Teilnehmer umfassen. Sie werden von einer Psychologin geleitet und jeweils von einem weiteren Mitglied des Teams inhaltlich gestaltet. Das nach unseren Erfahrungen in der Erprobungsphase inzwischen leicht modifizierte Curriculum beinhaltet folgende Themen:

Sitzungsübersicht der „cP-Schule"

Thema	Referent
1. Krankheitsbild und Krankheitsverlauf der cP	Ärztin
2. Diagnostische Verfahren und Verlaufsbeobachtung	Ärztin
3. Gelenkveränderungen	Ergotherapeut
4. Medikamentöse und operative Therapie, Ernährung	Ärztin, Arzthelferin
5. Schmerz und Schmerzbewältigung	Psychologin
6. Krankengymnastisches Hausübungsprogramm, physikalische Therapie	Krankengymnastin
7. Gelenkschutz	Ergotherapeut
8. Sozialrechtliche Probleme, Selbsthilfe	Sozialarbeiterin, Arzthelferin

Die Pilotphase der „cP-Schule" umfaßte bisher 3 Seminare, an denen 25 cP-Patienten der Mobilen Rheumahilfe Hannover teilnahmen. Die ersten Ergebnisse der begleitenden, kontrollierten Studie ermutigen dazu, die Seminare in dieser Form weiterzuführen.

Die Seminarteilnahme hatte zu einem hochsignifikanten Anstieg des objektiven Krankheitswissens, zu einer subjektiv empfundenen Verbesserung des Krankheits- und Behandlungswissens und zu einer Erhöhung der Zufriedenheit mit dem eigenen Wissen geführt. Bei den Teilnehmern waren weder eine Zunahme der Schmerzen, noch eine Verschlechterung der Befindlichkeit oder eine Erhöhung von Depressivität oder Ängstlichkeit zu beobachten gewesen. Eine ausführliche Darstellung der Ergebnisse, unter Einbeziehung der Follow-up-Untersuchung, gibt Mattussek (in Vorbereitung).

4.1.8 Schlußfolgerung

Themenzentrierte Informations- und Aufklärungsseminare für cP-Patienten können als wirksame Methode angesehen werden, Informationsbedürfnisse der Patienten zu befriedigen und einen Wissenszuwachs zu erreichen.

Hinsichtlich anderer, zusätzlich angestrebter Effekte, z.B. der Reduktion von Schmerz und Depressivität oder der Verbesserung der funktionellen Kapazität liegen in der Literatur uneinheitliche Ergebnisse vor. Nur in 2 von 5 Untersuchungen hatte sich nach einem Patientenseminar die Schmerzwahrnehmung verringert; nur in einer von 5 Studien war es nach der Seminarteilnahme zu einer Abnahme der Depressivität bzw. zur Verbesserung der Funktionskapazität gekommen.

Daher erscheint uns bei der Durchführung von Seminaren die Konzentration auf die Erreichung des Ziels „Wissenszunahme" vorrangig, unter gleichzeitiger Sicherstellung, daß die Seminarteilnahme nicht zu einer Induktion von Schmerz, Depressivität oder Inaktivität führt.

Unseres Erachtens bedarf es eigener, ebenso gezielter Interventionen wie z.B. durch Schmerzbewältigungstrainings, Streßbewältigungstrainings oder Gelenkschutzseminare, um das Schmerzerleben, das seelische Befinden oder die funktionelle Kapazität zu beeinflussen. Wenn solche speziellen Gruppenangebote in einer Behandlungseinrichtung bestehen, dann kann in einem Patientenseminar auf sie hingewiesen werden. Informationsseminare für Patienten können somit auch als Einstieg zur Inanspruchnahme spezieller Behandlungsmaßnahmen verstanden werden.

4.2 Schmerz als zentrales Leiden vieler Patienten mit rheumatischen Beschwerden

Neben der körperlichen Einschränkung bzw. Behinderung stellt der Schmerz die zentrale Beeinträchtigung bei vielen rheumatischen Erkrankungen dar. Dies ergab eine repräsentative Befragung von 465 Patienten, die von Tolk et al. (o.J.) durchgeführt wurde (s. hierzu auch Raspe 1986).

Der Schmerz wird bei den meisten entzündlichen rheumatischen Erkrankungen durch nicht reversible körperliche Veränderungen, wie Verschleiß, Degeneration, chronische Entzündung oder Verletzung hervorgerufen. Daher kann eine psychologische Schmerzbehandlung nicht das Ziel verfolgen, eine Heilung der Krankheit zu erreichen, sondern „nur", eine Linderung der Schmerzen und ein ausgefülltes Leben trotz der vorliegenden Behinderung und der Schmerzen zu ermöglichen (s. hierzu Raspe et al. 1983).

So arbeiten die meisten therapeutischen Behandlungsansätze darauf hin, diesen Patienten Möglichkeiten an die Hand zu geben, sich selbst in der Auseinandersetzung mit dem Schmerz besser helfen zu können. Dies kommt auch häufig dem Wunsch dieser langjährig erkrankten Patienten entgegen, möglichst wenig Schmerzmedikamente zu nehmen, da sie oft durch Medikamente hervorgerufene Schädigungen aufgrund eines jahrelangen Dauergebrauchs von Analgetika an sich festgestellt haben oder von anderen Patienten kennen.

Somit verfolgt eine psychologische Schmerztherapie bei rheumatischen Erkrankungen das Ziel, mit der chronischen Krankheit besser umgehen zu können und die Schmerzen mit Hilfe neuer Bewältigungskompetenzen zu lindern bzw. besser zu ertragen. Teilziele bestehen darin, die durch den Schmerz ausgelöste Streßreaktion auf körperlicher und psychischer Ebene kontrollieren und mit Angst, Depression, Hilflosigkeit, Behinderungen und Belastung besser umgehen zu können.

Wie Turner u. Chapman (1982), Linton (1986) und Gerber (1986) in Übersichtsreferaten darlegen, können psychologische Schmerztherapien erfolgreich in der klinischen Versorgung von Patienten bei einer Vielzahl von chronischen Schmerzsyndromen eingesetzt werden. Hierzu gehören auch die rheumatischen Erkrankungen, was in der Bundesrepublik durch kontrollierte Untersuchungen von Köhler (1982), Kaluza u. Basler (1988), Cziske et al. (1987), Basler u. Rehfisch (1988) und Rehfisch (1988a) belegt wird.

Psychologische Schmerzbehandlung bei rheumatischen Erkrankungen
In der Literatur dargestellte psychologische Behandlungsansätze bei Rheuma beziehen sich vorwiegend auf chronische Rückenschmerzen. Zur cP existieren weniger Arbeiten, und zu den Arthrosen und zum Morbus Bechterew konnten wir keine Therapiestudien finden. Da die chronischen Rückenschmerzen in dieser Darstellung eine untergeordnete Rolle spielen, verweisen wir auf die Übersichsarbeiten von Turner u. Chapmann 1982, Keefe u. Hoelscher 1987 und Kaluza (in Vorb.) sowie auf die Ergebnisse einer eigenen Untersuchung (Kaluza u. Basler 1986) und beschreiben im folgenden ausschließlich psychologische Interventionsstudien zur cP.

4.3 Psychologische Untersuchungen und Therapien bei der chronischen Polyarthritis

Innerhalb psychosomatischer Denkansätze wurden bereits früh psychische Ursachen für die Entstehung der cP postuliert. Explizit formuliert wurde die Annahme einer Psychogenese von Alexander in den 50er Jahren (Alexander 1973), für den die cP eine der typischen psychosomatischen Krankheiten darstellt. Seine Annahmen haben eine Vielzahl psychologischer Untersuchungen ausgelöst, die zu widersprüchlichen Ergebnissen führten und die Hypothesen nicht bestätigen konnten. Wir nehmen mit Basler (1975), Silvermann (1980), Achterberg (1982), Anderson et al. (1985), Skevington (1986) und Raspe (1986) an, daß diese Hypothesen keine wissenschaftlich gesicherte Grundlage haben. Auch wenn es Hinweise darauf gibt, daß der Verlauf der Krankheit durch eine Vielzahl psychischer Variablen mitbestimmt wird (s. auch Köhler 1985), gibt es doch keine Belege dafür, daß eine psychodynamisch orientierte bzw. psychoanalytische Behandlung zu einer Heilung der Krankheit oder günstigen Beeinflussung des Krankheitsverlaufs führt. Von analytischer Seite wird berichtet, daß bei Patienten mit cP eine analytische Behandlung extrem schwierig und meist sogar unmöglich ist und sich kaum Erfolge zeigen (Beck 1971, Boss 1954). Bei einigen in der Literatur berichteten Einzelfällen (Kütemeyer 1963) ist Skepsis z. B. bezüglich der Diagnose angebracht.

Wir konzentrieren uns in der folgenden Literaturübersicht auf psychologische, nicht psychodynamisch orientierte Schmerzbehandlung und Krankheitsbewältigung bei der cP (s. hierzu Tabellen 4.3 und 4.4). Insgesamt liegen 26 Studien, einschließlich der eigenen Untersuchungen vor, die sich mit der Behandlung der cP beschäftigen.

Wie aus den beiden Tabellen zu entnehmen ist, steht die Anwendung von Biofeedback und von speziellen Verfahren zur psychologischen Schmerzbewältigung im Vordergrund.

Wie schwierig einige Studien zu bewerten sind, ist aus der Tatsache zu ersehen, daß nur in einigen der Arbeiten das Ausmaß der Schmerzreduzierung angegeben ist, wobei diese meistens nur über eine einmalige Erhebung auf einer visuellen Analogskala (VAS) gemessen wird. Nur wenige Studien verwenden Schmerztagebücher zur Messung der Schmerzintensität, und nur eine der zitierten Studien (Bradley et al. 1987) verwendet zusätzliche behavioristische Daten zur objektiven Messung des Schmerzausdrucks. Im folgenden beschreiben wir die kontrollierten Untersuchungen etwas ausführlicher und fassen die nicht kontrollierten Studien für die einzelnen Interventionen kurz zusammen. Wir besprechen die Studien in einem uns sinnvoll erscheinenden Zusammenfassung nach therapeutischen Interventionen geordnet.

4.3.1 Gesprächspsychotherapie

Die beiden Studien zur Gesprächstherapie (Udelman et al. 1977; Kaplan et al. 1981) geben zwar Hinweise darauf, daß es für die Patienten hilfreich ist, bestimmte Problembereiche anzusprechen und sich über die Erfahrungen mit der Krankheit auszutauschen – dies entspricht auch unserer Erfahrung –, leider aber fehlen Angaben zur Veränderung im Schmerz- und Krankheitserleben. Auch ist die Anzahl der Sitzungen (3 bzw. 7) in diesen beiden Studien sehr gering. Wir verzichten hier auf die Darstellung der nicht kontrollierten Studie von Udelman et al. (1977).

An der kontrollierten Untersuchung über klientzentrierte Gesprächstherapie von Kaplan et al. nahmen 17 Patienten an der Behandlung (mit Untersuchungster-

Tabelle 4.3. Unkontrollierte Studien zur psychologischen Schmerzbehandlung. Soweit quantitative Angaben über die Schmerzintensität berichtet wurden, ist die prozentuale Schmerzreduktion im Vergleich zum Ausgangswert errechnet worden (*TENS* transkutane elektrische Nervenstimulation; *SBT* Schmerzbewältigungstraining)

Autoren	Kontrollgruppe (n)	Art der Behandlung (Anzahl d. Sitzungen)	Therapiegruppe (n)	Schmerzreduktion (% vom Ausgangswert)	Follow-up	Ergebnisse (signifikant)
Unkontrollierte Studien (Gesprächsgruppen)						
Udelman et al. (1977)	–	Offene Gesprächsgruppe (2,6 Sitzungen)	169	–	–	Stimmung, Kommunikation, Bewältigung
Unkontrollierte Studien (Schmerzbewältigungstraining SBT)						
Bruce (1984)	–	TENS und SBT	8	–	4 Wochen	SBT ist (mit und ohne TENS) dem TENS alleine überlegen
Rehfisch (1986)	–	Pilostudie SBT (12 Sitzungen)	14	18	1 Jahr	Schmerz, Depression, Allgemeinbeschwerden
Beutler et al. (1987)	–	SBT	6	9	–	Schmerz, Depression, β-Endorphin
Schade et al. (1987)	–	SBT (10 Sitzungen)	ca. 60	–	–	z. Z. keine Daten
Unkontrollierte Studien (Biofeedback)						
Wickramasekera et al. (1976)	–	Frontalis-EMG Autogenes Training	2	–	–	Schmerzintensität, EMG-Werte
Denver et al. (1979a)	–	Biofeedback und Entspannung (14 Sitzungen)	7	–	–	bei 5 Patienten Schmerzen, Hauttemperatur usw.
DeBacher et al. (1981)	–	Biofeedback (10 Sitzungen)	5	–	–	3 Patienten gebessert, Schmerz, Gehzeit usw.
Burke et al. (1985)	–	Biofeedback und Entspannung (2 Wochen)	4	–	–	2 Patienten beendet, Schmerz, Angst, Depression
Hartje et al. (1984)	–	Biofeedback	?	–	–	Hauttemperatur
Christidis et al. (1986)	–	Biofeedback (11–13 Sitz.)	2	100	1 Monat	Medikamente, Schmerz u. v. a.
Einzelfallberichte und sonstige unkontrollierte Studien						
Varni (1981)	–	SBT	3	56	7–14 Monate	Medikamentenreduktion Hauttemperatur, Mobilität
Schwartz et al. (1978)	–	Multimodale-Gruppe (Rollenspiel,Angst) (ca 30 Sitzungen)	14	–	–	Compliance, Kommunikation, Krankheitsbewältigung
Engle (1986)	–	„expressive release" (10 Sitzungen)	6	n. s.	–	keine signifikanten Effekte

Tabelle 4.4. Kontrollierte cP-Studien mit Schmerzbewältigung, Biofeedback, Streßbewältigung und Gesprächsgruppen, teils im Vergleich (*SBT* Schmerzbewältigungstraining)

Autoren	Kontrollgruppe (n)	Art der Behandlung (Anzahl d. Sitzungen)	Therapiegruppe (n)	Schmerzreduzierung (% vom Ausgangswert)	Follow-up	Ergebnisse (signifikant)
Denver et al. (1979b)	4	1) Temperatur Biofeedback	4	–	–	EMG,
		2) Entspannung (keine Angaben zur Zahl der Sitzungen)	4	–	–	Schmerz
Kaplan et al. (1981)	17	GT-Gruppe (7 Sitzungen)	17	–	–	Selbstwahrnehmung
Achterberg et al. (1981)	12	Biofeedback, Entspannung und Imagination (12 Sitzungen)	17	13,6	–	Schmerz, Aktivitäten, Anzahl entzündlicher Gelenke
Köhler (1982)	44	SBT (9 Sitzungen)	42	n.s.	3 Monate	Depression, Angst, affektive Schmerzdimension
Randich (1982)	ca. 15	1) Gespräche über Schmerzcoping	15	n.s.	8 Wochen	Aktivitätslevel, Funktionsfähigkeit, Copingtechniken
		2) SBT (6 Sitzungen)	15	n.s.	–	
Spilberg (1984)	10	Streßmanagement	10	–	–	Depression, Aktivität, schmerzbezogene Kognitionen
Shearn et al. (1985)	30	1) Streßmanagement	26	n.s.	–	Anzahl entzündlicher Gelenke
		2) stützende Gruppe (10 Sitzungen)	25	n.s.	–	Anzahl entzündlicher Gelenke
Strauss et al. (1986)	20	1) Gesprächsgruppe	20	–	1 Jahr	n.s.
		2) assertives Training (1 = 12, 2 = 24 Sitzungen)	17	–	–	n.s.
Mitchell (1986)	6	Temperaturbiofeedback Erhöhung der Temperatur Reduzierung der Temperatur	6 6	55 49	4 Wochen	Schmerzintensität, Anzahl entzündlicher Gelenke Hauttemperatur
Bradley et al. (1987)	18	1) SBT und Biofeedback	17	n.s.	1 Jahr	Schmerzverhalten, Rheumafaktor, Angst, Depression
		2) Social Supp. (16 Sitzungen)	18	–	–	
Rehfisch (1988a)	31	SBT (13 Sitzungen)	31	25	1 Jahr	Schmerz
Basler u. Rehfisch (1988)	18	SBT (12 Sitzungen)	17	24	3 Monate	Schmerz, Angst, Depression u.a.

minen und Informationsteil 12 Sitzungen) und 17 Patienten in der Kontrollgruppe teil. Es zeigten sich zwar signifikante Verbesserungen in dem Informationsstand und der Selbstwahrnehmung, aber keine Veränderung in der Depressivität. Zur Schmerzreduktion werden keine Angaben gemacht.

Es gibt also keine ausreichenden empirischen Belege dafür, daß Gesprächspsychotherapie die Schmerzsymptomatik verändert und krankheitsspezifische Effekte hervorbringt (s. hierzu auch Randich 1982; Shearn et al. 1985; Strauss et al. 1986; Bradley et al. 1987).

4.3.2 Biofeedback

Zur Anwendung von Biofeedback fanden wir 9 Studien; hiervon sind 6 (Wickramasekera et al. 1976; Denver et al. 1979a; DeBacher et al. 1981; Burke et al. 1985; Hartje et al. 1984; Christidis 1986) von geringer Aussagekraft, weil sie nur mit wenigen (2-7) Patienten durchgeführt worden sind und ohne Kontrollgruppe (KG) arbeiten.

Meist wird neben dem Biofeedback zusätzlich ein Entspannungsverfahren vermittelt. Die Autoren berichten über positive Erfolge, aber auch – trotz der geringen Patientenzahl – über Abbrecher und erfolglose Behandlungen. Die bevorzugte Art der Behandlung ist dabei das Temperaturbiofeedback entzündeter Gelenke. Die Ergebnisse der Studien legen zumindest die Vermutung nahe, daß einige Patienten von der Anwendung von Biofeedback profitieren können und über eine Schmerzreduktion berichten.

Gesichertere Schlußfolgerungen zur Anwendung von Biofeedback lassen sich aufgrund der kontrollierten Studien von Denver et al. 1979b, Achterberg et al. (1981) und Mitchell (1986) ziehen (s. auch Bradley et al. 1987).

Denver et al. (1979b) verwendeten in ihrer Studie mit 12 Patienten das Hauttemperaturfeedback. Die Patienten wurden in 3 Gruppen zu je 4 Patienten aufgeteilt: 1) Temperaturfeedback und Entspannung, 2) nur Entspannung und 3) nicht behandelte Kontrollgruppe. In den Behandlungsgruppen erhöhte sich signifikant die Schmerztoleranz bei einem Gehtest; ebenso fand eine signifikante Reduzierung der gemessenen Muskelanspannung im EMG statt. In dem uns vorliegenden Abstract wird nicht über einen differentiellen Effekt beider Behandlungsgruppen berichtet.

In einer Vorstudie mit 24 cP-Patienten verglichen Achterberg et al. (1981) die Auswirkungen eines durch Biofeedbacktraining erlernten willkürlichen Temperaturanstiegs mit denen einer erlernten Temperaturreduktion über den entzündeten Gelenken und fanden keinen Unterschied zwischen beiden Behandlungsbedingungen. In der anschließenden Hauptuntersuchung konnten Achterberg et al. (1981) bei 12 Patienten über ein 12 Sitzungen (von 30-40 min Dauer) umfassendes Programm, in dem Temperaturfeedback mit Entspannungs- und Imaginationstraining kombiniert war, im Vergleich zu einer Kontrollgruppe (KG) eine signifikante Abnahme der Schmerzen und eine Zunahme der täglichen Aktivitäten nachweisen. Der erzielte Effekt kann somit nicht eindeutig auf das Feedbacktraining zurückgeführt werden.

Eine weitere kontrollierte Studie mit Biofeedback stammt von Mitchell (1986).

Ebenso wie in der berichteten Vorstudie von Achterberg et al. (1981) wurde von 6 Patienten eine Erhöhung der Hauttemperatur, von 6 anderen Patienten eine Reduzierung der Hauttemperatur erlernt. Im Vergleich zu einer 6 Personen umfassenden Kontrollgruppe waren beide Gruppen gleich erfolgreich und zeigten signifikante Veränderungen der Hauttemperatur in der gewünschten Richtung, verbunden mit einer Reduzierung der Schmerzen, einer verbesserten Bewegungsfähigkeit und einem besseren Allgemeinbefinden.

In der Studie von Bradley et al. (1987) erhielten die Patienten ebenfalls 5 Biofeedbacksitzungen; da hier aber andere Methoden im Vordergrund standen, wird darüber weiter unten berichtet.

Aussagen über die Effekte des Temperaturfeedbacks sind schwierig zu treffen, da es bei den meisten vorgelegten Studien zu einer Konfundierung der Effekte von Biofeedback, Entspannung und Imagination kommt, die es erschweren, die beobachteten Therapieeffekte allein auf das Biofeedback zu beziehen.

In mehreren Untersuchungen (Achterberg et al. 1981; Mitchell 1986; Hartje et al. 1984; Denver et al. 1979b) zeigte sich, daß die Richtung der erlernten Veränderung beim Temperaturfeedback (Temperaturanstieg oder -reduktion) für den Therapieerfolg belanglos ist. Dieser Befund, daß kein Zusammenhang zwischen Symptomreduktion und der Änderungsrichtung der Biofeedbackvariablen besteht, läßt sich innerhalb der Biofeedbackforschung auch bei der Behandlung anderer Krankheiten immer wieder feststellen (Keefe u. Hoelscher 1987; Kröner 1987). So vermuten einige Autoren, daß beim Biofeedback eine generelle Kontrolle über die Krankheit und den Schmerz erlernt wird, die sich unabhängig von der spezifischen Biofeedbackvariablen entwickelt. Als eigentliche Wirkfaktoren werden kognitive Prozesse postuliert (Flor et al. 1985).

4.3.3 Unkontrollierte Studien zur Schmerzbewältigungstherapie

Schmerzspezifischer ist der Ansatz in 4 weiteren Untersuchungen, die leider alle ohne Kontrollgruppe (KG) durchgeführt wurden. Hierbei wurden auch Angaben über Schmerzreduktion, Depressivität, Angst usw. erhoben, die mit dem rheumatischen Krankheitsbild und der Krankheitsverarbeitung in Beziehung stehen.

Als verhaltenstherapeutische Schmerzbewältigungstrainings (weiterhin SBT) konzipiert sind die nicht kontrollierten Studien von Rehfisch (1986), die weiter unten beschrieben werden, und die von Bruce et al. (1984), Beutler et al. (1987) und Schade et al. (1987).

Die Studie von Beutler et al. (1987) ist aufgrund der Breite der erhobenen physiologischen Daten erwähnenswert, weil hier mit 6 ausgelesenen cP-Patienten ein SBT in 10 Einzelsitzungen durchgeführt und zur Therapieevaluation u.a. auch der Endorphinspiegel bestimmt wurde. Es zeigte sich kein systematischer Zusammenhang zwischen den Endorphinparametern und dem Schmerzerleben der Patienten. Als Effekte der therapeutischen Intervention ergaben sich signifikante Reduzierungen der Depressivität, der Schmerzintensität und des β-Endorphins.

In Rheuma-Liga-Gruppen Schleswig-Holsteins wurde die Untersuchung von Schade et al. (1987) durchgeführt, der den Wartezeitraum vor der Therapie als Baseline zur Kontrolle des Therapieerfolgs einbezog. Therapieergebnisse liegen im Moment noch nicht vor.

Bruce (1984) untersuchte im Einzelfalldesign den Zusammenhang von transkutaner elektrischer Nervenstimulation (TENS) und einem SBT bei 8 cP-Patientinnen. Er fand bei der Anwendung von TENS alleine keine Veränderung in den Schmerzangaben. Schmerzreduzierungen ließen sich aber bei SBT und der Kombination von SBT und TENS nachweisen. Diese Ergebnisse blieben auch noch in einem Follow-up nach 30 Tagen stabil.

4.3.4 Einzelfallberichte und sonstige unkontrollierte Studien

Die von Schwartz et al. (1978) durchgeführte Intervention ist wenig schmerzspezifisch. Sie besteht in einem ausführlichen verhaltenstherapeutischen Programm (mit 30 Sitzungen), in dem Rollenspiele zum Training sozialer Kompetenz und Verfahren zur Angstbewältigung im Vordergrund stehen. Wie weiter unten ausgeführt wird, sind die hierdurch angestrebten Therapieziele eher zweitrangig für cP-Patienten und gehen meist an deren Bedürfnissen vorbei.

An der Studie von Engle (1986) nahmen 6 Frauen teil, die innerhalb von 10 Sitzungen angehalten wurden, ihre emotionale Ausdrucksfähigkeit („expressiv release") zu verbessern. Ein Effekt dieses Trainings konnte nicht nachgewiesen werden.

Die 3 Patienten, die an dem SBT von Varni (1981) teilnahmen, waren zusätzlich zur cP noch Bluter. Bei diesen Patienten konnten hohe Schmerzveränderungen erreicht werden, die auch nach 7-14 Monate noch anhielten.

Die Ergebnisse dieser unkontrollierten Studien lassen vermuten, daß cP-Patienten Schmerzbewältigungsstrategien – zumindestens kurzfristig – erfolgreich gegen ihre Schmerzen einsetzen können und daß sie diesen Behandlungsansatz für sich als sinnvoll erleben. Methodisch kommt diesen Studien nur ein explorativer Charakter zu, da Veränderungen der Erfolgskriterien nicht gegen die in einer KG abgesichert wurden.

4.3.5 Kontrollierte Studien zur Schmerzbewältigungstherapie

Methodisch fundiertere Aussagen über die therapeutischen Effekte lassen sich aus den im folgenden beschriebenen kontrollierten Studien gewinnen.

Köhler (1982) führte ein stationäres, 9 Sitzungen umfassendes SBT mit 42 Patienten durch und testete die Ergebnisse gegen eine 44 Patienten umfassende KG, die in der Klinik ausschließlich medizinisch versorgt wurde. Es traten durch die zusätzliche psychologische Intervention signifikante Reduktionen der Depression, der Angst und der affektiven Komponenten des Schmerzes auf, die 3 Monate nach Ende der Behandlung noch nachweisbar waren. Es ließ sich aber keine signifikante Veränderung der berichteten Schmerzintensität nachweisen.

Randich (1982) untersuchte die differentielle Wirkung eines SBT im Vergleich zu einem Gruppengespräch über Copingstrategien bei Schmerzen. Es wurden jeweils 6 Sitzungen mit je 15 Patienten durchgeführt (SBT und Gruppengespräche). Die Ergebnisse wurden mit denen einer 15 Patienten umfassenden KG ohne zusätzliche Betreuung verglichen. Acht Wochen nach der Behandlung zeigten sich beide Behandlungsbedingungen der Kontrollbedingung überlegen, und zwar sowohl hinsichtlich eines erhöhten Aktivitätsindex und einer verringerten funktionalen Beeinträchtigung als auch hinsichtlich verbesserter Copingstrategien; eine signifikante Schmerzreduktion ließ sich allerdings nicht nachweisen.

Shearn et al. (1985) verwendeten ein ähnliches Design. 26 Patienten nahmen an einem Streßmanagementtraining und 25 Patienten an einer stützenden Gesprächsgruppe teil. Die Ergebnisse unmittelbar nach Beendigung der Intervention wurden mit einer 30 Personen umfassenden KG verglichen. Es zeigte sich zwar keine Reduktion der berichteten Schmerzintensität, wohl aber eine Reduktion der Anzahl entzündlicher Gelenke, die in beiden Therapiebedingungen in vergleichbarer Weise auftraten und gegen die KG gesichert werden konnte.

Strauss et al. (1986) untersuchten die Wirkungsweise einer 12 Sitzungen umfassenden Gesprächsgruppe, an der 20 Patienten teilnahmen, mit der eines 24 Sitzungen umfassenden Programms zum assertiven Training mit 17 Patienten und verglichen die Effekte dieser Interventionen mit denen einer Kontrollgruppe von 20 Patienten. Nach der Therapie und in einem Follow-up nach 12 Monaten zeigten sich in beiden Gruppen keine signifikanten Veränderungen, weder hinsichtlich der Depression und Angst noch hinsichtlich der Schmerzen. Kritisch ist anzumerken, daß das therapeutische Vorgehen hinsichtlich der Schmerzproblematik sehr unspezifisch war, daß die Therapeuten keinerlei Erfahrung mit der Behandlung von Schmerzpatienten hatten und zur Erfolgsmessung ein undifferenzierter Summenwert der psychologischen Variablen gebildet wurde, so daß diese Untersuchung – zumindest in der veröffentlichten Form – keine Aussage über die Effektivität psychologischer Schmerztherapie ermöglicht.

Spilberg (1984) führte mit 10 cP-Patienten ein 6 Sitzungen umfassendes Streßmanagementtraining durch und verglich die Ergebnisse mit denen einer 10 Patienten umfassenden KG. Er fand als Effekt der Intervention eine signifikante Reduktion der Depression, der schmerzbezogenen negativen Kognitionen und eine Erhöhung des Aktivitätslevels der Patienten.

Auf die methodisch anspruchsvolle Untersuchung von Bradley et al. (1987), die z.Z. erst in Teilen abgeschlossen ist, soll ausführlicher eingegangen werden (s. auch Bradley et al. 1985; Bradley et al. 1984; McDaniel et al. 1987). Die Autoren führten in 2 Versuchsgruppen unterschiedliche Behandlungen durch: 1) Gruppengespräche mit dem Ziel der sozialen Unterstützung (weiterhin GT genannt), an denen 18 cP-Patienten teilnahmen, 2) Schmerzbewältigungstraining (weiterhin SBT), das unter anderem den Einsatz von Entspannung und Biofeedback ebenso wie die Förderung der sozialen Unterstützung durch einen Partner einschloß. Hieran nahmen 17 Patienten teil. Die Autoren verglichen die Ergebnisse mit denen in einer 18 Personen umfassenden KG.

Zur Erfassung der Schmerzen wurde kein Schmerztagebuch geführt, sondern jeweils nur einmalig eine visuelle Analogskala (VAS) vorgelegt. Weiterhin wurden Fragebögen zur Angst, Depression, Krankheitsverarbeitung („Arthritis Helpness Index") u.a. vorgegeben. Ergänzt wurden die Angaben durch ein Medikamentenprotokoll.

Die Schmerzen wurden zusätzlich auf der Verhaltensebene in einem Verhaltenstest erfaßt (Anderson et al. 1987). Ebenso wurde mittels des Temperaturfeedbacks die erreichte Temperaturveränderung auf der Hautfläche über den betroffenen

Gelenken mittels des Biofeedbackgeräts registriert. Darüber hinaus erhoben die Autoren eine Reihe medizinischer Daten wie Rheumafaktor, Blutsenkungsgeschwindigkeit u. a. und Beurteilungen des Krankheitszustands durch Rheumatologen.

Zum Meßzeitpunkt direkt nach Ende der Therapie zeigten sich folgende signifikante Veränderungen in beiden Therapiegruppen im Vergleich zur KG: verringerte Schmerzintensität, verringerte Lästigkeit der Schmerzen, Reduktion von Depressivität und Angst und eine Verbesserung in der vom Rheumatologen durchgeführten Krankheitseinschätzung.

In der SBT-Gruppe ergaben sich darüber hinaus eine Verringerung im beobachteten Schmerzverhalten und eine Verbesserung des Rheumaindex. Hiernach sind die Effekte des SBT denen der GT zumindest in einigen Variablen überlegen, wenngleich sich unter beiden Bedingungen Behandlungserfolge nachweisen lassen.

Keine Veränderung war bei der Medikation feststellbar. Zum ersten Follow-up-Zeitpunkt nach 6 Monaten war nur noch eine signifikante Reduktion der Angst und der Depression unter der SBT-Bedingung nachzuweisen. Alle anderen Veränderungen waren zu diesem Zeitpunkt nicht mehr signifikant, so daß keine langfristige Überlegenheit der SBT über die GT nachgewiesen werden konnte.

Bei der Bewertung der einzelnen Programmbausteine im Anschluß an die Behandlung durch die Patienten standen bei der SBT-Gruppe Entspannung und Imagination und die Gruppengespräche im Vordergrund, während das Biofeedback im Urteil der Patienten relativ schlecht abschnitt.

Zum Follow-up Zeitpunkt nach einem Jahr fanden Bradley et al. (1988) noch signifikante Verbesserungen in der SBT-Gruppe im Schmerzverhalten, der Angst, der Depression und der Blutsenkung, die Schmerzintensität verfehlte knapp die Signifikanzgrenze. In der GT-Gruppe war nur noch die Angst signifikant verbessert.

Auf die Arbeit von Köhler aufbauend führten Cziske et al. (1987) in einer kontrollierten Untersuchung mit 25 Rheumapatienten (davon aber nur 4 cP-Patienten) in der Therapiegruppe und 19 Patienten in der Kontrollgruppe ein auf 4 Sitzungen reduziertes Programm durch. Sie konnten gebenüber der KG, die neben der medizinischen Behandlung ausschließlich einen Vortrag über Schmerzbewältigung hörte, signifikante Reduktionen im Schmerzerleben, der Angst, dem Schmerzaffekt und eine Verbesserung der Befindlichkeit beobachten. Katamnestische Daten liegen nicht vor.

Über die Arbeiten von Rehfisch (1986), Rehfisch (1988a) und Basler und Rehfisch (1988) wird in Kapitel 8 berichtet.

Folgende Arbeiten wurden aus verschiedenen Gründen hier nicht berücksichtigt, und wir begnügen uns mit einem Hinweis auf sie: Wood (1984), Nolan (1983), Henkle (1975), Heiselbetz (1983), Earle (1979), Deter (1987) und Cioppa (1987).

4.4 Langzeitergebnisse

Langzeiteffekte psychologischer Interventionen sind nach den beschriebenen kontrollierten Studien, zu denen Katamnesen vorliegen (Köhler 1982; Bradley et al. 1987; Strauss et al. 1986) bei cP-Patienten in Bezug auf das Schmerzerleben meist nicht nachweisbar. Wohl aber zeigen sich signifikante positive Auswirkungen auf Angst, Depressivität sowie affektive Komponenten des Schmerzerlebens. Demnach scheinen sich langfristige Effekte in erster Linie bei der emotionalen Stabilisierung der Patienten zu zeigen.

4.5 Schlußfolgerung

Trotz methodischer Schwächen der meisten hier geschilderten Untersuchungen lassen sich vorsichtig einige Schlußfolgerungen zur psychologischen Behandlung von cP-Patienten ziehen:

1) Programme zur Förderung der Schmerz- und Krankheitsverarbeitung führen zu nachweisbaren, teils anhaltenden Effekten im Schmerzerleben der Patienten. Katmanestische Daten von 3 Monaten oder länger werden nur in 4 Studien vorgelegt, hier läßt sich eine signifikante Verringerung der Schmerzintensität in kontrollierten Untersuchungen allerdings nicht belegen (teilweise bei Bradley et al. 1988).

2) Stützende Gruppengespräche werden zwar als hilfreich erlebt, zeigen aber keine oder nur geringe nachweisbare Effekte bei der Schmerz- und Krankheitsverarbeitung.

3) Streßmanagement und assertives Training mögen zwar wichtige Problembereiche der Patienten ansprechen, sind aber zur Schmerz- und Krankheitsverarbeitung der Patienten zu unspezifisch.

Als erfolgreich erwiesen sich Programme mit folgenden Inhalten:

1) Erlernen einer Entspannungstechnik (evtl. mit Hilfe von Biofeedback);
2) Vermittlung von Copingstrategien zur Schmerzbewältigung;
3) Erlernen imaginativer Techniken;
4) Informationen und Gespräche über krankheitsrelevante Themen.

Die Behandlung sollte durch einen in der Schmerztherapie erfahrenen Therapeuten vorgenommen werden.

5 Konzeption und Durchführungshinweise zum Programm

5.1 Entspannungsverfahren

Wir geben im folgenden einen kurzen Überblick über die allgemeinen Auswirkungen von Entspannungsverfahren, beschreiben die schmerzspezifischen Wirkungen der Entspannung und gehen dann auf die Muskelentspannung nach Jacobson und kurz auf das Biofeedback ein.

5.1.1 Definition von Entspannung

„Entspannung ist eine integrierte hypothalamische Reaktion, die zu einer generalisierten Abnahme des sympathischen und zu einer eventuellen Aktivitätssteigerung des parasympathischen Nervensystems führt. Die Entspannungsreaktion ist ein Schutzmechanismus des Körpers gegen Streß und antagonistisch zu Angriffs- und Fluchtreaktionen" (Franke 1981).

Schulz, der Begründer des autogenen Trainings, spricht von einer „vegetativen Umschaltung des Organismus" (Schulz 1979a), die bei der Entspannung eintritt (s. auch Benson et al. 1984).

5.1.2 Wirkungen der Entspannung

Die Fähigkeit, sich zu entspannen, z.B. im Schlaf und in Ruhepausen, ist eine lebensnotwendige Funktion des Körpers, so daß jede Person schon über gewisse Fähigkeiten zur Entspannung verfügt. Im Alltag bereits vorhandene Phasen der Entspannung sollen nicht durch die Entspannungsübungen ersetzt, sondern können durch das Erlernen von Entspannungsverfahren eher noch bewußter und entspannter erlebt werden. Solche schon vorhandenen Möglichkeiten zur Erholung sind z.B. ruhige Musik hören, am Kaminfeuer sitzen, ein (ent)spannendes Buch lesen, die Abendstimmung erleben, ein ausgedehntes Bad nehmen, sich massieren lassen, in der warmen Sonne liegen, musizieren und schlafen.

Regelmäßig durchgeführte Entspannungsübungen haben kurzfristig und langfristig eine Reihe wohltuender und therapeutischer Effekte. Entspannung führt zu einer Reduktion der sympathischen Erregungsbereitschaft, die sich in peripherphysiologischen Veränderungen manifestiert, wie Senkung des Muskeltonus, langsame, gleichmäßige und flache Atmung, Verstärkung von Bauchatmung, Verlangsamung der Herzfrequenz, vermehrte Durchblutung der Hautgefäße in den Extremitäten, geringerer Sauerstoffverbrauch. Ebenso treten psychische Funktionsänderungen auf, z. B. herabgesetzte Störbarkeit gegen Außengeräusche, verbesserte Konzentration, Gefühle der Ruhe und Entspannung, auch affektive Indifferenz und Erholung (Vaitl 1978).

Therapeutisch beobachtbare Effekte von Entspannungsübungen setzen ab 2-3 Wochen regelmäßiger Übungszeit langsam ein. Meist bestehen die ersten Auswirkungen in verbesserter Konzentration, dem Gefühl innerer Ruhe, besserem körperlichen und psychischen Befinden, verringerten Kopfschmerzen, weniger muskulären Verspannungen, weniger Einschlaf- und Durchschlafproblemen (Brenner 1982).

Entspannungsverfahren haben einen breiten Indikationsbereich, v.a. bei psychosomatischen Krankheiten, so z. B. bei vegetativer Dystonie, Schlafstörungen, Magenbeschwerden, Schluckbeschwerden, Hypertonie, Herz-Kreislauf-Beschwerden, Streß, innerer Unruhe, Ängsten, Konzentrationsschwierigkeiten, Verspannungen der Muskulatur (das betrifft fast alle rheumatischen Beschwerden), Muskelspasmen und Ticks, Migräne und Spannungskopfschmerz, Asthma, usw.

Viele Ärzte und Psychologen sehen Entspannung als prinzipielles Basistherapeutikum an.

Diesem breiten Anwendungsbereich stehen nur wenige Kontraindikationen gegenüber. Der Einsatz kann bei folgenden Patientengruppen problematisch sein: psychotische Patienten, Patienten mit extrem niedrigem Blutdruck, extrem zwanghafte Personen, stark depressive Patienten.

Diese Kontraindikationen sind nicht absolut zu sehen. Die Entspannung mit solchen Patienten muß allerdings sorgfältig und individuell durchgeführt und beobachtet werden, was in einer Gruppentherapie schwierig sein dürfte.

Hinsichtlich der Entspannungsreaktion werden 3 verschiedene Ebenen unterschieden:

- physiologische Ebene: Atem, Puls, Blutdruck, Muskeltonus;
- kognitive Ebene (Gedanken): Konzentration, Ruhe;
- Gefühle (Emotionen): Wohlbefinden, Ausgeglichenheit, Harmonie.

Diese Ebenen sind nicht unabhängig voneinander; so geht z. B. eine innerliche Erregung zumeist mit einer erhöhten Anspannung der Muskulatur, Unregelmäßigkeit des Atems und Erhöhung der Herzfrequenz einher.

Psychophysiologische Untersuchungen ergeben allerdings nur mittlere bis niedrige korrelative Zusammenhänge zwischen diesen Ebenen (Fahrenberg 1983).

Unterschiedliche Entspannungstechniken setzen jeweils spezifisch auf einer dieser Ebenen an, von dort soll sich die Entspannung dann auf die anderen Ebenen ausbreiten. So arbeitet z. B. das autogene Training mit suggestiven Formeln auf der kognitiven Ebene, während die progressive Muskelentspannung (PMR) auf der physiologischen Ebene an der Spannung der quergestreiften Muskulatur ansetzt.

Somit wirkt sich die PMR anfangs stärker auf der physiologischen Ebene aus, während sich beim autogenen Training erste Wirkungen auf der Ebene der Gedanken entfalten. Nach unserem heutigen Kenntnisstand ist es sinnvoll, die Vorteile beider Methoden zu nutzen, d.h. die Verfahren zu kombinieren, ohne sie während des Lernvorgangs zu vermischen.

5.1.3 Methoden der Entspannung

Die Methoden zum Erlernen der Entspannung sind vielfältig. Hier folgt eine Aufzählung der bekanntesten Techniken ohne die Inhalte näher zu erläutern (s. hierzu auch Stokvis u. Wiesenhütter 1979; Vaitl 1978):

> progressive Muskelentspannung (Jacobson),
> autogenes Training (Schultz),
> Biofeedback,
> Meditationstechniken:
> > transzendentale Meditation,
> > Yoga,
> > Zen,
> > Ekstasetechniken,
>
> Hypnose,
> Readsches Training zur Geburtsvorbereitung (PMR, Atemübungen, Gymnastik),
> Eutonie (Alexander),
> aktive Tonusregulation nach Stokvis,
> funktionelle Entspannung (Fuchs),
> gestufte Aktivhypnose nach Kretschmer,
> Phantasiereisen,
> Körperübungen.

5.1.4 Entspannungsverfahren der Schmerzbehandlung

In der psychologischen Schmerztherapie sind die Entspannungsverfahren die am häufigsten eingesetzten Einzelverfahren – ja eine psychologische Schmerzbehandlung ist ohne Entspannungsverfahren, wie PMR, Biofeedback, autogenes Training, Atemtechniken, Meditation, Hypnose, Imaginationen usw., fast undenkbar.

Innerhalb verhaltenstherapeutischer Interventionen steht die Vermittlung einer Entspannungstechnik meist ganz am Anfang eines Behandlungsprogramms, direkt im Anschluß an einen kurzen Informations- und/oder Motivationsteil. Selbst bei den wenigen analytischen Behandlungsansätzen wird ein körperorientiertes Entspannungsverfahren ergänzend vorgeschlagen (Deter et al. 1987).

Die Begründung für den hohen Stellenwert von Entspannungsverfahren in der Schmerzbehandlung ergibt sich neben therapeutischen Effizienzbetrachtungen aus Überlegungen zur Physiologie der Schmerzverarbeitung (Reduktion von Verspannungen und der Beruhigung vegetativer Funktionen). In den letzten Jahren wird vermehrt auch die kognitive Wirkung dieser Verfahren diskutiert (Turner u. Chapman 1982; Flor et al. 1985; Turk et al. 1983; Kröner 1987).

Wir geben im folgenden eine kurze Übersicht über die beiden bedeutendsten Verfahren, das Biofeedback und die Muskelentspannung.

Biofeedback
Biofeedbackverfahren kommen bei Schmerzpatienten meist als EMG-Biofeedback zum Einsatz, seltener als Temperaturfeedback, das z. B. bei einigen entzündli-

chen rheumatischen Erkrankungen angewandt wird. Weiterhin hat sich eine spezielle Form des Vasokonstriktionstrainings bei der Migränebehandlung durchgesetzt, und erste Ansätze zu einem Biofeedbacktraining mit dem Ziel der Erhöhung der ϑ-wellenaktivität im EEG und der Rückmeldung evozierter Potentiale werden berichtet (Birbaumer 1986).

Einer anfänglichen Euphorie bei der Beurteilung dieser Verfahren folgte schon bald eine nüchterne, teils skeptische Beurteilung (Andrasik 1986; Turner u. Chapman 1982; Keefe u. Hoelscher 1987). In der therapeutischen Anwendung zeigten sich eine Reihe nicht erwarteter Befunde. Zwar konnte ein Großteil der Patienten lernen, die gemessene physiologische Variable (Muskelanspannung, Pulsamplitude usw.) willkürlich zu verändern. Häufig war die hierdurch vorgenommene Behandlung der Schmerzen auch wirksam; doch standen meßbare Veränderungen physiologischer Parameter kaum im Zusammenhang mit der berichteten Schmerzreduktion. Sogar das Erlernen gegensätzlicher Reaktionen (Anspannung statt Entspannung oder Kälte statt Wärme) erwies sich erwartungswidrig als genauso erfolgreich bei der Biofeedbackbehandlung (Achterberg 1981).

So kommen einige Autoren in Übersichtsreferaten zu dem Schluß, daß Entspannungsverfahren meist genauso wirksam und ebenso schnell erlernbar sind wie das Biofeedback, aber weniger Aufwand erfordern (z. B. Turner u. Chapman 1982). Dies ist nicht verwunderlich, da die Patienten zur Beeinflussung der Biovariablen während des Feedbacktrainings meist spontan oder auf Anweisung imaginative oder entspannende Techniken anwenden. Dennoch ist Biofeedback als Trainingsmethode zur Wahrnehmung physiologischer Parameter geeignet und gerade für solche Patienten, die technisch orientiert sind und weniger ihren eigenen subjektiven Empfindungen vertrauen, ein sinnvoll einzusetzendes Hilfsmittel.

Muskelentspannung nach Jacobson (PMR)
Autogenes Training, Atemtechniken und meditative Verfahren kommen bei der Behandlung chronischer Schmerzen seltener zum Einsatz; in der amerikanischen Literatur steht die PMR nach Jacobson im Vordergrund, ein Verfahren, welches auch wir mit Abstand vor allen anderen Techniken bevorzugen.

Wichtige Ziele, die mittels einer Entspannungstechnik (teils speziell mit der PMR) bei chronischen Schmerzpatienten angestrebt werden, sind:

1) Senkung der sympathogenen Erregung durch die Entspannungsübung;
2) Lockerung der durch Schmerz und innerer Anspannung verspannten Muskulatur (speziell durch PMR);
3) subjektives Empfinden von Entspannung, Gelassenheit und Ruhe;
4) Entwicklung eines Körperbewußtseins für Anspannungen der Muskulatur (speziell durch PMR);
5) Nach einigen Wochen Übungszeit erreichen fast alle Patienten durch die Entspannungsübungen leichte Trancezustände, die als schmerzlindernd erlebt werden (speziell PMR, andere Verfahren dauern meist länger);
6) Wirkmechanismen sind für die Patienten einsichtig und verstehbar (speziell PMR im Vergleich zum autogenen Training);
7) Körperorientierung des Verfahrens stößt auf hohe Akzeptanz (speziell durch PMR);

8) das Verfahren ist für fast alle Patienten erlernbar (speziell bei PMR);
9) Patienten erleben ein Gefühl der Kontrollierbarkeit des Schmerzes;
10) das Verfahren bereitet später in der Behandlung eingeführte Methoden der Streß- und Schmerzbewältigung vor, die sonst nur sehr wenig akzeptiert würden, bzw. ohne die gleichzeitige Beherrschung eines Entspannungsverfahren meist unwirksam sind;
11) Entspannung läßt sich in alltägliche Situationen übertragen und bewirkt dadurch direkte Verhaltensänderungen beim Patienten.

Es muß aber beachtet werden, daß *die PMR schmerzspezifisch vermittelt werden muß*, sonst ist sie bei vielen Schmerzpatienten sogar kontraindiziert! Zu einer schmerzspezifischen Vermittlung der PMR zählen wir folgende Punkte:

1) Die Muskelgruppen sind nur so leicht anzuspannen, daß der Unterschied zur Entspannung gerade noch gut wahrgenommen werden kann. Dieses Vorgehen verhindert zu starke Anspannung und fördert gleichzeitig die Entwicklung eines sensibleren Körperbewußtseins, was ein wesentliches Ziel der von uns eingesetzen Entspannungstechnik darstellt (s. auch Florin 1978, Keeser u. Bullinger 1985).

Schmerzen bei der Anspannung von Muskelgruppen führen rein reflektorisch wieder zu Verspannungen, die die Schmerzen verstärken und lange andauern können. Wenn dies wiederholt erlebt wird, verlieren die Patienten die Lust an der Übung.

2) Treten bei der Anspannung Schmerzen in bestimmten Muskelgruppen auf, so sind diese Muskelgruppen weniger anzuspannen, bzw. bei der Anspannung – eventuell gemeinsam mit benachbarten Muskelgruppen – ganz auszulassen. In diesem Fall soll sich der Patient nur auf die entsprechenden Körperteile konzentrieren oder sich die Anspannung ausschließlich innerlich vorstellen. Dieses Vorgehen kann unserer Erfahrung nach nicht oft genug verdeutlicht werden. Andernfalls nehmen viele Patienten, die die Übungen perfekt ausführen wollen, entstehende Schmerzen in Kauf. Dem muß intensiv entgegengewirkt werden!

3) Bei der Anspannung der Muskelgruppen darf der Atem nicht angehalten werden. Viele Patienten halten die Luft beim Anspannen der Muskeln an und verursachen eine verstärkte Anspannung bis hin zur Verkrampfung der Muskulatur. Es können dadurch auch Kopfschmerzen entstehen.

4) Die meisten Patienten mit chronischen Schmerzen erleben anfangs vorhandene Schmerzen und ihre Unruhe während der Entspannungsübung stärker, da die Außenreize in den Hintergrund treten und sie stärker auf ihren schmerzenden Körper achten. Im Regelfall ist dies ein vorübergehender Effekt, der sich im weiteren Verlauf einer Entspannungssitzung verliert, aber immer wieder auftreten kann.

5) Die Patienten müssen motiviert werden, die Muskelentspannung regelmäßig einzuüben, ohne zunächst die Erwartung damit zu verbinden, die Übung werde ihre Schmerzen verändern. Denn Effekte sind erst nach einigen Wochen zu erwarten. Zu Beginn geben wir den Patienten daher den Hinweis, daß die PMR die Grundlage nachfolgender effektiver Übungen zur Schmerzbewältigung darstellt, bei einer Veränderung der Schmerzen aber erst einmal nicht hilft. Andernfalls werden die Patienten entmutigt oder versuchen zwanghaft, erwartete Wirkungen herbeizuführen. Sie geraten so in Kontrollprozesse, die auch beim autogenen Training

die Wirkungen verhindern können, z. B. wenn sie immer wieder überprüfen, ob der Arm nun schwer ist oder nicht, und dadurch verhindern sie die Entspannung. Beim Erlernen der Entspannung sollen die Patienten gerade nicht darauf achten, ob die Schmerzen weiterhin andauern. In paradoxer Intervention gehen wir soweit zu sagen, die Entspannung helfe gar nicht gegen die Schmerzen oder wenn, dann erst nach sehr langer Übungszeit.

6) Chronische Schmerzpatienten können nur dann von der Entspannung ausreichend profitieren, wenn sie mindestens einmal täglich üben, noch besser 2 mal, wobei die 2. Übung im Bett durchgeführt wird und dem Einschlafen dienen kann. Wir machen immer wieder die Erfahrung, daß Patienten, die wenig üben, Entspannung nicht richtig erlernen und ihren Erfolg in Frage stellen, während Patienten, die regelmäßig 2 mal täglich üben, gute Erfolge aufweisen.

Lehrbücher der PMR gehen auf die beschriebenen Besonderheiten der Schmerztherapie im Regelfalle nicht ein. Bedauerlicherweise sind Tonkassetten für Schmerzpatienten auf dem Markt, die mit ihren Anweisungen genau das provozieren, was den Therapieerfolg behindert. Etwa in der Art:
„Spannen sie nun die rechte Hand zur Faust, ... *ganz fest anspannen* ..., spüren sie dieses unangenehme Gefühl von Anspannug".

Nachteile der PMR. Der Therapeut sollte die Nachteile der PMR kennen, um evtl. bei einzelnen Patienten das Verfahren zu modifizieren oder gar von ihm abzuweichen. Dies war bisher allerdings nur bei etwa 2% unserer Patienten erforderlich.
1) Patienten mit sehr starken andauernden Schmerzen können die Muskelentspannung nicht erlernen. Hier bietet sich ein suggestives bzw. hypnotisches Vorgehen an.
2) Ältere Patienten verwechseln die PMR mitunter mit gymnastischen Übungen.
3) Bei der reinen Muskelentspannung tritt oft das Empfinden auf, der Körper sei zwar entspannt, die Gedanken aber voller Unruhe. In dem von uns gewählten Vorgehen werden durch Ruhesuggestionen (Ruhewort), Atembeobachtung und Imaginationen solche Schwierigkeiten vermieden.
4) Für Patienten mit „Pain-overall-Syndrom" kann bereits leichte Anspannung im ganzen Körper zu starken Schmerzen führen. Hier ist ebenfalls eher ein hypnotisches Vorgehen angebracht.

Ergänzungen der progressiven Muskelentspannung
Die aufgeführten Nachteile der PMR lassen sich teilweise durch eine Kombination des Verfahrens mit anderen Techniken beheben. Wir ergänzen die PMR durch folgende Übungen (detaillierte Beschreibungen findet man in Kap. 6):

Atembeobachtung. Bereits zu Beginn der Entspannungsübungen fügen wir in die Instruktion „Suggestionen" ein. Gegen Ende der Entspannungsübung regen wir die Beobachtung des Atems an, die vielen Patienten hilft, sich vertieft auf die Entspannung zu konzentrieren.

Ruhewort. Spätestens mit dem Erlernen der Kurzform der PMR führen wir das Ruhewort als eine Ruhesuggestion ein. Es dient zum einen als Hilfsmittel zur Förderung der Konzentration; es bereitet zum anderen den Transfer der Entspannungsreaktion in alltägliche Situationen vor.

Kurzform und Schnellform der PMR. Nachdem in der Langform der PMR die Entspannung von 18 Muskelgruppen gelernt wurde (3-5 Wochen), verkürzen wir die Anzahl der anzuspannenden Muskelgruppen auf 5 und ca. 2-3 Wochen später nochmals auf eine gleichzeitige Anspannung aller Muskelgruppen (hierbei lassen wir das Gesicht aus). Hierdurch kann die tägliche Übungszeit abgekürzt werden. Weiterhin lernen die Patienten, sich schneller zu entspannen, und auch in einer kurzen Pause schnell eine tiefe Entspannung herbeizuführen, um solange darin zu verweilen, wie es ihnen angenehm ist. Auch hierdurch wird der Transfer des Gelernten in den Alltag erleichtert.

Übung „Roter Punkt". Gezielt eingeübt wird der Transfer in den Alltag mit Hilfe der Übung „Roter Punkt". Hierbei bringen die Patienten als Erinnerungshilfe Klebeetiketten (z.B. rote Punkte) an solchen Orten an, die zum diskriminierenden Reiz für die Entspannungsreaktion werden sollen. Beim Anblick der Signale richten sie ihre Aufmerksamkeit auf ihren inneren Zustand und ihre körperliche Anspannung; sie lockern sich unter dem Einsatz der Ruhesuggestion oder führen, wenn möglich, eine kurze Entspannungsübung durch.

Fördernde Suggestionen. Sie werden in die Entspannungsinstruktion eingestreut und dienen der Aufmerksamkeitslenkung und Beruhigung.
Beispiele:
- Die Arme (Beine, ...) sind schwer (warm, entspannt).
- Der Atem geht ruhig und gleichmäßig.
- Mit jedem Atemzug werde Sie entspannter.
- Sie können sich immer mehr in die Entspannung fallen lassen.
- Sie können alle Spannungen loslassen.
- Mit jedem Ausatmen geben Sie etwas von Ihrer Anspannung ab.
- Mit jedem Ausatmen fallen Sie tiefer und tiefer in die Entspannung.
- Sie nehmen nur noch Ihren Körper (Atem, ...) wahr.
- Sie sind ganz ruhig.
- Sie fallen (gehen) tiefer und tiefer in die Entspannung.
- Sie geben sich ganz der Entspannung hin.
- Sie vergessen alles um sich herum.

5.2 Imaginative Verfahren

5.2.1 Überblick über imaginative Techniken

Imaginative Verfahren haben in der Psychotherapie eine lange Tradition (Meier 1985). In der Hypnose, deren medizinische Anwendung bis ins letzte Jahrhundert zurückreicht, werden sehr häufig Imaginationen zur Erzeugung von Trancezuständen verwendet (Schulz 1979 b). An die Hypnose und v. a. an Erickson (Erickson et al. 1981) anknüpfend, wurde die Methode des neurolinguistischen Programmierens (NLP) entwickelt, die mit einer Vielzahl neuer Ideen zum therapeutischen Umgang mit imaginativen Prozessen aufwartet (Grinder u. Bandler 1984; Bandler 1987).

Imaginative Techniken werden auch im psychoanalytischen Kontext eingesetzt. So schuf Jung ein Verfahren, welches heute unter dem Begriff „aktive Imagination" bekannt ist (Ammann 1984). Leuner (1985) entwickelte das wohl am besten ausgearbeitete therapeutische Konzept, welches imaginative Prozesse in den Vordergrund stellt – das „katathyme Bilderleben".

Auch das autogene Training verwendet in der „Oberstufe" schon seit langem imaginative Verfahren (Thomas 1983).

Auch in religiös motivierten Gemeinschaften, z. B. in der sog. New age-Bewegung, werden imaginative Verfahren zur Sinnfindung, Selbstfindung und zur Eigentherapie propagiert und angeboten (Masters u. Houston 1984; Orban 1983; Ferrucci 1986). In vielen Religionen besitzen imaginative Übungen eine bereits jahrtausendealte Tradition, die man noch bis heute in Zeremonien, Kulthandlungen und Meditationen wiederfindet.

Ebenso alt sind imaginative Verfahren, die zur „Heilung von Körper und Seele" eingesetzt werden. Nach alten Vorstellungen reist in Trancezuständen die Seele zu den Göttern, um zu gesunden (Eliade 1980; Ornstein 1976). Solche Gedanken finden heute wieder unter dem Begriff der „heilenden Vorstellungen" Anwendung. Bei Krebspatienten (Simonton et al. 1982; LeShan 1982) aber auch bei vielen anderen Krankheiten (Achterberg 1987; Jaffe 1982) werden die heilenden Kräfte dieser Imaginationen angewendet.

In den letzten Jahren haben imaginative Verfahren auch Einzug in die Verhaltenstherapie gehalten (Lazarus 1980). Allerdings sollte nicht übersehen werden, daß ein klassisches Verfahren der Verhaltenstherapie, die systematische Desensibilisierung (Wolpe 1974, Florin 1978), ebenfalls eine imaginative Technik darstellt (s. hierzu Singer 1978) und an meditative Verfahren erinnert, die fast 2000 Jahre alt sind (Nyanatikola 1953).

Einen guten Überblick über das breite Spektrum der Anwendung imaginativer Verfahren findet man bei Singer (1978), Singer und Pope (1986) und bei Achterberg (1987).

Aus dieser kurzen Einführung wird deutlich, daß für imaginative Prozesse in der Therapie vielfältige Möglichkeiten bestehen. Auch wenn sie - wie in unserem Programm - nur neben anderen Schmerzbewältigungstechniken genutzt werden, so ist ihr Einsatz auch als eigenständige Therapieform möglich. Wir sind der Ansicht, daß imaginative Verfahren eine bedeutsame Erweiterung des therapeutischen Spektrums darstellen, deren Spannbreite im Moment nur vereinzelt genutzt wird.

Bevor wir auf die schmerztherapeutische Anwendung von Imaginationen zu sprechen kommen, möchten wir zunächst Grundsätzliches zur Interpretation imaginativer Bilder und zum Vorstellungsvermögen des Patienten als Voraussetzung für den Einsatz dieser Technik ausführen.

5.2.2 Interpretation der Imaginationen

Im analytischen Kontext werden Imaginationen ähnlich wie Traumbilder gedeutet, nähmlich als Symbol für zugrunde liegende unbewußte Prozesse, die in Zusammenhang mit der Lebensgeschichte der Person stehen.

Auch wir gehen davon aus, daß Vorstellungsbilder ein individuelles Produkt einer individuellen Person darstellen. Wir sind allerdings der Ansicht, daß innere Bilder für sich sprechen und wirken können, ohne daß sie einer rationalen Deutung und Intellektualisierung unterworfen werden müssen (zur Kritik an der Deutung s. Epstein 1985). Imaginationen können angenehme oder schmerzhafte Erinnerungen beinhalten, Denk- oder Gefühlsprozesse widerspiegeln, ja teilweise auch „vorausschauend" sein, wobei die Imagination selbst bereits heilende Wirkung entfalten kann. Dies wird besonders im Umgang mit Imaginationen im analytisch orientierten katathymen Bilderleben deutlich, wenn der Patient in der Grundstufe imaginative Übungen ausführt (z.B. Phantasiereisen über eine Wiese, an einen Fluß, auf einen Berg hinauf usw.) und ihm die Möglichkeit gegeben wird, die aufsteigenden Bilder zu malen, sie aber nicht mit ihm besprochen oder gar analysiert werden. Hier wird auf die „heilende Kraft der Imagination" vertraut, die v.a. bei psychosomatischen Patienten als therapeutisch wirksam beschrieben wird (Roth 1984; Leuner 1985). Eine ähnliche Position zum Umgang mit imaginativen Bildern vertreten auch Epstein (1985) und teilweise Ferrucci (1986).

Die Tatsache, daß Imaginationen auch ohne Interpretation erwünschte Wirkungen entfalten, wurde uns besonders bei der im Programm verwendeten, Imaginationsübung „Baum" deutlich, die für viele Patienten Anlaß war, sich mit ihren Imaginationen auseinanderzusetzen, die Impulse für eine psychische Weiterentwicklung geben. Es wurden in Einzelfällen tiefe emotionale Reaktionen ausgelöst, zu deren Bewältigung nachfolgende Gruppengespräche beitrugen. So beobachteten wir, wie diese Übung zum Auslöser für die Verarbeitung eines Todesfalles oder die Lösung einer Schuldproblematik wurde und in beiden Fällen zur Besserung körperlicher Symptome beitrug.

Wir möchten Gruppenleitern, die bisher wenig Erfahrung mit imaginativen Übungen haben, Mut zu neuen Erfahrungen machen. Sie können auf die „Heilkraft" dieser Übungen ebenso wie auf die therapeutischer Gespräche bauen. Unserer Erfahrung nach ist der Einsatz der von uns beschriebenen Übungen einfach, wenn Nachfolgendes beachtet wird:

- Es sollten Vorstellungsinhalte gewählt werden, die positive Emotionen hervorrufen.
- Treten Vorstellungen auf, die mit Angst oder depressiven Empfindungen verbunden sind, sollte der Patient das Vorstellungsbild verändern.
- Werden die Imagiantionsinhalte zu belastend, sollte die Vorstellungsübung beendet werden.
- Auch wenn es therapeutisch sinnvoll erscheint, negative und unangenehme Gefühle eine Weile zu ertragen, weil diese Empfindungen zu der Person gehören, und sie durch Bewußtwerdung, auch der Bearbeitung zugängig sind, sollte im Kontext mit dem Programm die Vorstellungsübung nicht mit negativen Gefühlen beendet werden.

Weiterführende Übungen, die positives imaginatives Erleben in den Vordergrund stellen, findet man bei Müller (1983), für Kinder in Müller (1985) sowie in Ferrucci (1986).

5.2.3 Vorstellungsfähigkeit des Patienten

Imaginative Übungen setzen eine ausreichende Vorstellungs- und Erlebnisfähigkeit des Patienten voraus. Dies trifft nicht für alle Personen zu. Mittels eines einfachen Tests lassen sich die imaginativen Fähigkeiten durch folgende Instruktion überprüfen (s. auch Leuner 1985):
„Ich möchte nun einen kurzen Test mit Ihnen machen: Schließen Sie bitte die Augen und nehmen Sie einige tiefe Atemzüge ... atmen Sie ruhig und in Ihrem Tempo ein und aus ...
Stellen Sie sich nun eine Blume vor, irgendeine Blume, die Ihnen in den Sinn kommt.
Sehen Sie sich die Blüte an, die Farben, vielleicht können Sie auch den Geruch wahrnehmen und auch die Blätter und den Stiel fühlen ...
Gut – beenden Sie nun die Vorstellung, recken Sie sich etwas und öffnen Sie nun wieder die Augen ..."
Gibt der Patient in der anschließenden Befragung an, er konnte eine Blume – oder ein spontan anderes Bild – deutlich und lebendig sehen, sie sogar riechen oder auch tasten, dann wird er normalerweise auch gut mit den imaginativen Übungen zurechtkommen. Konnte er sich nur graue Schatten oder gar nichts vorstellen, sollte er gebeten werden, darüber zu berichten, was er sonst wahrnimmt, wenn er sich an Personen, Tiere, Pflanzen oder Landschaften zurückerinnert. Berichtet er auch hier nur von grauen, schemenhaften Bildern, die nur selten deutlich werden, dann sind imaginative Übungen für diese Person erfahrungsgemäß nicht geeignet.
Im Rahmen des Gruppenprogramms testen wir allerdings die imaginativen Fähigkeiten der Teilnehmer nicht, sondern bieten allen die Übungen an und sprechen ausführlich mit solchen Teilnehmern, die Schwierigkeiten damit haben.
Nicht alle Schwierigkeiten sind auf mangelnde Vorstellungsfähigkeit zurückzuführen; sie können auch in der Einstellung der Person zu den gewählten bildhaften Inhalten der vorgegebenen Phantasien liegen. Sind wir uns sicher, daß der Patient nur ein geringes oder gar kein bildhaftes Vorstellungsvermögen besitzt, empfehlen wir, die Übungen auszulassen und sich weiterhin auf die Muskelentspannung zu konzentrieren, da imaginative Fähigkeiten nur durch lange Übungen zu verbessern sind (Lazarus 1980; Heide 1978). Auf diese Patienten ist in der Folge besonders intensiv einzugehen, damit sie nicht meinen, das gesamte Programm sei für sie ungeeignet. Leuner (1981) gibt für das Katathyme Bilderleben an, daß alle Patienten von den imaginativen Übungen profitieren können, auch wenn die Lebendigkeit der Vorstellungen zu wünschen übrig läßt. Für den von uns gewählten Ansatz kommt der Imagination die Funktion der Ablenkung von den Schmerzen zu, was schlecht gelingt, wenn die inneren Bilder nur blaß sind. Die betreffenden Patienten werden aber positive Erfahrungen mit anderen Programm-

teilen gewinnen können. Meist kommen diese Teilnehmer gut mit der im Programm beschriebenen Übung „Hand" zurecht.

Um die Motivation zur weiteren Mitarbeit zu fördern, ist es wichtig, darauf hinzuweisen, daß mangelndes Vorstellungsvermögen kein intellektuelles oder emotionales Defizit darstellt, sondern daß sich hierin eine besondere Betonung einer kognitiven Informationsverarbeitung widerspiegelt, wobei jede Form der Informationsverarbeitung ihre Vor- und Nachteile hat (Bredenkamp u. Wippich 1980). Für Annahmen, daß solche Personen emotionale Defizite aufweisen, gibt es keine Hinweise. Wahrscheinlicher ist die Vermutung, daß viele Personen mit guten Vorstellungsfähigkeiten diese bewußt nicht nutzen, weil sie aus rationalen Überlegungen ihrer Emotionalität mißtrauen. Gerade diese rational gesinnten Personen können, wenn sie sich darauf einlassen, starke emotionale Erlebnisse mit den Imaginationen verbinden und eine innere Welt wieder entdecken, die vorher verschüttet war.

Nach einer eigenen Untersuchung (Rehfisch 1982) verfügen ca. 90% der Bevölkerung über eine ausreichende Vorstellungsfähigkeit, sodaß sich bei objektiven Tests sehr schnell schiefe Verteilungen ergeben (s. Abb. 5.1). Auf eine Gruppe von 10 Patienten übertragen heißt dies, daß – und dies entspricht unserer Erfahrung – vermutlich ein Patient dabeisein wird, der mit Imaginationsübungen aufgrund mangelnder Vorstellungsfähigkeit Schwierigkeiten haben wird.

Für eine objektivere Erfassung der Vorstellungsfähigkeit bieten sich Fragebogenverfahren an (z. B. Marks 1973). Die von uns vorgenommene Übersetzung zweier solcher Testverfahren ist im Anhang wiedergegeben, ebenso die hiermit ermittelte Verteilung in einer studentischen Population und einer Stichprobe von Patienten, die an von uns durchgeführten Gruppen für chronische Schmerzpatienten teilgenommen haben.

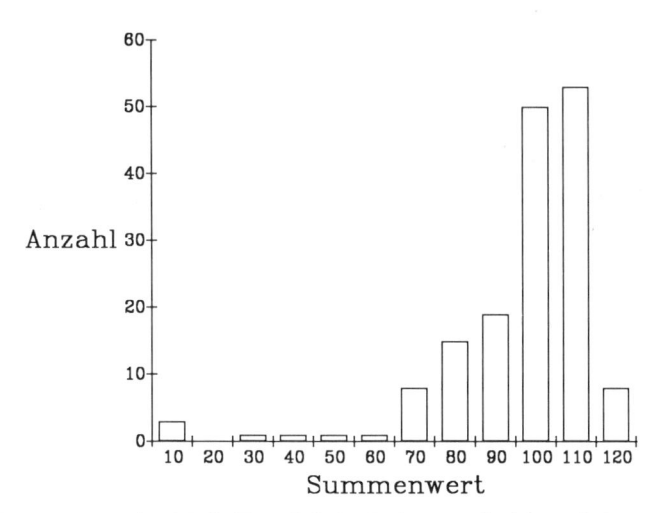

Abb. 5.1. Verteilung des Summenwerts des Marks-Tests bei 160 Patienten mit rheumatischen Beschwerden. Personen der TG und KG aus den Studien II und III. Die Verteilung ist extrem linksschief. Nur 11 Personen haben Werte, die unter 70 liegen (Kategorienbildung in Zehnerschritten 1–10, 11–20, ... 101–110, die letzte Kategorie umfaßt nur 2 Werte 111–112)

Die Lebendigkeit der Vorstellung hängt eng mit der Hypnotisierbarkeit (Suggestibilität) zusammen, z. B. gemessen mit der Stanford Hypnotic Susceptibility Scale (Kolbe 1986). Über Suggestibilität gibt es eine Vielzahl experimenteller Befunde, die belegen, daß hochsuggestible Personen in Hypnose starke Schmerzreduktionen erreichen können, während dies weniger suggestiblen Personen nicht gelingt (Hilgard 1980). Bei der Beurteilung der Suggestibilität ist die Interaktion zwischen Therapeut und Klient sehr ausschlaggebend, da Widerstand gegen die Suggestionen und Schwierigkeiten in der Kommunikation als mangelnde Suggestibilität bewertet werden können.

5.2.4 Imagination in der Schmerzbehandlung

Imaginative Techniken stellen eine sinnvolle Ergänzung der Entspannungsverfahren dar. In einigen Fällen treten Vorstellungsbilder schon spontan in der Entspannung auf. Imaginationen können die Entspannung vertiefen, eine positive emotionale Grundtönung erzeugen und in vielen Fällen besser von Schmerzen ablenken als Entspannungstrainings allein. Imaginative Techniken ermöglichen es auch, direkt mit dem Schmerz zu arbeiten, z. B. den Schmerz zu fokussieren und zu transformieren. Sie überschneiden sich spätestens hier mit den weiter unten beschriebenen hypnotischen Techniken. In dem dargestellten Programm benutzen wir imaginative Techniken aus folgenden Gründen:

1) Vertiefung der Entspannung,
2) Förderung des positiven Erlebens durch angenehme Vorstellungsbilder,
3) Abwechslung in der Entspannung,
4) Verstärkung der schmerzlindernden Wirkung,
5) imaginative Transformation von Schmerz,
6) Fokussierungsübungen und Pendelübungen zur Verstärkung des Kontrollempfindens über den Schmerz,
7) Hervorrufen spezieller physiologischer Effekte, wie z. B. Erwärmung oder Kühlung kranker Körperstellen,
8) Arbeit mit Kognitionen während der Imagination,
9) Unterstützung von Heilungsprozessen (Simonton et al. 1982),
10) suggestive Auswirkungen.

Im folgenden werden verschiedene imaginative Techniken zur Schmerzbehandlung sowie ihre Klassifizierung beschrieben. Die Erforschung der durch diese Verfahren bewirkten Schmerzreduktion ist meist auf Laboruntersuchungen beschränkt geblieben oder bezieht sich auf Einzelfälle. Erste Erfahrungen mit dem Einsatz solcher Techniken im Rahmen von Gruppenarbeit mit chronischen Schmerzpatienten werden von uns in Kap. 9 beschrieben.

Es existieren eine Reihe von imaginativen Verfahren zur Schmerzbewältigung, die gute Ergebnisse im Labor erbrachten, wie Umwandlung des Schmerzes, Entspannung und tiefes Atmen usw. (s. hierzu Meichenbaum u. Turk 1980; Fernandez 1986).

Empirische Daten darüber, ob imaginative Übungen besser Schmerzen lindern können als eine gut gelernte Entspannungsübung, sind uns nicht bekannt. Doch Fallberichte zum Einsatz von Hypnose und eigene Erfahrungen legen die Vermutung nahe, daß ein Teil der Patienten von den imaginativen Übungen mehr Schmerzlinderung erfahren kann als durch die reine Muskelentspannung. Dies sind v. a. Patienten mit sehr lebhaften Vorstellungsbildern, die häufig alle Sinnesmodalitäten umfassen.

Trotz dieser guten Voraussetzungen müssen die betreffenden Personen zur Durchführung der Übungen motiviert werden. Wichtig ist für sie, Imaginationen schmerzspezifisch einzusetzen und regelmäßig zu üben, um hierdurch einen manchmal sprunghaften Fortschritt in ihren Schmerzbewältigungsfähigkeiten zu erfahren.

5.2.5 Klassifikationsverfahren imaginativer Techniken

Unserer Meinung nach läßt sich keine umfassende und gleichzeitig widerspruchsfreie Klassifizierung von Schmerzbewältigungstechniken vornehmen, da die Techniken selbst oft mehrere Behandlungsverfahren vereinen. Wir geben in Anlehnung an Fernandez (1986) in Tabelle 5.1 eine uns brauchbar erscheinende Klassifikation von Strategien zur Schmerzbewältigung wieder, die neben imaginativen auch kognitive Techniken beinhaltet. Bei Fernandez (1986) finden sich auch Angaben zu Studien, in denen diese Techniken beschrieben und angewandt wurden.

5.3 Hypnotische Verfahren

Bei genauerer Betrachtung haben hypnotische Techniken sehr viel Ähnlichkeit mit imaginativen Übungen. Viele der im vorigen Kapitel erwähnten Übungen wie Schmerzfokussierung, Phantasiereisen, Temperaturvorstellungen usw. kann man auch als hypnotische Techniken bezeichnen. Wir wollen deshalb näher auf die Hypnose eingehen, um die jahrhundertealten hypnotischen Erfahrungen zu nutzen und im imaginativen Bereich einzusetzen. Es soll aber keine Anleitung zur Hypnose sein, deren Anwendung eine gezielte Ausbildung erfordert.

5.3.1 Hypnotische Therapieformen

Man kann mit Hoppe (1986) 4 Arten von Vorgehensweisen bei (hypnotischer) Schmerztherapie unterscheiden:

1) Der Therapeut suggeriert – meist wiederholt – Schmerzlinderung. Der Patient ist dabei (passiv) in Hypnose.
2) Der Patient wird im hypnotischen Zustand angeleitet, Selbsthypnose und Suggestionen als Copingtechniken zu nutzen.
3) Der Therapeut gibt Suggestionen, die sich auf psychische Inhalte beziehen, die er hinter den Schmerzen vermutet (z. B. Ängste, Eheprobleme).

Tabelle 5.1. Klassifikation kognitiver Schmerzbewältigungstechniken, einschließlich imaginativer Verfahren. (Nach Fernandez 1986)

Strategien	Beschreibung und Beispiel
Imaginationen	
Schmerzinkompatible Imaginationen:	
Inkompatible emotionale Imaginationen	Imaginationen, die verschiedene Emotionen hervorrufen (Ärger, Freude, Selbstbehauptung, usw.) die inkompatibel mit den Schmerzen sind Z. B.: sich während eines Eiswassertests eine angenehme Situation vorstellen
Inkompatible sensorische Imaginationen	Konzentration auf rein visuelle, akustische oder andere Wahrnehmungen, die inkompatibel mit der Situation sind Z. B.: Imagination eines heißen Tages in einer Wüste während eines Eiswassertests
Transformierende Imaginationen:	
Veränderung des Kontextes	Der Kontext, in dem der Schmerz auftritt, wird in der Vorstellung verändert Z. B.: bei Ischämieschmerz die Vorstellung, ein Spion mit einer Schußverletzung am Arm zu sein, der von feindlichen Agenten verfolgt wird
Imaginative Veränderung des Schmerzstimulus	Imaginative Veränderung der schmerzauslösenden Stimuli Z. B.: sich bei Bauchschmerzen vorstellen, diese würden durch festgespannte Stahlbänder hervorgerufen, die dann in der Imagination gelöst werden können
Imaginative Reaktionsveränderung	Ausblenden der Schmerzwahrnehmung und Konzentration auf Wahrnehmungselemente, die nichts mit dem Schmerz zu tun haben Z. B.: beim Eiswassertest die Schmerzwahrnehmung und die Kältewahrnehmung zu unterscheiden und sich nur auf die Kältewahrnehmung zu konzentrieren
Kognitive Strategien	
Selbstanweisungen:	
Streßimpfung	Kognitive und emotionale Selbstanweisungen zum Umgang mit dem Schmerz Z. B.: in experimentellen Situationen: „Du kannst dich der Herausforderung stellen". „Ich erwarte, daß der Schmerz stärker wird, ich versuche auszuhalten".
Umdeutende Strategien:	
Verleugnung	Selbstanweisungen, den Schmerz zu leugnen Z. B.: Bei äußeren Verbrennungen sich dies als angenehme Wärme vorstellen
Rationalisierungen	Selbstanweisung, nur an die positiven Aspekte der Schmerzen zu denken Z. B.: an das vereinbarte Honorar bei experimentell induzierten Schmerzen
Aufmerksamkeitslenkungen:	
passive Ablenkung	Äußere Schmerzablenkungen Z. B.: Sportschau ansehen bei Schmerzen
aktive Ablenkung	Sich aktiv mit etwas beschäftigen Z. B.: Kopfrechnen bei Schmerzen

4) Im Rahmen eines psychodynamischen Vorgehens werden im Hintergrund stehende, der Amnesie unterliegende, traumatische Erlebnisse aufgedeckt (Kindheitserlebnisse, Vergewaltigung etc.)

Die beiden letzten Vorgehensweisen werden hier in der Beschreibung ausgeklammert, da sie in die psychotherapeutische Einzelarbeit fallen.

5.3.2 Verschiedene hypnotische Techniken zur Schmerzbewältigung

Erickson u. Rossi (1981) unterscheiden in einer Übersicht 11 verschiedene Techniken der hypnotischen Schmerzbeeinflussung:

1. Direkte hypnotische Suggestionen zur völligen Schmerzbeseitigung:
Dem Patienten wird suggeriert, überhaupt keine Schmerzen mehr zu haben. Diese Methode ist nur bei sehr wenigen Personen wirksam und schlägt häufig fehl. Wenn sie wirkt, ist der Erfolg nur kurzfristig. Die daraus entstehenden Entmutigungen machen oft eine weitere hypnotische Arbeit unmöglich.

2. Permissive, indirekte hypnotische Suggestionen:
Nach Erickson sind sie weitaus wirksamer als die direkten Suggestionen, auch wenn sie diesen sehr ähnlich sind, z. B: „Vielleicht bemerken Sie nun eine ganz kleine Veränderung der Schmerzen, die Hand fühlt sich etwas pelzig (leicht, kalt, warm, taub usw.) an; nehmen Sie diesen kleinen Unterschied wahr, ..."

3. Amnesie:
Die Erinnerung an das schmerzhafte Erlebnis wird ganz aufgehoben oder in bezug auf bestimmte Eigenschaften der Schmerzwahrnehmung verändert. Diese Technik ist hauptsächlich für kurzfristig auftretende Schmerzen (Operationen, Unfall) geeignet.

4. Hypnotische Analgesie (Handschuhanästhesie):
In die schmerzenden Körperteile wird ein taubes, pelziges, kaltes oder warmes Empfinden suggeriert, ohne daß es zum Verlust der Schmerzwahrnehmungen oder Empfindungen kommt. Wenn dadurch auch keine vollständige Schmerzlosigkeit eintritt, so geben diese Modifikationen dem Patienten doch ein Gefühl von Erleichterung.

5. Hypnotische Anästhesie:
Angestrebt wird eine Betäubung, die auch die Tast- und Druckempfindung einschließt, also eine vollständige Empfindungslosigkeit. Nach Erickson ist dies schwierig zu erreichen und nur durch „Schaffung psychologischer oder emotionaler Situationen, die im Gegensatz zur Schmerzempfindung stehen" (Erikson u. Rossi 1981, S. 133) möglich.

6. Hypnotische Ersetzung oder Substitution von Empfindungen:
Schmerzreize werden z. B. in lästige Juckreize umgewandelt, die für den Patienten angenehmer zu ertragen sind.

7. Hypnotische Verschiebung des Schmerzes:
So wird z. B. ein Schmerz im Brust- oder Bauchbereich durch Suggestionen in die Hand verlagert. Dadurch wird der Schmerz als weniger unangenehm erlebt.

8. Hypnotische Dissoziation:
Erickson unterscheidet hier eine zeitliche von einer räumlichen, suggerierten Desorientierung. Zeitliche Desorientierung erfolgt durch Suggestionen die den Patienten in einen früheren, weniger schmerzhaften, Krankheitsabschnitt versetzen. Bei der räumlichen Desorientierung trennt sich der Patient von seinem Körper, z. B. wandert er bei Schmerzen in der Vorstellung zu einem Strand, geht ins Nebenzimmer und schaut Fernsehen oder beschäftigt sich mit einer anderen angenehmen Vorstellung.

9. Hypnotische Neuinterpretation von Schmerzen:
Die Schmerzwahrnehmung von „ziehenden, nagenden, drückenden Schmerzen eines Patienten wird in ein Gefühl der Schwere, der völligen Trägheit und schließlich der Entspannung umgedeutet" (Erickson u. Rossi 1981).

10. Hypnotische Zeitverzerrung:
Bei Schmerzanfällen wird die Suggestion gegeben, der Anfall halte nur ganz kurz an, z. B. statt 20 Min. vielleicht nur 10 Sekunden. Erickson schlägt hier die Kombination mit anderen Verfahren vor.

11. Schmerzen durch hypnotische Suggestionen verringern, statt sie völlig zu beseitigen:
Zum Beispiel durch die Suggestion „Schmerzen nehmen Stunde um Stunde unmerklich ab".

Die hier beschriebenen Methoden werden in der Literatur nicht in einheitlicher Weise klassifiziert; so verwenden andere Autoren andere Termini und Einteilungen (s. hierzu: Barber 1982; Peter 1986).

5.3.3 Instruktionen zur Vertiefung der Trance

Die folgenden hypnotischen Textfragmente lassen sich beliebig in eine Instruktion zur Förderung der Entspannung oder positiver Imagination integrieren.

> 1) „Mit jedem Ausatmen gehen sie tiefer in die Entspannung und tiefer, und mit jedem Ausatmen können Sie noch mehr loslassen und gehen immer weiter in die Entspannung, immer weiter und immer tiefer, mit jedem Ausatmen, ..."
>
> 2) „Wenn Sie mögen, können Sie sich eine Treppe vorstellen, die Sie mit jedem Ausatmen eine Stufe nach unten gehen, mit jedem Ausatmen eine Stufe tiefer und tiefer, ... die Treppe führt zu einem angenehmen, ruhigen

Ort, den Sie mögen, wo Sie sich noch weiter entspannen können ... und mit jedem Ausatmen, gehen Sie einen Schritt weiter, tiefer und tiefer ..."

3) „Ich zähle jetzt mit Ihnen ... langsam von 1 bis 10 und mit jeder Zahl werden Sie tiefer und tiefer entspannt, so tief, wie Sie es für sich mögen, wie es für Sie wohltuend ist, und mit jeder Zahl gehen Sie tiefer in die Entspannung.1 ... tiefer, 2 ... immer tiefer, 3 ... mit jeder Zahl, 4 ... ruhig und 5 ... tief, entspannt, 6 ... ganz loslassen, 7 ... tiefe Ruhe, 8 ... tief entspannt, 9 ... ganz für sich 10 ... und wunderbar entspannt."

4) „Und auch wenn der Körper schon tief entspannt ist, daß du ihn immer weniger spürst oder ganz anders wie gewohnt empfindest, du bist und du bleibst im Geiste immer voll wach. Der Geist bleibt voll wach, und mit diesem Wissen kannst du noch mehr loslassen.
Keine Belastung mehr. All das, das was dich im Alltag beschäftigt, ist und bleibt jetzt dort, wo der Alltag ist – einfach draußen. Du fühlst dich weiterhin wohl und entspannst dich noch tiefer ... immer tiefer und tiefer entspannt" (Svoboda 1984, S. 140 f.).

5) „Konzentriere dich auf deine Hand. Gleich wirst du darin ein Gefühl entdecken, das dir sehr bekannt vorkommt ... das du eigentlich sehr gut kennst. Es ist das Gefühl eines Schneeballs oder eines Eiswürfels, den man länger in der Hand hält – und die Hand wird kalt ... ganz kalt ... eisig kalt.
Denke immer fester an das Eis in der Hand, es ist pures Eis, unendlich weiß und kristallklar. Denke und spüre nichts anderes als das Eis in der Hand. Die Kälte nimmt noch zu, sie ist längst jenseits aller Gefühle, einfach eisig kalt, und sie löscht jede andere Empfindung aus, auch sich selbst ... sie ist selbst verschwunden – und die Hand fühlt plötzlich nichts mehr, sie hat keine Empfindung mehr.
Die Hand ist jetzt völlig taub ... als wäre sie eingeschlafen ... als wäre sie aus Holz ... die gleiche Taubheit wie nach einer Spritze beim Zahnarzt ... ganz taub, die Hand ist vollständig taub. Von den Fingerspitzen bis zum Handgelenk fehlt dir jegliches Gefühl. Als wäre die Hand nicht mehr ganz da" (Svoboda 1984, S. 149 f.).

6) „Ruhe ... tiefe Ruhe ... so ruhig ... so entspannt ... nehmen Sie einen tiefen Atemzug, und atmen Sie dann langsam aus, entspannen Sie sich vollkommen ... Ruhe ... wunderbare Ruhe ... tiefe Entspannung ..."

7) „Ruhe ... Entspannung ... wohltuende Ruhe ... gehen Sie tiefer und tiefer ... Sie werden müder und schläfriger ... und je mehr Sie in die Entspannung gehen, um so wohltuender und angenehmer fühlen Sie sich, wunderbar entspannt ... und Sie werden ganz schläfrig und gehen in einen wohltuenden tiefen Schlaf."

Weiterhin gibt es hypnotische Techniken in der Schmerzbehandlung, die stärker suggestiv orientiert sind. Wir geben hierzu einige Beispiele (nach Hoppe 1986):

1) Direkte Suggestionen: „Sie merken immer weniger Schmerzen in Ihrer Hand, sie werden weniger und weniger, die Hand wird ganz gefühllos."
2) Indirekte Suggestionen: „ Sie spüren eine leichte Kühle in der Hand, diese Empfindung von Schnee oder Eis, das in Ihrer Hand schmilzt ... und Ihre Hand bekommt ein ganz pelziges, taubes Gefühl und Sie empfinden die Kälte noch stärker ..."
3) Mikrosuggestionen: „Als nächstes möchte ich, daß Sie herausfinden, daß sie die Fähigkeit haben, Reize unterschiedlich wahrzunehmen. Sie haben die Fähigkeit, Empfindungen unterschiedlich zu bewerten. Wir alle haben diese Fähigkeit, und wir machen ständig unbewußt Gebrauch davon. Sie können Kühle spüren, wo Wärme ist, oder Sie können Wärme spüren, wo Kühle ist, vielleicht können Sie Taubheit spüren, wo Empfindungen waren. Und Sie können sich Zeit lassen, herauszufinden, daß Sie Behaglichkeit spüren können, wo Unbehagen war" (Hoppe 1984, S. 301).
4) Makrosuggestionen: „Ein Freund von mir, der eine lange Kanufahrt gemacht hatte, eine lange Kanufahrt über Monate hinweg, betrat zum ersten Mal wieder ein Haus mit einem Bett. Er war müde und legte sich ins Bett und versuchte zu schlafen. Es gelang ihm nicht. Es war schrecklich unbequem im weichen Bett. Er war es gewohnt, auf der nackten Erde zu schlafen oder im Boot, mit seinen Rippen auf den Rippen des Kanus. Und er verließ das Bett und legte sich draußen auf die harte Erde, um zu schlafen. Er wollte nichts weiter als Behaglichkeit. Er wollte nichts weiter als Behaglichkeit, nur Behaglichkeit" (Hoppe 1984, S. 301).
Diese Technik bezeichnet Erickson auch als Metapher. Metaphern, auch therapeutische Anekdoten genannt, sind indirekte Suggestionen, die der Patient erst selbst erschließen muß. Sie sind Geschichten, die den Inhalt indirekt vermitteln und dadurch den Widerstand umgehen, der eventuell gegen die direkten Formen mobilisiert wird.
5) Einstreutechniken: Suggestionen werden in einen schmerzirrelevanten Text eingebettet und z. B. durch Kopfbewegungen (zum Patienten hin) oder durch Stimmlage markiert. Zum Beispiel: „... das alles wird lediglich verursacht durch den Gewichtsunterschied zwischen kalter und warmer Luft, *und man bemerkt vielleicht nicht, wie es allmählich taub wird.* Man nennt dieses System die „Schwerkraft Luftheizung". *Und alles durch eine örtliche Betäubung.* Und man muß sich darüber klar werden, daß die Warmluftheizung einige bemerkenswerte Pluspunkte aufweist ..." (Hoppe 1986, S. 17).

Peter (1986) beschreibt Parästhesien (abnorme Empfindungen) als Techniken der hypnotischen Schmerzbehandlung so:
Der Patient wird gebeten, auf Unterschiede zwischen Kühle und Wärme, Leichtheit und Schwere, Spannung und Entspannung, Steifheit und Weichheit, zwischen schmerzhaften und nicht schmerzhaften Körperstellen genau zu beachten.
Ebenso können dann die kaum wahrnehmbaren Veränderungen in Wahrnehmungsveränderungen in Richtung Wärme, Kühle, Taubheit oder Prickeln vertieft

werden, bis eventuell der schmerzhafte Körperbereich immer mehr von der normalen Wahrnehmung isoliert und eventuell eine totale Amnesie erreicht wird.

5.3.4 Wirksamkeit der hypnotischen Verfahren

Hoppe (1986, 1984) fand in Untersuchungen mit Schmerzpatienten heraus, daß indirekte Suggestionen signifikant besser als direkte Suggestionen die Schmerzen lindern. Ebenso wirken Makrosuggestionen besser als Mikrosuggestionen. Die Einstreutechniken sind dann wirksam, wenn die relevanten Texte markiert werden. Direkte Suggestionen erzielen eine bessere Wirkung, wenn der Patient sie mit Vorstellungen der Isolierung verbindet, wie z.B. die Hand sei tot oder losgelöst vom Körper.

Nach Hoppe sind zur Schmerzbehandlung am effektivsten:

1) indirekte Suggestionen,
2) Makrosuggestionen,
3) Suggestionen, die Vorstellungsprozesse mit einbeziehen.

5.3.5 Empirische Daten zur hypnotischen Schmerzreduktion

Insgesamt sind die empirischen Befunde zur Wirksamkeit der Hypnose, trotz der jahrzehntelangen Anwendung in der Praxis, sehr dürftig und von meist geringer methodischer Qualität. Wir fassen sie kurz zusammen:

1) Es gibt eine große Anzahl von Einzelfallberichten, in denen eine teils sehr drastische Schmerzreduktion bei akuten und chronischen Schmerzen geschildert wird (Peter u. Kraiker 1986).
2) Es existiert eine Vielzahl von Laboruntersuchungen zu akuten Schmerzen, in denen nachgewiesen wird, daß Hypnose Schmerzen besser reduziert als Plazebo und reine Entspannung. Dabei scheinen imaginative, sensorische und dissoziative Instruktionen sehr gut zu wirken. Dies belegt aber nicht die Wirksamkeit bei *chronischen* Schmerzpatienten.
3) Kontrollierte Untersuchungen mit chronischen Schmerzpatienten gibt es nur wenige (Turner u. Chapman 1982; Peter 1986).

Trotzdem erscheint die Schlußfolgerung angebracht, daß Hypnose wirksam bei chronischen Schmerzen eingesetzt werden kann. Voraussetzungen auf Seiten des Patienten sind:

– Fähigkeit zur Imagination,
– Suggestibilität und
– positive Einstellung zur Hypnose.

6 Psychologisches Schmerzbehandlungsprogramm für Rheumapatienten

Einleitung

Bevor wir das Behandlungsprogramm für Patienten mit chronischen rheumatischen Beschwerden beschreiben, möchten wir einige allgemeine Hinweise zu seiner Organisation und Duchführung voranstellen.

Der letzte Teil dieses Kapitels (Pkt. 6.13) beinhaltet einen Informationsvortrag für Patienten. Diesen hielten wir immer in Form eines offenen Vortrags in den Rheuma-Liga-Gruppen ca. 4–12 Wochen vor dem geplanten Beginn der Behandlung. Erst im Anschluß daran sollten sich die Patienten endgültig für die Teilnahme an dem Programm entscheiden.

Wir halten die gründliche Information der Patienten vor einer Entscheidung zur Teilnahme für einen zentralen Punkt, denn da wir das Programm als Anleitung zur Selbsthilfe verstehen, verlangen wir viel Eigenaktivität. Ohne den von jedem Patienten zu leistenden täglichen Übungsaufwand führt die Behandlung nicht zu einer Verbesserung der Schmerzproblematik.

Bei den ersten Behandlungsgrupppen führten wir noch mit jedem Patienten ein Erstinterview durch. Wegen organisatorischer Schwierigkeiten verzichteten wir später darauf, ohne daß dies die Gruppenarbeit beeinträchtigt hätte. Ähnliche Erfahrungen werden von dem Projekt „Wohnortnahe Versorgung" in der Rheuma-Liga Schleswig-Holsteins berichtet (Schade 1987). Dieses Vorgehen ist bei Gruppen vertretbar, die schon über einen längeren Zeitraum bestehen.

Jeweils 14 Tage vor der Gruppenbehandlung erhoben wir den ersten Teil der Daten für die Begleitforschung, und die Patienten begannen mit dem Führen des Schmerztagebuchs (findet keine Begleitforschung statt, ist das Führen eines Schmerztagebuchs durchaus sinnvoll, um einen kurzen Überblick über die Schmerzen und die Übungshäufigkeit der Entspannungsübungen zu bekommen).

Die Gruppen fanden in den verschiedenen Gruppierungen der Rheumaliga in Hessen statt. Die Gruppengröße schwankte zwischen 6–13 Teilnehmern. Die Räume wurden von den regionalen Gruppierungen der Rheumaliga organisiert. Patienten und Gruppenleiter saßen im geschlossen Kreis auf bequemen Stühlen.

Da wir alle Behandlungen im Rahmen von Forschungsprojekten durchführten, waren wir in der Lage, die Gruppen kostenfrei anzubieten. Dies hatte den Vorteil, daß keine soziale Selektion stattfand. Damit fiel die „Bezahlung" als Motivationsfaktor aus, trotzdem hatten wir sehr gute Teilnahme- (über 90%) und sehr geringe Abbruchquoten (ca. 7%).

Im Nachhinein hat es sich aber doch als nachteilig erwiesen, keine Selektion der Teilnehmer vorgenommen zu haben: Teilnehmer mit geringen Schmerzen vor der Behandlung sind offenbar nicht so motiviert, den geforderten hohen regelmäßigen Übungsaufwand nach der Gruppenbehandlung weiter aufzubringen und hören eher damit auf. Ohne diese weniger stark Erkrankten wären unsere – an und für sich schon sehr guten Behandlungsergebnisse – noch besser ausgefallen, wie eine Teilauswertung zeigte (s. Kap. 9).

Wir haben das Programm, so wie es hier vorgestellt wird, natürlich nicht immer „durchgezogen", sondern das Konzept – zumindestens ab der 5. Sitzung – flexibel gehandhabt, um entstehenden Fragen, Problemen und mit dem Thema zusammenhängenden Gruppengesprächen Raum geben zu können. Dadurch veränderte sich der Ablauf des Programms leicht.

Für besonders wichtig halten wir die ersten 5 Sitzungen des Programms, außerdem die Übungen „Roter Punkt", „Baum", „Hand" und die „Schmerzfokussierung" sowie den kognitiven Teil (Gedanken bei Schmerz und positive Gedanken). Die anderen Übungen können sich die Teilnehmer, wenn sie einige Erfahrung haben, mit Hilfe der Kassetten auch selbständig zu Hause aneignen. Die Übung muß dann nicht mehr in der Gruppe durchgeführt werden. Die persönlichen Erfahrungen sollten aber auf jeden Fall in der nachfolgenden Gruppensitzung angesprochen werden, da die Patienten über ihre Probleme mit den Übungen nicht immer von selbst berichten.

Aus diesem Grund gehören unbedingt alle 4 Kassetten zu dem Programm, aber auch, um Schwierigkeiten beim Erlernen der Übungen zu begegnen und um die Möglichkeit zu bieten, nach Abschluß der Gruppenbehandlung die Übungen wieder aufzugreifen. Auch in der Literatur wird meist dazu geraten, bei Schmerzpatienten mit Kassetten zu arbeiten und die Nachteile (Abhängigkeit von der Kassette) hiervon in Kauf zu nehmen. Es sollte jedoch darauf hin gearbeitet werden, daß jeder Teilnehmer wenigstens eine Entspannungstechnik ohne Kassette sicher beherrscht.

Bei der Durchführung eines so stark übungsorientierten Programms liegt die Verantwortung für das Gelingen zu einem großen Teil beim Gruppenleiter. Die Erfahrung mit der Rolle eines Leiters als zentrale Person ist prägend und kann bei einem Wechsel zu einem mehr gruppenorientierten Vorgehen hinderlich sein. Wenngleich wir diese Schwierigkeiten sehen, raten wir trotzdem jedem Gruppenleiter, sich zunächst möglichst eng an das vorgeschlagene Konzept zu halten, da Gruppengespräche, so wichtig sie zum gegebenen Zeitpunkt auch erscheinen mögen, die Patienten *nicht* näher zu dem eigentlichen Ziel, der Selbstkontrolle über die Schmerzen, bringen.

Es ist sinnvoll und entspricht den Wünschen vieler Teilnehmer, im Anschluß an das Programm, eine Selbsthilfegruppe zu organisieren, um die Behandlungserfolge zu stabilisieren oder weiter zu steigern und um einen weiteren Erfahrungsaustausch zu gewährleisten.

Für nicht so motivierte Patientengruppen können die 12 Programmsitzungen u. E. sowieso nur einen Einstieg darstellen; anhaltende Erfolge müssen gründlicher erarbeitet werden. So hat z. B. die Tübinger Arbeitsgruppe sehr erfolgreich ein „Entspannungsprogramm" über 30 (!) Sitzungen bei Migränepatienten durchgeführt.

Das von uns entwickelte Gruppenprogramm zur Behandlung chronischer Schmerzpatienten besteht aus 12 Sitzungen von je 1,5 Stunden Dauer, die wir in wöchentlichen Abständen durchführen. Nach unserer Erfahrung spricht die Notwendigkeit einer Einübungszeit für die vermittelten Techniken gegen einen schnelleren Ablauf. Eine verzögerte Durchführung mit längeren Pausen würde keine regelmäßige Betreuung bei den zu Hause durchzuführenden Übungen erlauben und die Entwicklung eines förderlichen Gruppenklimas verhindern.

6.1 Sitzung 1

Inhalte der Sitzung:

1) Schmerzprotokolle,
2) persönliche Vorstellungsrunde,
3) Gruppenregeln,
4) Telefon- und Anwesenheitsliste,
5) Austausch von Schmerzerfahrungen,
6) Formulierung der Therapieziele für jeden Patienten.

6.1.1 Schmerzprotokolle

Am besten ist es, wenn der Gruppenleiter schon vor dem Beginn der Sitzung anwesend ist und von den nach und nach eintreffenden Patienten die Schmerzprotokolle (s. Anhang A-20) einsammelt, die bereits vor der 1. Sitzung zu führen waren. Er gibt gleichzeitig neue Schmerzprotokolle aus, am besten 3 Stück auf Vorrat. Dabei kontrolliert er, ob die Bögen vollständig ausgefüllt sind, ob besonders starke Schmerzen vorliegen oder ob sonst noch etwas in dem Schmerzprotokoll auffällig ist.

Häufige Fehler beim Ausfüllen sind:

- kein Name auf dem Bogen,
- es sind auf der Schmerzskala nur Extremwerte eingetragen worden.

6.1.2 Persönliche Vorstellungsrunde

Ziel dieser Runde ist es, daß die Gruppenmitglieder etwas mehr über die anderen Teilnehmer erfahren und somit ein erster Eindruck und Kontakt entsteht. Dabei kommt jeder zu Wort und kann so die ersten Hemmnisse überwinden. Der Leiter weist darauf hin, daß die Vorstellung eines jeden nur kurz sein soll und unterbricht notfalls zu lange Selbstdarstellungen.

Es ist allerdings auch wichtig, darauf zu achten, daß die Vorstellungsrunde nicht zu kurz und zu unpersönlich wird. Reden andere Gruppenteilnehmer dazwischen, ist dies zu unterbrechen (evtl. mit Hinweis auf die Gruppenregeln, s. unten).

Anhaltspunkte für die Vorstellungsrunde:
Jedes Gruppenmitglied nennt

- Namen,
- Alter,
- Familiensituation,
- Dauer und Schweregrad der Erkrankung,
- Einschränkungen und Behinderungen,
- augenblickliches Befinden,
- was ihn momentan bewegt,
- Wünsche und Befürchtungen an die Gruppe.

Der Gruppenleiter stellt sich abschließend in ähnlicher Form vor.

Alternativ: Die Vorstellung kann auch in Form eines Paarinterviews stattfinden. Dies erfordert mehr Zeit, ist aber für die etwas Schüchternen einfacher und regt nähere Kontakte an.

6.1.3 Gruppenregeln

Viele Patienten nehmen zum ersten Mal an einer Gruppe teil und sollten auf die wichtigsten Gruppenregeln aufmerksam gemacht werden:

Jeder Teilnehmer bekommt ein Blatt mit den Regeln in die Hand (s. Materialien am Ende der 1. Sitzung). Die Gruppenregeln stellen ein Minimalprogramm dar, sind aber für Steuerung der Interaktion in edukativen Gruppen ausreichend; bei Bedarf können sie ergänzt werden (Franke 1984). Zumindest die ersten 4 Regeln sollten gleich, die anderen können auch später eingeführt werden, z. B. aus gegebenem Anlaß, wenn ein Gruppenmitglied deutlich gegen eine Regel verstößt.

Kurzüberblick über die Gruppenregeln:

1. Schweigepflicht,
2. Pünktlichkeit,
3. den anderen ausreden lassen,
4. es kann immer nur einer reden.

Außerdem sind folgende Übereinkünfte zu empfehlen:

5. statt „man" und „wir" immer „ich" verwenden,
6. über eigene Erlebnisse und Erfahrungen reden und keine Lebensweisheiten und Ratschläge verbreiten,
7. das eigene Erleben kann nicht falsch sein,
8. Gefühle und Empfindungen genau beschreiben.

Erklärungen zu den Gruppenregeln

1) Schweigepflicht:
Alles, was hier in der Gruppe von einzelnen Mitgliedern gesagt und getan wird, unterliegt der Schweigepflicht. Dies gilt nicht für die Inhalte des Programms, die Übungen und die damit gewonnen eigenen Erfahrungen; diese können ruhig weitererzählt werden.

2) Pünktlichkeit:
Alle Gruppenmitglieder sollten pünktlich zu Beginn der Gruppenarbeit anwesend sein. Es stört, wenn v. a. während der Entspannungsübungen – immer wieder jemand hereinkommt. Ebenso ist es untragbar, daß die Gruppe längere Zeit wartet, daß noch jemand kommt und dadurch viel Zeit verlorengeht. Durch die Telefonliste besteht die Möglichkeit, andere Gruppenmitglieder im Krankheitsfalle zu informieren.

3) Ausreden lassen:
Jedes Gruppenmitglied soll sich aussprechen können, ohne dabei unterbrochen zu

werden. Jeder hat das Recht, seine Meinung zu sagen. Kommentare und Wertungen anderer sind nicht hilfreich. Negative Beispiele:
- Das ist aber nicht so, ich ...
- Richtig, ich habe das auch so erlebt, ich habe dann immer ...

4) Zuhören:
In der Gruppe soll immer nur einer reden. Zwischengespräche mit dem Nachbarn oder Bemerkungen sind zu unterlassen, während jemand etwas mitteilt.

5) „Ich" sagen:
Hinter „man" und „wir" kann sich der Teilnehmer verstecken und braucht weniger Verantwortung für das zu übernehmen, was er sagt. Durch die Einführung von „Ich" werden Aussagen wieder das, was sie sind: persönliche Ansichten und nicht etwas Absolutes oder allgemein Verbindliches.

6) Eigene Erfahrungen:
Eigene Erfahrungen sollen auch durch die Formulierungen zu erkennen sein. Nicht allgemeine Sätze verwenden wie: „Nach einer Kur geht es einem immer gut, aber dann kommt wieder der Alltag", sondern eher so: „Nach meinen 3 Kuren ging es mir immer gut, aber ich habe die Gymnastik nicht lange durchgehalten, weil ...".

So wird deutlich, daß es sich um eigene Erfahrungen, Erlebnisse und Gefühle handelt, die nicht bei allen so sein müssen.

7) Erlebnisse und Gefühle sind nie falsch:
Wenn Gruppenmitglieder über ihre Gefühle und Erlebnisse berichten, haben sie diese genau so erlebt, auch wenn andere in ähnlichen Situationen ganz andere Erfahrungen gemacht haben. Hier ist es wichtig hinzuhören, um den anderen erst einmal zu verstehen und evtl. nachzufragen, wenn etwas unklar ist.

8) Genau beschreiben:
Der Informationsgehalt der beiden nachfolgenden Aussagen ist sehr unterschiedlich.
a) „Gestern habe ich während der Arbeit starke Schmerzen gehabt, und abends ging es mir nicht gut."
b) „Gestern hatte ich starke Schmerzen in den Gelenken. Ich habe mich unheimlich zusammenreißen müssen, um noch meine Arbeit machen zu können. Danach habe ich mich ins Bett gelegt und lange geheult und gedacht: Jetzt wird das wieder schlimmer mit den Schmerzen, und ich kann mit niemandem richtig darüber reden".

Jeder soll selbst entscheiden, ob und wie er Erlebnisse und Gefühle anderen mitteilt. Sind die Aussagen zu allgemein, dann versteht der andere oft gar nicht, um was es geht. Die Teilnehmer sollen in der nächsten Zeit darauf achten, ob Sie sich wirklich so mitteilen, daß andere sie verstehen können, ohne Gedankenleser sein zu müssen.

6.1.4 Telefon- und Anwesenheitsliste

Jeder Teilnehmer schreibt seine Adresse und Telefonnummer in die Teilnehmerliste (Telefonliste, s. Anhang A-21). Diese sollte der Leiter oder besser ein Gruppenmitglied zum nächsten Termin für alle kopieren. Wenn das Fehlen unvermeidlich ist, dann sollte ein anderes Gruppenmitglied darüber informiert werden. Durch diese Liste bekommen die Gruppenmitglieder die Möglichkeit, sich außerhalb der Gruppe anzusprechen und Erfahrungen auszutauschen. Dies kann auch ein erster Schritt in Richtung auf eine spätere Selbsthilfegruppe sein.

Der Gruppenleiter führt eine Anwesensheitsliste (Anhang A-22), in der er zusätzlich den Erhalt des Schmerzprotokolls vermerkt. Diese Information dient der wissenschaftlichen Begleitforschung.

6.1.5 Austausch von Schmerzerfahrungen

Die Patienten tauschen sich über ihre Schmerzen aus:

- über die Dauer der Schmerzen und der Krankheit,
- über den Verlauf und das Fortschreiten der Krankheit,
- über die Behinderung durch die Krankheit,
- über Zeiten, in denen die Schmerzen stärker oder schwächer werden,
- über die Versuche, mit den Schmerzen fertigzuwerden.

Der Gruppenleiter lenkt dieses Gespräch in einem klientenzentrierten Gesprächsstil und ermuntert die Gruppenmitglieder, miteinander ins Gespräch zu kommen, sich füreinander zu interessieren. Er hilft den Teilnehmern, die Gruppenregeln anzuwenden, z. B. durch Nachfragen bei vagen Beschreibungen und Verallgemeinerungen.

In diesem Gespräch wird besonders auf die Individualität der Schmerzerfahrung abgehoben und darauf, wie unterschiedlich die Beeinträchtigungen durch die Schmerzen von den einzelnen Teilnehmern erlebt werden.

Wenn es sich anbietet, kann schon gezeigt werden, wie der einzelne, abhängig von seiner psychischen Situation, seine Schmerzen ganz unterschiedlich erleben und verarbeiten kann. Dabei treten manchmal schon Zusammenhänge zwischen Schmerzerleben und Befindlichkeit hervor, die später noch systematischer herausgearbeitet werden.

Der Gruppenleiter soll v. a. darauf achten, daß geglückte Bewältigungsformen pointiert hervorgehoben und verstärkt werden.

6.1.6 Formulierung der Therapieziele für jeden Patienten

Der Leiter verteilt den Bogen: „Therapieziele" (s. Materialien am Ende der 1. Sitzung).

Die Teilnehmer sollen diesen Bogen bis zum nächsten Mal als Hausaufgabe ausfüllen. Jeder soll für sich 3 Ziele formulieren, die er in der Gruppentherapie erreichen will. Die Patienten und der Gruppenleiter sollen darauf achten, daß die Ziele realistisch sind und innerhalb der Gruppenarbeit erreichbar erscheinen, daß durch sie aber auch genügend Motivation zur Mitarbeit erzeugt werden kann, was nicht der Fall ist, wenn die Erwartungen zu niedrig geschraubt sind, wie z. B.:

„Ich probiere dies mal aus, und wenn es nicht hilft, dann hake ich es auch ab, wie schon vieles andere, was ich bisher versucht habe."

Zur Vorbereitung der Hausaufgabe erkundigt sich der Leiter nach den spontanen Zielen und wirkt evtl. korrigierend ein. Mögliche Ziele sind z. B.:

- bei Schmerzen sich nicht mehr so zurückzuziehen und sich nichts anmerken zu lassen, sondern der Familie oder den Arbeitskollegen dies auch zu sagen;
- sich von den Schmerzen nicht mehr so unterkriegen zu lassen;
- wieder regelmäßig die Gymnastik zu machen;
- etwas aktiv gegen die Schmerzen tun;
- lernen, sich zu entspannen;
- ruhiger zu werden;
- die Übungen regelmäßig auszuführen.

Materialien:

- Schmerzprotokolle
- Anwesenheitsliste
- Teilnehmerlist (Telefonliste)
- Kurzübersicht über die Gruppenregeln
- Therapieziele

Therapieziele

Schreiben Sie hier 3 für Sie wichtige Ziele auf, die Sie in dieser Schmerzbehandlung erreichen wollen. Berücksichtigen Sie bitte dabei, daß es ein unrealistisches Ziel ist, völlige Schmerzfreiheit zu erreichen.

1. ....
   ....
   ....

2. ....
   ....
   ....

3. ....
   ....
   ....

Name: .... Datum: ....

Kurzübersicht über die Gruppenregeln

Dieses Merkblatt über die „Gruppenregeln" soll Ihnen helfen, sich die wichtigsten „Regeln" in Erinnerung zu rufen:

1. Schweigepflicht
2. Pünklichkeit
3. Den anderen ausreden lassen
4. Daran Denken, daß immer nur einer reden kann
5. Statt „man" und „wir" immer „ich" verwenden
6. Über eigene Erlebnisse und Erfahrungen reden und keine Lebensweisheiten und Ratschläge verbreiten
7. Erlebnisse und Gefühle sind immer richtig
8. Gefühle und Empfindungen genau beschreiben

6.2 Sitzung 2

Inhalte der Sitzung

1) Schmerzprotokolle,
2) Teilnehmerliste (Telefonliste),
3) Therapieziele,
4) Begründung der Muskelentspannung,
5) Muskelentspannung nach Jacobson,
6) Gesprächsrunde nach der Entspannung.

6.2.1 Schmerzprotokolle

Zu Beginn der Gruppenstunde werden die Schmerzprotokolle der vergangenen Woche eingesammelt und daraufhin durchgesehen, ob sie vollständig ausgefüllt wurden.
Die neuen Bögen werden ausgeteilt.

6.2.2 Teilnehmerliste/Telefonliste

Jeder Teilnehmer erhält eine Kopie der Teilnehmerliste (Telefonliste), die in der letzten Stunde angefertigt wurde. Der Leiter weist nochmals darauf hin, daß damit die Möglichkeit besteht, sich gegenseitig zu informieren, wenn jemand krank ist, oder einem fehlenden Gruppenmitglied etwas über die letzte Stunde zu berichten, Fahrmöglichkeiten zu organisieren oder näher in Kontakt zu treten.

6.2.3 Therapieziele

Die Teilnehmer verlesen ihre Ziele. Der Leiter achtet darauf, daß die Ziele realistisch und motivierend sind.

6.2.4 Begründung der Muskelentspannung

Den Gruppenteilnehmern soll die Bedeutung der Entspannung für das Schmerzerleben klar sein, damit sie entsprechend motiviert sind, wenn sie mit den Entspannungsübungen beginnen. Wenn Entspannung regelmäßig durchgeführt wird, hält sie durch den erlebten Erfolg weiterhin die Motivation aufrecht. Einige Teilnehmer berichten schon nach den ersten Übungen, die meisten aber nach 2-4 Wochen positive Veränderungen.
Beispiele, um den Zusammenhang von Schmerz und Verspannung zu verdeutlichen:

1) Schmerzen sind sehr häufig von einer Anspannung der Muskeln begleitet. Denken Sie an die Situation, wenn Sie beim Zahnarzt auf dem Behandlungs-

stuhl sitzen und es pötzlich weh tut. Der ganze Körper spannt sich dann ruckartig an.
2) Oder denken Sie an Kopfschmerzen. Sicher kennen die meisten von Ihnen Verspannungen im Nacken und im Hals, die Auslöser für Kopfschmerzen sein können. Bei Patienten mit Rückenschmerzen, Ischias usw. besteht die Behandlung meistens im Lösen von Verspannungen im Rückenbereich, was z. B. durch Muskelrelaxantien, Massage, Gymnastik oder Wärmebehandlung geschehen kann.
3) Ein weiteres Beispiel für den Zusammenhang von Schmerz und Muskelanspannung kann herangezogen werden: Wenn jemandem die Wirbelsäule unter Belastung weh tut, versucht er, sie zu schonen. Die Muskeln der Wirbelsäule werden nun anders oder gar nicht belastet. Diese Schonhaltung führt aber zu einer Muskelanspannung in anderen Bereichen der Wirbelsäule. Anspannungen können auch durch eine verkrampfte oder ungünstige Körperhaltung, z. B. am Arbeitsplatz, ausgelöst werden.

Bei einer zu lange dauernden Muskelanspannung ist die Durchblutung nicht mehr ausreichend gewährleistet. Dadurch sammeln sich Schlackstoffe im Gewebe an, wodurch ebenfalls wieder Schmerzen entstehen (Ischämie; hier kann Anhang A-15 oder A-16 verwendet werden).

Schmerz ist also sehr oft von unwillkürlichen Verspannungen der Muskulatur begleitet. Die angespannte Muskulatur verstärkt die Schmerzen noch weiter. Diesen Kreislauf sollen die Entspannungsübungen auflösen (hier kann Anhang A-7 verwendet werden).

Die Abbildung im Anhang (A-8) zeigt, daß nicht nur Schmerzen und Verspannungen diesen Schmerzkreis aufrechterhalten, sondern daß auch das psychische Befinden, wie Beunruhigung, Ängste, Streß und Depression, mitbeteiligt sind. So kann die Angst vor sich ankündigenden Schmerzen schon zu Verspannungen führen. Ebenso kennt wohl jeder das Anspannen des Körpers in Angstsituationen, so z. B. das Hochziehen der Schultern und das Einziehen des Kopfes.

Durch das Einüben der Muskelentspannung kann jeder von Ihnen lernen, dieses Aufschaukeln des Schmerzes zu verhindern und diese zusätzlichen Schmerzauslöser und -anteile zu beeinflussen. Ebenso können Sie die vegetativen Reaktionen des Körpers auf den Schmerz verändern und dem Schmerz so einen wichtigen Teil seiner physiologische Grundlage entziehen.

Dieser Entspannungsprozeß muß aber geübt werden, und es braucht eine Weile Trainingszeit, bis der Körper sich umstellt und solche Effekte sich einstellen. Entspannungsübungen können die von körperlichen Verletzungen und Veränderungen herrührenden Schmerzen allerdings nicht auslöschen. Es wird lediglich möglich, das erwähnte Aufschaukeln der Schmerzen zu unterbrechen.

Sind die Verspannungen sehr stark oder haben sie sich schon verfestigt, dann müssen die Entspannungsübungen anfangs durch Massage, Medikamente oder Spritzen unterstützt werden.

Ein zusätzliches Ziel der Entspannungsübungen ist es, früh genug zu bemerken, wann die Muskeln sich zu verspannen beginnen. Dies wird durch eine verbesserte Körperwahrnehmung ermöglicht, die besonders gut mit der Muskelentspannung nach Jacobson erreicht wird. Das ist einer der Gründe, weshalb wir hier nicht ein anderes Entspannungsverfahren, z. B. das autogene Training, verwenden.

Um es nochmals zu sagen: Die positiven Wirkungen der Entspannung erreichen Sie nur, wenn Sie regelmäßig üben, wenn Sie die Übungen regelmäßig mindestens einmal, besser 2mal täglich durchführen.

Entspannung kann man lernen: Der Körper lernt mit zunehmender Übung immer schneller und besser, einen entspannten Zustand zu erreichen.

Ich möchte Sie aber bitten, von der Entspannung, auch wenn Sie zunehmend besser gelingt, nicht gleich eine merkliche Schmerzlinderung zu erwarten. Entspannung verändert die Schmerzen oft nicht oder nur gerinfügig.

Wir werden in den späteren Sitzungen Übungen machen, mit deren Hilfe Sie Ihre Schmerzen noch wirkungsvoller beeinflussen können. Auf der Basis einer guten Entspannung und Konzentrationsfähigkeit gelingen Ihnen diese Übungen dann erfahrungsgemäß besser.

Halten wir fest: Die Entspannungsübungen sind Vorbereitungen für die folgenden Schmerzbewältigungsübungen. Deshalb möchte ich Sie bitten, geduldig zu sein und zunächst keine Veränderung Ihrer Schmerzen zu erwarten.

Es könnte sogar sein, daß Sie erleben, daß die Schmerzen während der Entspannungsübung zunächst einmal stärker werden. Der Grund hierfür ist, daß Sie sich ruhig hinsetzen, auf ihren Körper achten und dadurch die Schmerzen erst einmal deutlicher verspüren. Werden die Schmerzen dabei sehr stark, können Sie möglicherweise die Entspannungsübungen nicht gut durchführen.

Auch wenn Ihnen die Entspannung noch keine Schmerzlinderung bringt, so werden Sie doch viel von diesen Übungen profitieren: Wahrscheinlich können sie bald besser einschlafen und durchschlafen, Sie werden innerlich ruhiger, Kopfschmerzen und Magenbeschwerden können verschwinden und andere vegetative Beschwerden werden geringer.

Diese Veränderungen werden ganz nebenbei eintreten, und Sie werden sich wahrscheinlich in einigen Wochen allgemein wohler fühlen. Dabei wird Ihnen auch klarer werden, weshalb sie so verspannt, abgearbeitet, unruhig waren. Wenn der Erfolg der Entspannung fürs erste „nur" darin bestehen sollte, daß Sie deutlicher sehen, bei welchen Gelegenheiten Sie unruhig, gestreßt oder niedergeschlagen werden, dann wäre damit schon viel gewonnen.

6.2.5 Muskelentspannung nach Jacobson

Der Leiter demonstriert die Methode der Muskelentspannung, indem er:

1) die Hand etwa 5 s zur Faust anspannt und dann
2) die geöffnete entspannte Hand auf die Oberschenkel oder auf die Stuhllehne legt.

Anschließend bittet er die Teilnehmer, diese An- und Entspannung selbst vorzunehmen und sich ca. 20 s auf die entspannte Hand zu konzentrieren. Es ist für die Patienten gut, hierbei die Augen zu schließen.

Er weist darauf hin, daß die Muskeln nicht zu stark, sondern nur deutlich spürbar angespannt werden sollen. Genauso wichtig ist das anschließende Wahrnehmen und die Konzentration auf die entspannte Muskulatur, um darauf zu achten, wie sich die Entspannung der Hand im Vergleich zur vorherigen Anspannung anfühlt. Dadurch wird die Aufmerksamkeit gebunden, die Wahrnehmung für den Unterschied von Verspannungen/Entspannungen gefördert und eine tiefere Entspannung erreicht.

Der Leiter läßt sich nun von einigen Teilnehmern berichten, was sie bei der Entspannung für Empfindungen in der Hand spürten. Er weist auf die berichteten Unterschiede hin, daß Entspannung von jedem anders erlebt wird. Ob die Empfindung von Schwere, Wärme, Leichtigkeit, Kühle, Kribbeln oder auch gar nichts wahrgenommen wurde, dies ist in Ordnung. Es muß keine bestimmte Empfindung erlebt werden, es ist so in Ordnung.

Danach wird die Sitzhaltung demonstriert:

Die Gruppenmitglieder setzen sich weit nach hinten in den Stuhl, so daß sie gerade und bequem sitzen; der Rücken ist dabei angelehnt. Die Füße stehen flach auf dem Boden, sie stehen etwa 20 cm auseinander, die Fußspitzen zeigen leicht nach außen. Die Oberschenkel liegen soweit wie möglich auf der Sitzfläche auf. Die Hände liegen flach und bequem auf den Oberschenkeln. Die Schultern hängen locker nach unten. Der Kopf wird eher etwas nach hinten genommen, damit er nicht so leicht nach vorne fällt. Die Augen sind am besten geschlossen.

Wichtig: Die Sitzhaltung soll nicht perfekt sein, sondern bequem. Sie kann während der Entspannung auch verändert werden.

Wichtiger Hinweis für alle Schmerzpatienten: Manche Patienten können bestimmte Muskelgruppen nicht oder nur unter Schmerzen anspannen. Diese und evtl. auch angrenzende Muskelgruppen sollen bei der Anspannung ausgelassen werden. Statt dessen sollen diese Patienten sich vorstellen, wie sie die Muskeln entspannen, indem sie sich auf diese Körperteile konzentrieren.

Die Entspannung stellt sich auf diese Weise nach einiger Übung ebenfalls ein. Auf gar keinen Fall sollen Gruppenteilnehmer sich dazu zwingen, schmerzende Muskeln anzuspannen, weil sie es gut machen möchten.

Es ist verkehrt und schädlich, schmerzende Muskeln anzuspannen, weil dadurch die Schmerzen verstärkt werden.

Durch Anspannung und Schmerzen verkrampfen sich die Muskeln noch stärker. Damit wird genau der gegenteilige Effekt erreicht.

Hinweis für den Gruppenleiter: Patienten im arthritischen Krankheitsschub oder mit sehr starken Schmerzen können die Muskelentspannung erfahrungsgemäß nicht lernen. Hier, aber nur in diesen Fällen, ist es günstiger, in Einzelarbeit mit suggestiven, hypnotischen oder imaginativen Übungen zu beginnen, die stärker vom schmerzenden Körper ablenken.

Eventuell hilft es auch, solchen Teilnehmern eine Kassette mit imaginativen Übungen zu geben!

Normalerweise gehören solche Patienten allerdings nicht in die Gruppe und fallen erfahrungsgemäß auch aus.

Nun führt der Gruppenleiter das Anspannen der einzelen Muskelgruppen nacheinander vor und fordert die Teilnehmer auf, mitzumachen, um die späteren Übungen vorzubereiten. Er geht in folgender Reihenfolge vor:

1. rechte Hand und Unterarm anspannen (Faust bilden),
2. rechten Oberarm anspannen,
3. linke Hand und Unterarm anspannen,
4. linken Oberarm anspannen,
5. Stirn kräuseln und Kopfhaut nach hinten ziehen,
6. Augenringmuskel anspannen (blinzeln mit geschlossenen Augen),
7. Nase rümpfen,
8. Mundwinkel nach hinten ziehen oder Schmollmund,
9. a) Zähne aufeinander drücken (Anspannen der Kiefermuskeln),
   b) Zunge gegen den Gaumen pressen,
10. Muskeln rund um den Hals anspannen (Kopf einziehen),
11. Schulterblätter nach hinten ziehen,
12. untere Rückenmuskeln anspannen (Wirbelsäule zum Bauch),
13. Bauchmuskeln anspannen (leichten Schlag abfangen),
14. rechten Fuß anspannen (Zehen nach unten),
15. rechte Wade anspannen,
16. rechten Oberschenkel anspannen,
17. linken Fuß anspannen (Zehen nach unten),
18. linke Wade anspannen,
19. linken Oberschenkel und Gesäß anspannen,
20. Gesäßmuskeln anspannen.

Vor der eigentlichen Übung noch ein paar Hinweise:
Mit geschlossenen Augen kann man sich am besten auf seinen Körper konzentrieren und von der Umgebung Abstand nehmen. Wer die Augen offen lassen möchte, soll mit halb geschlossen Augen auf einen Punkt ca. 1,5 m vor sich auf den Boden schauen.

Falls jemand bei der Übung sehr müde wird, ist es besser einzuschlafen, als sich immer wieder mit Gewalt aus der Entspannung zu reißen. Also ruhig einschlafen.

Wer aus der Entspannung durch Geräusche oder andere Störungen herausgerissen wird, soll einfach wieder in sich zurückgehen, sobald er sich wieder auf die Übung konzentrieren kann. Wenn dies gar nicht gelingt, ist es besser, sich bequem hinzusetzen und zu dösen.

Durchführung der Übung

Der Gruppenleiter spannt und entspannt ebenfalls die jeweils von ihm angesprochenen Muskelgruppen, und geht, soweit er will, mit in die Entspannung hinein. Das fördert die Atmosphäre und erleichtert es ihm, seine Stimmlage der Entspannungstiefe der Gruppe anzupassen. Gleichzeitig sollte er Entspannungsanzeichen in der Gruppe beachten, z. B. entspanntes Gesicht, Atemtiefe, Schlucken, Herunterfallen des Kopfes.

Der Leiter führt nun mit der Gruppe die Übung durch.

Jacobson-Entspannung: Langform

„Nehmen Sie eine bequeme Sitzhaltung ein, in der Sie eine Weile ohne Schwierigkeiten sitzen können.

Achten Sie darauf, daß die Füße flach auf dem Boden aufliegen, daß der Rücken angelehnt ist und Sie so bequem eine längere Zeit sitzen können. Wenn Sie sich während der Übung bewegen müssen, können Sie dies ruhig tun.

Schließen Sie die Augen und nehmen Sie sich vor, sich nun zu entspannen. Nehmen Sie einige tiefe Atemzüge.

Wir beginnen nun gleich mit der Anspannung und Entspannung. Führen Sie die Anspannung der Muskulatur aber bitte immer erst durch, wenn ich „jetzt" sage.

Wir konzentrieren uns nun auf die rechte Hand. Wir ballen nun gleich die *rechte* Hand zu einer *Faust*, wir machen dies jetzt – halten die Anspannung, achten auf das Gefühl der Anspannung – und lassen die Hand nun wieder locker und lassen alle Muskeln der Hand los. Wir achten auf die Empfindungen in der Hand und im Unterarm – und nehmen wahr, wie die Anspannung der Muskeln langsam nachläßt, sich immer mehr löst und wie sich langsam ein entspanntes Gefühl in den Muskeln des Unterarms und der Hand einstellt.

Wir wiederholen nun die Anspannung der *rechten* Hand. Wir bilden eine *Faust*, machen dies jetzt – halten die Anspannung, achten auf das Gefühl der Anspannung – und lassen die Hand nun wieder locker und lassen alle Muskeln der Hand los.

Wir achten auf die Empfindungen in der Hand und im Unterarm – und nehmen wahr, wie die Anspannung der Muskeln langsam nachläßt, sich immer mehr löst und wie sich langsam ein entspanntes Gefühl in den Muskeln des Unterarms und der Hand einstellt.

Und wir nehmen alles wahr – welche Empfindungen sich einstellen, ob dies ein Prickeln ist, ein Gefühl von Wärme oder Schwere oder irgend etwas anderes, es ist gleichgültig was es ist, wir nehmen es einfach nur wahr und sind aufmerksam.

Als nächstes spannen wir nun den *rechten Oberarm* an, wir machen dies jetzt – achten auf die Anspannung – und lassen die Muskeln wieder ganz locker und achten darauf, wie das Gefühl der Anspannung nachläßt – und immer weniger wird und wie die Muskeln sich langsam anfangen zu entspannen.

Wir spannen nun noch einmal den *rechten Oberarm* an, machen dies jetzt – achten auf die Anspannung – und lassen die Muskeln wieder ganz locker und achten darauf, wie das Gefühl der Anspannung nachläßt – und immer weniger wird und wie die Muskeln sich langsam anfangen zu entspannen.

Und wir achten darauf, was wir dabei empfinden. Und wir bleiben mit unserer Aufmerksamkeit immer bei dem Oberarm und versuchen, dort alle Empfindungen wahrzunehmen und anzunehmen. Und wenn die Aufmerksamkeit irgendwo anders hingeht, kommen wir einfach zurück, ohne uns zu ärgern, und machen einfach weiter. Wir versuchen immer, bei unseren Empfindungen zu bleiben und nehmen sie so gut, wie es uns möglich ist, wahr.

Wir machen nun weiter mit dem linken Arm und entspannen ihn in der gleichen Art, wie wir es mit dem rechten Arm gemacht haben. Ballen Sie die *linke Faust*, jetzt – halten Sie die Spannung – und legen Sie die Hand ganz locker und lose auf. Und wir nehmen wahr, wie die Anspannung immer mehr nachläßt und welche Empfindungen wir in der Hand und im Unterarm haben und achten genau darauf.

Spannen Sie die *linke Faust* nun noch einmal an, jetzt – halten Sie die Spannung – und legen Sie die Hand ganz locker und lose auf. Und wir nehmen wahr, wie die Anspannung immer mehr nachläßt und welche Empfindungen wir in der Hand und im Unterarm haben und achten genau darauf.

Und wir bleiben mit unserer Aufmerksamkeit immer bei den Muskeln, die wir gerade angespannt haben, und wenn wir bemerken, daß unsere Gedanken abschweifen, abgelenkt werden, kehren wir einfach wieder zurück, ohne uns darüber zu ärgern.

Und wir gehen dann zum *linken Oberarm* über, spannen die Muskeln so wie eben an, machen dies jetzt – halten die Spannung etwas – und lassen die Muskeln locker, ganz locker – und achten darauf, wie sich wieder langsam die Entspannung einstellt, ganz von alleine. Wir spannen dann den linken Oberarm noch einmal an, machen dies jetzt – halten die Spannung etwas – und lassen die Muskeln locker, ganz locker – und achten darauf, wie sich wieder langsam die Entspannung einstellt, ganz von alleine.

Und wir versuchen einfach nur wahrzunehmen, wie sich der Oberarm anfühlt. Und wir bleiben mit unserer Aufmerksamkeit beim Oberarm und versuchen genau wahrzunehmen, wie sich alles dort anfühlt.

Wir gehen nun zum Kopf über und beginnen dort mit der *Stirn*, wir ziehen die Stirn nach oben in Falten und spannen die Kopfhaut dabei an, wir machen dies jetzt – halten die Spannung – und lassen die Muskeln wieder locker fallen und merken, wie langsam die Anspannung nachläßt und wie sich die Empfindungen in der Kopfhaut und der Stirn verändern und wie sich das anfühlt. Und wir lassen die Stirn ganz glatt werden, glatt wie eine Wand. Und wir gehen weiter in die Entspannung, immer weiter.

Wir gehen nun zu den *Augenmuskeln* über und drücken die Augen zusammen wie beim Blinzeln in die Sonne, wir machen es jetzt – halten die Muskeln angespannt – und lassen sie jetzt gehen, wieder locker und ganz entspannt werden. Wir achten darauf, wie die Anspannung immer mehr verschwindet und sich langsam ein Gefühl der Entspannung einstellt und wie wir immer entspannter werden, immer mehr.

Als nächstes spannen wir die *Nasenmuskeln* an, indem wir die Nase rümpfen, wir machen dies jetzt – halten die Spannung etwas – und lassen die Muskeln fallen, ganz locker und entspannt. Und wir nehmen wahr, wie die Nase immer entspannter und lockerer wird. Und wir versuchen, diese Empfindungen möglichst genau wahrzunehmen.

Nun gehen wir weiter zu den *Lippenmuskeln*, spannen die Lippen an, wir machen dies jetzt – halten die Spannung etwas – und lassen wieder los, lassen die Lippen ganz locker und entspannt und beobachten die Veränderungen, die sich in den Muskeln abspielen, wie sich langsam die Entspannung immer mehr ausbreitet und immer tiefer wird. Und wir merken, wie das angenehme Gefühl der Entspannung sich immer mehr ausbreitet.

Als nächstes spannen wir die *Kiefermuskeln* und die Zunge an, indem wir die Zähne zusammenbeißen und die Zunge gegen den Gaumen drücken, wir machen dies jetzt – halten die Spannung an – und lassen die Muskeln wieder ganz locker und entspannt und lassen die Zunge ganz locker aufliegen – und wir achten auf die Empfindungen, die sich einstellen: Ob dies ein Prickeln, ein Wärmegefühl, eine Schwere oder auch etwas anderes ist, das ist ganz belanglos, – nehmen Sie einfach nur wahr, was Sie empfinden.

Nun spannen wir die Muskeln rund um den *Hals* an, indem wir den Kopf einziehen und einen dicken Hals machen, wir machen dies jetzt halten die Spannung – und lassen die Muskeln wieder fallen, ganz locker und entspannt und versuchen wahrzunehmen, wie sich die Entspannung einstellt und die Anspannung immer weniger wird, und wir versuchen wahrzunehmen, wie sich das anfühlt, und es ist egal, wie es sich anfühlt, versuchen Sie, es einfach nur wahrzunehmen.

Nun spannen wir die Muskeln der *Schultern* an, indem wir die Schulterblätter etwas nach hinten wölben, wir machen dies jetzt – halten die Anspannung – und lassen die Muskeln locker und entspannt, wir lassen die Schultern weiter los und lassen sie nach unten fallen, einfach nach unten fallen. Und wir nehmen wahr, wie die Entspannung sich immer mehr ausbreitet.

Als nächstes spannen wir die *Bauchmuskeln* an, so als wollten wir einen leichten Schlag abfangen, wir machen dies jetzt – halten die Spannung der Muskeln – und lassen die Bauchmuskeln gehen und achten darauf, wie diese Anspannung weniger wird und wie langsam ein Gefühl der Entspannung eintritt.

Nun gehen wir zum rechten Bein, als erstes spannen wir die Muskeln des *rechten Fußes* an, indem wir die Zehen krümmen, wir machen dies jetzt – halten die Anspannung etwas – und lassen den Fuß ganz locker und entspannt auf dem Boden aufliegen und merken, wie auch hier sich die Entspannung immer mehr ausbreitet.

Wir spannen nun die *Wadenmuskeln des rechten Beins* an, wir machen dies jetzt - halten die Anspannung etwas- und lassen die Wadenmuskeln fallen, ganz locker und entspannt. Und wir beobachten, wie sich die Entspannung immer mehr ausbreitet und wie sich dies anfühlt.

Gleich spannen wir die *Oberschenkelmuskeln des rechten Beins* an, wir machen dies jetzt - halten die Spannung etwas, - und lassen die Muskeln locker und entspannt werden, ganz entspannt aufliegen. Und wir nehmen einfach nur wahr, wie sich dies anfühlt. Wir beobachten die Schwere und die Wärme, die sich nun in dem rechten Bein einstellt und nehmen diese angenehme Entspannung wahr.

Nun gehen wir mit unserer Aufmerksamkeit zum linken Bein über, spannen den *linken Fuß* so wie eben an, machen dies jetzt - halten die Spannung etwas - und lassen den Fuß locker, ganz locker und entspannt aufliegen und beobachten, wie die Anspannung immer mehr nachläßt und in eine tiefe Entspannung übergeht.

Wir spannen als nächstes die *Wadenmuskeln des linken Beins* an, wir machen dies jetzt - halten die Anspannung etwas, - und lassen die Muskeln fallen, ganz fallen und locker werden und merken, wie sie immer entspannter werden und entspannter. Und wir gehen tiefer und tiefer in die Entspannung.

Als letztes spannen wir die Muskeln des *linken Oberschenkels* und des Gesäßes an, machen dies jetzt - halten die Spannung etwas, - und lassen die Muskeln gehen - ganz locker und entspannt. Und wir bemerken die Entspannung, die sich nun auch hier einstellt.

Wir gehen mit unserer Aufmerksamkeit wieder zum *Atem*, wir verändern ihn nicht, sondern schauen einfach nur zu, wie wir atmen, wie wir ruhig - tief und gleichmäßig atmen, ohne, daß wir etwas dazu tun müssen.

Und mit jedem Ausatmen geben wir noch etwas von unserer Anspannung ab, und mit jedem Ausatmen werden wir entspannter und entspannter, und wir gehen tiefer und tiefer in die Entspannung.

Und wir lassen ganz los und gehen immer tiefer in die Entspannung. Und wir überlassen uns ganz dem angenehmen Gefühl der Entspannung und gehen tiefer und tiefer, mit jedem Ausatmen.

Kurze Pause von 1-2 Minuten

Wir beenden nun die Entspannung.

Wir kommen mit unserem Bewußtsein in den Raum zurück.

Wir fangen an, uns langsam zu räkeln und zu strecken, wie morgens beim Aufstehen, und wir strecken uns immer mehr. Nun spannen wir beide Hände zu Fäusten und ziehen die Arme 3 mal ruckartig an.

> Eins ... zwei ... drei ...
> Und wir sind nun wieder wach und frisch und öffnen langsam die Augen."

(Dieser Texte befindet sich auf der Kassette I, mit einer Abänderung: Beim rechten Arm – Faust/Unterarm und Oberarm – wird nur einmal angespannt.)
Nach der Entspannung ist es gut, den Gruppenteilnehmern etwas Zeit zu lassen und nicht sofort weiterzumachen.

6.2.6 Gesprächsrunde nach der Entspannung

Jeder einzelne berichtet:

- wie er sich im Moment fühlt,
- ob er sich gut entspannen konnte,
- wie ihm die Entspannung gefallen hat,
- was für Schwierigkeiten oder seltsame Empfindungen es gab,
- ob ihn etwas gestört hat usw.

Der Leiter sollte sich im Gespräch an der Liste der „Begleiterscheinungen bei Entspannungen" (s. 3. Sitzung) orientieren, ohne die Inhalte direkt anzusprechen.
Als Gruppenleiter können Sie sich von der Erfahrung leiten lassen, daß fast alle berichteten Schwierigkeiten mit der Zeit verschwinden.
Nach Abschluß der Runde wird nochmals auf die Wichtigkeit des regelmäßigen, 2mal täglichen Übens hingewiesen und als Begründung genannt, daß der Körper nur so das Entspannen richtig lernen kann.
Die meisten Patienten empfinden die Entspannung als „Zweimal täglich Urlaub".
Die Muskelentspannung kann auch vor dem Einschlafen im Bett durchgeführt werden. Es tut den Patienten gut, über den Übungen einzuschlafen.
Der Leiter sollte an dieser Stelle die Rückenlage für die Muskelentspannung im Liegen vorstellen.

Rückenlage:
Flach auf dem Rücken liegen, die Arme dicht neben dem Oberkörper, die Handflächen nach unten bequem aufliegen lassen. Die Beine liegen etwas auseinander, die Fußspitzen fallen leicht nach außen.
Diese Liegehaltung sollte jeder probieren, wenn es dafür keine körperlichen Hindernisse (Gelenkschmerzen usw.) gibt. Selbst für Personen, denen diese Haltung unbequem erscheint oder die meinen, sie könnten so nie schlafen, ist es meist möglich, sich in dieser Stellung zu entspannen. Wer aus Krankheitsgründen diese Haltung nicht einnehmen kann, soll die Haltung auswählen, in der er am besten liegen kann.

Der Kursleiter spricht nun noch über die äußeren Bedingungen, die zur Entspannung notwendig sind (Siehe hierzu das Arbeitsblatt am Ende der Sizung). Welche äußeren Maßnahmen unterstützen die Entspannung). Dabei sind folgende Punkte am wichtigsten:

- bei der Entspannung vorsorgen, daß man nicht durch Personen, die ins Zimmer kommen, durch Telefone oder Türklingeln, gestört wird!
- die Übung nicht perfekt machen wollen und sich während der Entspannung nicht ärgern – egal was kommt.

Zum Abschluß weist der Gruppenleiter darauf hin, daß nun auch die subjektive Einschätzung der Entspannung im Schmerzprotokoll eingetragen werden soll.
Es werden folgende Materialien verteilt:

- Kassette I
- Anleitung zur Muskelentspannung,
- Welche äußeren Maßmahmen unterstüzen die Entspannung?
- Übersicht: Muskelentspannung nach Jacobson.

Materialien:
- Schmerzprotokolle
- Kopierte Telefonliste
- Anwesenheitsliste
- Kassette I
- Anleitung zum Entspannungstrainning
- Übersicht: „Muskelentspannung nach Jacobson"
- Welche äußeren Maßnahmen unterstützen die Entspannung?
- Anhang A-15, A-16, A-7 und A-8

Anleitung zum Entspannungstraining
(Progressive Muskelentspannung nach Jacobson)

Bitte lesen Sie diesen Text aufmerksam durch. Er wird Ihnen behilflich sein:

- das, was Sie bereits über das Entspannungstraining erfahren haben, nochmals aufzufrischen,
- Antwort auf noch offenen Fragen zu finden,
- die Übungen zu Hause korrekt durchzuführen.

Worum geht es?
Die Technik, die Sie erlernen wollen, heißt *progressive Muskelentspannung*. Dabei lernen Sie, alle Muskelgruppen Ihres Körpers nacheinander zu entspannen, indem Sie diese Muskelgruppen erst anspannen und dann lockern und dann gleichzeitig sehr konzentriert und sorgfältig auf die Empfindungen achten, die dabei an Ihren Muskeln auftreten.

Mit einiger Übung werden Sie dazu kommen, Ihre Muskelspannung weit unter das normale Spannungsniveau zu senken, und zwar wann immer Sie wollen und wann immer Sie es brauchen. Sich entspannen lernen geht ähnlich wie das Erlernen anderer Fertigkeiten, wie Schwimmen, Autofahren oder Klavierspielen. Sie brauchen dazu Übung, Konzentration und Engagement. Es ist wichtig, daß Sie begreifen: die progressive Muskelentspannung können Sie lernen; an dem Verfahren ist nichts Geheimnisvolles. Das gilt übrigens auch für andere Entspannungsverfahren wie das autogene Training.

Wozu Muskelentspannung?
Mit etwas Übung werden Sie feststellen, daß durch die Entspannung der Muskulatur auch andere Zeichen körperlicher Unruhe und Erregung, wie z. B. Herzklopfen, Schwitzen, Zittern, zurückgehen oder verschwinden, daß Sie sich insgesamt viel ruhiger und gelassener fühlen. Durch die Entspannungstechnik können Sie lernen, hartnäckige Verkrampfungen Ihrer Muskeln aufzuspüren und zu lockern und damit Ihre Schmerzen zu verringern.

Mit der Muskelentspannung haben Sie also eine Technik zur Hand, mit der Sie körperliche und seelische Anspannung und Nervosität verringern und alltägliche Streßsituationen gelassener bewältigen können.

Was sie beim Üben berücksichtigen sollten!
Zeitpunkt: Führen Sie die Übung täglich mindestens einmal durch und legen Sie den Zeitpunkt so, daß Sie 15-20 min zur Verfügung haben, in denen Sie nicht gestört werden und sich auch nicht unter Zeitdruck fühlen. Diese 15-20 min sollen also voll und ganz der Entspannung zur Verfügung stehen.

Äußere Umgebung: Gerade am Anfang des Trainings ist es besonders wichtig, daß Sie während des Übens nicht abgelenkt und in Ihrer Konzentration gestört werden. Ideal ist deshalb ein ruhiger, angenehmer, etwas abgedunkelter Raum.

Sitzgelegenheit: Die Sitzgelegenheit sollte so beschaffen sein, daß keine Anstrengung für die Körperhaltung nötig ist. Ideal ist ein gut gepolsterter Sessel (evtl. auch Sofa), in dem Sie Kopf, Nacken, Rücken und Arme bequem anlehnen bzw. auflegen können.

Kleidung: Achten Sie darauf, daß Sie während der Übung nicht durch beengende Kleidungsstücke (Jackett, Krawatte, Gürtel, unbequeme Schuhe etc.) oder Brillen, Kontaktlinsen, Uhren u.ä. in Ihrer Bewegungsfreiheit und Konzentrationsfähigkeit eingeschränkt werden. Legen Sie diese vorher ab.

Grundposition: Bevor Sie mit den Entspannungsübungen beginnen, sollten Sie sich 1 min Zeit nehmen, in der Sie sich vergewissern, daß Sie auch wirklich bequem und entspannt sitzen, und sich darauf vorbereiten, daß Sie sich entspannen werden. Schließen Sie dazu die Augen und achten Sie darauf, daß die Füße bequem stehen, daß die Beine gelockert sind, daß Sie sich überall richtig anlehnen können, daß Sie für Ihren Kopf eine angenehme Lage finden, daß die Schultern locker herabhängen und Hände und Unterarme entspannt auf der Lehne oder im Schoß aufliegen.

Worauf es bei der Übung ankommt!
Anspannen und Entspannen: Indem Sie eine Muskelgruppe anspannen und dann die so entstandene Spannung völlig lockern, ermöglichen Sie diesen Muskeln, sich weit unter ihr normales Spannungsniveau zu entspannen.
  Dabei sollte das Anspannen 5–7 s nicht überschreiten, um die Muskeln nicht zu verkrampfen.
  Nach dem Lockern einer Muskelgruppe sollten Sie sich dagegen etwa 20–30 s Zeit nehmen, um die Entspannung wirken zu lassen.

Auf Empfindungen achten: Ein weiterer Vorteil dieser Technik, erst Spannung zu erzeugen und dann zu lockern, liegt darin, daß Sie durch den Kontrast die mit Anspannung und Entspannung verbundenen Empfindungen leichter erkennen und unterscheiden lernen. Wenn Sie eine Muskelgruppe fest anspannen, so spüren Sie, wie die Muskeln hart und straff werden und sich zusammenziehen. Achten Sie während des Anspannens immer genau auf diese Empfindungen. Wenn Sie dann die Muskelgruppe entspannen, d.h. alle Spannung gleichzeitig herauslassen, verschwinden diese Empfindungen und angenehme Entspannungsgefühle treten an ihre Stelle.
  Diese können von Mensch zu Mensch ganz unterschiedlich sein. Manche Menschen spüren Wärme in ihre Muskeln fließen oder ein angenehmes Kribbeln, andere empfinden Schwere und wieder andere ein Gefühl der Schwerelosigkeit. Wichtig ist nur, daß Sie während des Entspannens etwa 30 s ganz aufmerksam auf diese Empfindungen achten, ihnen nachspüren und so die Entspannung tiefer und tiefer werden lassen.

Richtig atmen: Beachten Sie Ihre Atmung nicht weiter und versuchen Sie auch nicht, Ihre Atmung zu kontrollieren. Sie werden während der Übung ganz von alleine zu einer ruhigen und entspannten Atmung kommen.

Konzentration: Sie werden feststellen, daß es nicht einfach ist, sich 15 min nur auf sich selbst bzw. auf die Muskelentspannung zu konzentrieren. Ihre Aufmerksamkeit wird häufiger durch Geräusche, andere Körperempfindungen oder abschweifende Gedanken abgelenkt werden. Das ist ganz normal und sollte Sie nicht beunruhigen. Wenn Sie feststellen, daß Sie abgeschweift sind, so nehmen Sie es ruhig hin und richten Sie dann Ihre Aufmerksamkeit wieder auf Ihre Aufgabe. Denken Sie also nicht weiter darüber nach, sondern fahren Sie einfach mit der Übung fort. Häufig hilft es, sich die Anweisungen für die Übung durch innerliches Sprechen selbst zu geben und auch die Empfindungen, die beim Entspannen auftreten, innerlich zu kommentieren.

Zum Beispiel so:

... atme ruhig und entspannt. Laß alle Spannung heraus und konzentriere dich ganz auf die Empfindungen, die beim Entspannen der Muskeln auftreten. Achte darauf, wie sie weicher und entspannter werden...usw.

Beenden der Entspannung: Wenn Sie alle Muskelgruppen entspannt haben, dann versuchen Sie, den angenehmen Entspannungszustand noch einige Minuten aufrechtzuerhalten und zu genießen. Sie können dazu die einzelnen Muskelgruppen in Gedanken nochmals durchgehen und den Grad ihrer Entspanntheit erfühlen oder auch einfach so entspannt sitzen bleiben und einer angenehmen, wohltuenden Vorstellung nachhängen. Sagen Sie sich anschließend, daß Sie nun die Entspannung beenden werden, öffnen Sie die Augen und räkeln Sie sich.

Entspannung läßt sich nicht erzwingen: Wir haben betont, wie wichtig Konzentration und regelmäßiges Üben für den Erfolg des Trainings sind. Sich entspannen können erfordert jedoch noch etwas mehr, nämlich: sich gehen lassen können, sich Zeit für sich selbst nehmen können und Geduld mit sich haben, wenn es einmal nicht so gut klappt. Wer das Training wie einen Leistungssport betreibt und sich unter Erfolgszwang bringt, geht am Wesen der Entspannung vorbei. Die Entspannung soll von angenehmen Gefühlen begleitet sein. Sie können daher auch ruhig während der Übung Ihre Haltung ändern, wenn Sie es sich dadurch bequemer machen können.

Achtung! Achtung! Achtung! Achtung! Achtung! Achtung!
Es ist ein Fehler, wenn Sie Muskelgruppen anspannen, die Ihnen weh tun, oder wenn Sie beim Anspannen der Muskulatur Schmerzen empfinden.

Hören Sie dann sofort mit der Anspannung auf, spannen Sie diese Muskelgruppen auf gar keinen Fall an.

Schmerzen führen zu weiteren Verkrampfungen, und dies fördert nicht die Entspannung, sondern verhindert sie.

Es ist außerdem schädlich für die Muskeln und Gelenke. Lassen Sie diese Muskeln einfach aus.

Oder stellen Sie sich die Entspannung der Muskeln nur vor, stellen Sie sich vor, wie Sie die Muskeln anspannen und entspannen. Auch auf diese Weise ist Entspannung möglich.

Muskel-Entspannung nach Jacobson

Zur Übersicht geben wir hier noch einmal eine Aufstellung der Muskelgruppen, wie wir sie in der Langform verwenden. Mit diesem Merkschema sollten Sie sich nach einigen Wochen von der Kassette „entwöhnen", damit Sie lernen, sich auch ohne Kassette und überall, wo Sie sind, zu entspannen.

1. Rechte Hand und Unterarm anspannen (Faust bilden),
2. rechten Oberarm anspannen,
3. linke Hand und Unterarm anspannen,
4. linken Oberarm anspannen,
5. Stirn kräuseln und Kopfhaut nach hinten ziehen,
6. Augenringmuskel anspannen (blinzeln mit geschlossenen Augen),
7. Nase rümpfen,
8. Mundwinkel nach hinten ziehen oder Schmollmund,
9. a) Zähne aufeinander drücken (Anspannen der Kiefermuskeln),
   b) Zunge gegen den Gaumen pressen,
10. Muskeln rund um den Hals anspannen (Kopf einziehen),
11. Schulterblätter nach hinten ziehen,
12. untere Rückenmuskeln anspannen (Wirbelsäule zum Bauch),
13. Bauchmuskeln anspannen (leichten Schlag abfangen),
14. rechten Fuß anspannen (Zehen nach unten),
15. rechte Wade anspannen,
16. rechten Oberschenkel anspannen,
17. linken Fuß anspannen (Zehen nach unten),
18. linke Wade anspannen,
19. linken Oberschenkel und Gesäß anspannen,
20. Gesäßmuskeln anspannen.

Diese Muskelgruppen können, bei Bedarf, beliebig ergänzt werden.

Beendigung: Langsam räkeln und strecken, tief Luft holen, Muskeln bewegen und langsam die Augen öffnen.

Welche äußeren Maßnahmen unterstützen die Entspannung

Gerade zu Beginn des Entspannunglernens ist es wichtig, auch die äußere Umgebung so zu gestalten, daß eine Entspannung gut durchzuführen ist. Mit der Dauer des Trainings lernt man, besser abzuschalten, und die äußeren Umstände werden zunehmend unwichtig. Für die Entspannung förderlich ist:

- nicht gestört zu werden durch: Personen, Tiere, Telefon, Klingel usw.;
- ein ruhiger angenehmer Raum;
- eine angenehme Zimmertemperatur;
- keine Zugluft;
- vorher evtl. lüften;
- ein etwas abgedunkelter Raum;
- allein in einem Raum sein;
- es wird kein Besuch erwartet;
- eventuell ein Schild an die Tür: Bitte nicht stören!;
- wenig Lärm von der Straße oder aus dem Nebenzimmer;
- während der Übung: kein Zeitdruck;
- eine bequeme Sitz- oder Liegemöglichkeit (d.h viele Muskelgruppen sind unterstützt oder können aufliegen).

6.3 Sitzung 3

Inhalte der Sitzung

1) Schmerzprotokolle,
2) Besprechung der häuslichen Entspannungsübungen,
3) Schwierigkeiten bei Entspannungsübungen,
4) Durchführung der Muskelentspannung,
5) Was bewirkt Entspannung im Körper?

6.3.1 Schmerzprotokolle

Einsammeln der Protokolle, Verteilen der neuen Bögen. Es ist wichtig, einen kurzen Blick auf die Dokumentation der Entspannungübungen zu werfen:

- Wurde 2mal geübt?
- Wie wurde der Entspannungszustand bewertet?

6.3.2 Besprechung der häuslichen Entspannungsübungen

In einer Runde berichtet jeder Teilnehmer über das Üben der Muskelentspannung zu Hause. Der Leiter sollte von jedem Teilnehmer Informationen zu folgenden Punkten erhalten:

- Wie oft hat er täglich geübt?
- Hat er an allen Tagen geübt?
- Was hat am Üben gehindert?
- Wie gut konnte er sich entspannen?
- Haben ihm die Übungen gefallen?
- Gab es Schwierigkeiten?
- Hat er im Sitzen oder im Liegen geübt?
- Hat er mit oder ohne Kassette geübt?
- Gab es merkwürdige körperliche Empfindungen?
- Konnten bestimmte Muskeln nicht angespannt werden?
- Wie haben die Familienangehörigen auf die Übung reagiert?
- Gab es Störungen während der Übungen?
- Ist er ruhiger geworden?
- Konnte er gut abschalten?

Diese Fragen sollten nicht alle angesprochen werden, sondern im Hintergrund das Gespräch steuern. Ziel ist es, einen Eindruck darüber zu bekommen, wie oft der Teilnehmer geübt hat und wie gut die Entspannung gelang.

„Nebenwirkungen" sollen ausführlich besprochen werden (Nebenwirkungsliste, s. Punkt 6.3.3).

Übt jemand zuwenig, sollte genauer nachgefragt werden, woran es lag, und der Leiter kann mit Hilfe der Gruppe Lösungsmöglichkeiten erarbeiten.

Es ist wichtig nicht nur auf die Schwierigkeiten einzugehen, sondern auch die positiven Erlebnisse zu betonen.

Der Leiter sollte nochmals darauf hinweisen, daß die Entspannung die wichtigste Grundlage dieses Programms darstellt, daß durch die Entspannung zwar noch nicht die Schmerzen beseitigt werden, daß sie aber der Vorbereitung für die folgenden Übungen dient und daß viele positive Veränderungen in der Folge auftreten, wie z. B. verbesserter Schlaf, Ruhe und besseres Allgemeinbefinden.

Der Gruppenleiter sollte verständlich machen, wie durch Entspannungsübungen die Körperwahrnehmung für Verspannungen zu verbessern ist und wie wichtig es ist, daß Verspannungen, die Schmerzen hervorrufen oder verstärken, frühzeitig bemerkt und langsam gelöst werden können.

Dies alles ist aber nur durch regelmäßiges Üben zu erreichen. Klagen die Teilnehmer über Konzentrationsschwierigkeiten, sollte zunächst nur darauf hingewiesen werden, daß die Konzentration sich mit der Übungsdauer verbessert. Unterstützend wirkt es,

- innerlich die Anweisungen von der Kassette mitzusprechen,
- die störenden Gedanken bewußt „neben sich hinzulegen" und sie erst nach der Übung wieder aufzugreifen.

Konzentrationsschwierigkeiten zu Beginn sind normal, da es längerer Übung bedarf, sich über einen Zeitraum von 20 Min. ausschließlich auf die Entspannung zu konzentrieren. Darüber braucht man sich nicht zu ärgern. Wenn die Gedanken abschweifen einfach zurückgehen zu der Übung, immer wieder und wieder.

Wer bei der Durchführung ohne Kassette über starke Konzentrationsschwierigkeiten klagt, soll zunächst einmal mit Kassette üben.

Wer bei der Übung ohne Kassette über Schwierigkeiten mit dem Zeitrhythmus klagt, kann sich durch Mitzählen behelfen: bis 5 beim Anspannen, bis 20 bei der anschließenden Entspannung. Für die Entspannungsinduktion noch günstiger ist es, eine entsprechende Anzahl von Atemzügen zu zählen, dabei aber immer nur das Ausatmen zählen.

6.3.3 Schwierigkeiten bei Entspannungsübungen

Entspannungsübungen beeinflussen viele körperliche Funktionen. Anfangs können unangenehme oder merkwürdige Begleiterscheinungen auftreten, die aber meist nur von vorübergehender Dauer sind.

Als generelle Regel für den Leiter gilt: Störungen ansprechen, aber nicht sonderlich beachten. Meist verschwinden diese Begleiterscheinungen von alleine, und nur in extremen Fällen ist es nötig, die Entspannung zu unterbrechen oder die Übung ganz auszusetzen. Im folgenden werden die häufigsten „Nebenwirkungen" von Entspannung kurz aufgelistet und Anregungen für den Umgang mit ihnen angeführt.

1. Krämpfe und Schmerzen in den Muskeln;
- ruhig sitzen bleiben und die verkrampfte Muskulatur leicht bewegen

- Muskeln künftig nicht zu stark anspannen,
- Eventuell bestimmte Muskelgruppen auslassen.

2. Muskelzittern oder Muskelzuckungen (manchmal durch den ganzen Körper):
Solche Spasmen und „Zuckungen" treten häufig beim Übergang von starker Anspannung zu tiefer Entspannung auf. Sie sind lästig und können als leichtes Zittern längere Zeit vorhanden sein. Sie verschwinden aber bald von selbst.

3. Husten, Niesen und Juckreize:
Nicht unterdrücken, da hierzu Anspannung erforderlich ist. In schweren Fällen die Entspannung unterbrechen oder beenden.

4. Vermehrter Speichelfluß und häufiges Schlucken:
Tritt bei guter Entspannung häufig auf; nicht unterdrücken. Dies kann lästig sein, ist aber ein Indikator für zunehmende Entspannung.

5. Kältegefühl:
Diese paradoxe Empfindung kann duch äußere Umstände (Zug, leichte Kleidung) hervorgerufen werden oder durch starke Bauchdurchblutung. Es tritt häufiger in den Anfangsstadien des Erlernens auf, verschwindet dann aber, da mit der Zeit auch die Extremitäten besser durchblutet werden. Notfalls eine leichte Decke verwenden.

6. Einschlafen:
Tritt meist im Liegen auf, v.a. abends, nach dem Aufstehen oder nach dem Mittagessen. Ist an sich ein gutes Zeichen, nur wenn es zu häufig auftritt und stört, sollte Abhilfe geschaffen werden, z.B. durch stärkere Konzentration auf die Körperwahrnehmung oder durch Entspannen im Sitzen und zu anderen Tageszeiten.

7. Seltsame Körpergefühle:
- Folgende Wahrnehmungen werden des öfteren berichtet: Gefühle von Wärme, Schwere, Prickeln, Vergrößerung der Körperteile,
- eher selten: Körperteile oder der ganze Körper werden als nicht existent erlebt, Auflösung des Körpers, des Ich und Gefühle von Verschmelzung.

Dies sind ganz normale Trance- und Entspannungserlebnisse, die oft als beglückend erlebt werden.

8. Innere Erregung und Unruhe:
Macht sich bei Entspannung stärker bemerkbar, da die Aufmerksamkeit nach innen gerichtet ist. Verschwindet meist von selbst. Eventuell das Ruhewort (s. Sitzung 5) früher einführen.

6.3.4 Durchführung der Muskelentspannung

Die gleiche Entspannungsübung wird in derselben Form wie in der 2. Sitzung durchgeführt. Es werden dabei im Gegensatz zur vorigen Stunde die Arme nur einmal angespannt und der Vergleich der beiden Arme wird ausgelassen, so daß die Durchführung der Übung genau den Instruktionen der Kassette entspricht.

Text der Muskelentspannung (Langform) vorsprechen.

Zum Abschluß der Entspannung sollte der Leiter die Teilnehmer nochmals instruieren, den Atem zu beobachten, und ihnen hierbei Zeit lassen, vorausgesetzt die Teilnehmer sind zu diesem Zeitpunkt nicht zu unruhig.

Abschließend soll eine kurze Gesprächsrunde erfolgen, in der über die gerade gemachten Erfahrungen mit der Entspannung berichtet wird. Oft werden jetzt Schwierigkeiten oder Erlebnisse erinnert, die anfangs nicht erwähnt wurden.

Die Teilnehmer berichten immer wieder, daß sie sich in der Gruppe besser als zu Hause entspannen können, daher ist die gemeinsame Entspannung für den weiteren Lernerfolg wichtig.

6.3.5 Was bewirkt Entspannung im Körper?

Wenn nach dieser Übung noch etwas Zeit ist, kann der Gruppenleiter noch etwas über die vielfältigen physiologischen Auswirkungen von Entspannung berichten und damit auch die vorher berichteten „Nebenwirkungen" verständlicher machen.

Materialien:
- Schmerzprotokolle
- Anwesenheitsliste

6.4 Sitzung 4

Inhalte der Sitzung:

1) Schmerzprotokolle,
2) Probleme mit den Entspannungsübungen,
3) Muskelentspannung,
4) die Rolle der Aufmerksamkeit bei Schmerzen.

6.4.1 Schmerzprotokolle

Einsammeln der ausgefüllten Protokolle, Verteilen der neuen Bögen. Es ist wichtig, hierbei bereits einen kurzen Blick auf die Zeile Entspannungübungen werfen:

- Wurde 2 mal geübt?
- Wie sehen die Ratings für die Entspannung aus?

6.4.2 Probleme mit den Entspannungsübungen

Der Leiter bittet die Gruppenmitglieder, in einer Runde (oder gegenseitig) ihre Erfahrungen und Schwierigkeiten mit der Entspannung zu schildern. Er fragt nach:

- Häufigkeit der Übung,
- Probleme mit den Übungen,
- Empfindung zu der Übung,
- Tiefe der Entspannung,
- Konzentrationsschwierigkeiten.

Der Leiter fragt, wenn erforderlich, nach und versucht, die Ursachen berichteter Schwierigkeiten herauszuarbeiten. Wenn Teilnehmer über Konzentrationsschwierigkeiten berichten, sollten sie in der Gruppe individuell beraten werden.

6.4.3 Muskelentspannung

Danach führt der Leiter die Entspannungsübung (Langform) durch und läßt die Gruppenmitglieder nochmals kurz über Ihre Erfahrungen damit berichten

6.4.4 Die Rolle der Aufmerksamkeit bei Schmerzen

Der Leiter regt ein Gespräch an über Erfahrungen zur Wirkung von Ablenkung bei Schmerzen.
   Er gibt einleitend einige Beispiele:

- Kleinere Verletzungen beim Sport, z. B. beim Fußballspiel, werden in der Aufregung des Wettkampfs oft gar nicht bemerkt und erst in einer Ruhepause wahrgenommen.
- Ein spannender Krimi oder ein plötzlicher unerwarteter freudiger Besuch lassen Schmerzen für eine Weile vergessen.

Ziel des Gesprächs ist es, über eigene Erfahrungen der Teilnehmer, die sehr unterschiedlich sein können, ein Gespräch anzuregen und dadurch das Bewußtsein für eigene bereits erfolgreich eingesetzte Ablenkungsstrategien zu schärfen.
Einige Beispiele von Teilnehmern:

- ein warmes Kräuterbad nehmen,
- sich etwas gönnen, trotz Schmerzen in die Stadt gehen und Einkaufen, Kaffeetrinken usw.,
- ein spannendes Buch lesen,
- mit jemanden über die Schmerzen sprechen, jemanden anrufen,
- Lieblingsmusik hören, evtl. mitsingen,
- Entspannungsübungen machen.

Wenn der Leiter das Gefühl hat, daß die Teilnehmer die für sie wichtigen Strategien erkannt haben, erklärt er die Hausaufgabe: Jeder Teilnehmer macht sich zu Hause eine Liste mit seinen eigenen Ablenkungsstrategien, die ihm bei Schmerzen helfen.
Er soll seine „Ablenkungen" möglichst vollständig aufzählen und auch bewerten, wie gut sie gegen die Schmerzen helfen. In der nächsten Stunde wird dann ausführlich darüber gesprochen.

Materialien:
- Schmerzprotokolle
- Anwesenheitsliste
- Was kann ich bei Schmerzen machen?

Was kann ich bei Schmerzen machen?

Schreiben Sie im folgenden Möglichkeiten auf, mit denen Sie sich bei Schmerzen ablenken oder die Ihre Beschwerden lindern. Wie gehen Sie mit Ihren Schmerzen um?

Bei leichten Schmerzen?
....
....
....
....
....
....
....
....
....

Bei starken Schmerzen?
....
....
....
....
....
....
....
....
....

6.5 Sitzung 5

Inhalte der Sitzung:

1) Schmerzprotokolle,
2) Ruhewort,
3) Kurzform der Muskelentspannung nach Jacobson,
4) Gesprächsrunde: äußere Ablenkung bei Schmerzen.

6.5.1 Schmerzprotokolle

Einsammeln der ausgefüllten Protokolle und Verteilen der neuen Bögen. Es ist wichtig, hierbei bereits einen kurzen Blick auf die Zeile „Entspannungsübungen" zu werfen:

- Wurde 2 mal geübt?
- Wie sehen die Ratings für die Entspannung aus?

In einer Gesprächsrunde erfragt der Gruppenleiter die Erfahrungen mit den häuslichen Entspannungsübungen und gibt weitere unterstützende Hinweise.

6.5.2 Ruhewort

Das Ruhewort ist eine in Anlehnung an das autogene Training entwickelte suggestive Formel, ein Satz oder ein Wort etwa folgender Form:

- Ich bin ganz ruhig;
- Ich bin ganz ruhig und entspannt (oder gelassen);
- Ganz ruhig;
- Alles locker lassen;
- Ganz entspannt und locker;
- Ruhig;
- Locker usw.

Die Einführung des Ruheworts in die Entspannungsübung bringt folgende Vorteile mit sich:

- Durch Autosuggestionen wird die Entspannung vertieft. Die Formel: „Ich bin ruhig" bewirkt in ähnlicher Weise innerliche Ruhe, wie auch im autogenen Training durch das Wiederholen der Formeln von Wärme, Schwere und Ruhe diese Zustände nach einiger Übungszeit eintreten.
- Die Konzentration auf ein immer gleiches, ruhevermittelndes Wort (oder Satz) macht es fast unmöglich, anderen Dingen nachzugehen. So werden Gedanken im Zusammenhang mit Streß, Angst und Schmerz während der Übung verhindert, und das sinnlose Kreisen der Gedanken um bestimmte Probleme kann unterbrochen werden.

- Nach einer Übungszeit von etwa einer Woche können einige Patienten ihr „Ruhewort" bereits außerhalb des eigentlichen Entspannungstrainings einsetzen, so z. B. beim Autofahren oder beim Warten, und damit in Alltagssituationen Entspannung auf eine einfache und schnelle Art herbeiführen.

Es ist sinnvoll, wenn der Gruppenleiter das Ruhewort als erlernten Reiz für die Entspannungsreaktion über den Mechanismus der klassischen Konditionierung nach Pawlow darstellt, da Entspannung als Folge eines Lernprozesses angesehen werden kann:

- Der Anblick von Essen erzeugt beim Hund Speichelfluß zur Anregung der Verdauung.
- Wird nun mit dem Essen ein Glockenssignal dargeboten und wird dieser Vorgang oft wiederholt, findet ein Lernprozeß statt.
- Dann ruft nach einiger Übungszeit der Glockenton schon alleine, ohne den Anblick des Essens, den Speichelfluß hervor. Der Körper ist also in der Lage zu lernen, seine physiologischen Reaktionen auf äußere Reize zu beziehen.

Übertragen heißt dies: Das Ruhewort bekommt Signalwirkung für die Entspannung; es wirkt wie eine Glocke, die die Entspannung einläutet.

In vielen Situationen, in denen man z. B. wütend, ängstlich oder gestreßt ist, können negative Gedanken und Emotionen mit Hilfe des Ruheworts kontrolliert werden.

Dazu ein Beispiel aus einer unserer ersten Gruppen mit Schmerzpatienten:

Eine Patientin hatte offensichtlich eine Brückenphobie entwickelt. Nachdem Sie eine Weile geübt hatte, mit Hilfe des Ruheworts zu entspannen und wieder an einer Brücke vorbeikam, sagte sie sich: „Ruhig, ganz Ruhig, ..." und es war ihr jetzt zum ersten Male seit vielen Jahren wieder möglich, über die Brücke zu gehen. Und von da an konnte sie - unter Benutzung des Ruheworts - ihre Brückenangst kontrollieren. Auf diese Anwendung war die Patientin ganz von selbst ohne unser Zutun gekommen.

Die Einführung des Ruheworts bietet weiterhin eine gute Möglichkeit, auf die Bedeutung von Kognitionen bei Angst, Streß und Schmerz einzugehen.

Jeder Teilnehmer soll sich aus den oben genannten Formeln eine für ihn geeignete aussuchen oder selbt eine ähnliche bilden. Einzig wichtige Kriterien hierfür sind, daß die Formel ihm gefällt, daß sie beruhigend wirkt und nicht als fremd erlebt wird.

Der Gruppenleiter sollte an dieser Stelle die vorgeschlagenen Formeln langsam wiederholen (Ich bin ganz ruhig...).

Das Ruhewort wird während der Entspannung innerlich gesprochen, d. h. gedacht. Jeder kann das Tempo und den Rhythmus selbst gestalten, evtl. das Ruhewort synchron zum Atem mitsprechen.

Übung mit dem Ruhewort:
Der Leiter vergewissert sich, daß jeder ein Ruhewort ausgewählt hat, mit dem er jetzt üben möchte.

Die Patienten nehmen die bekannte Sitzhaltung zur Entspannung ein. Der Leiter läßt sie mit geschlossenen Augen ihren Atem beobachten, und spricht dann:

> „Fangen Sie jetzt an, Ihr Ruhewort innerlich zu sprechen, etwa so: ich bin ganz ruhig ... oder ganz ruhig ... ganz ruhig ... ganz ruhig sprechen Sie innerlich in Ihrem Rhythmus weiter, wie es für Sie angenehm ist."
>
> *Nach ca. 1 Minute:*
>
> „Wenn sie abgelenkt werden, machen Sie einfach weiter, ihr Ruhewort zu denken in Ihrem Rhythmus: Ich bin ganz ruhig ... ganz ruhig."
>
> *Nach 1-2 Minuten oder, wenn alle gut entspannt erscheinen, auch etwas später:*
>
> „Hören Sie jetzt auf, Ihr Ruhewort zu denken, kommen Sie mit Ihrer Aufmerksamkeit wieder in den Raum zurück ..."

Danach folgt eine kurze Gesprächsrunde über die Erfahrungen der Teilnehmer mit dem Ruhewort.

Wenn einige Teilnehmer sich gut damit entspannen konnten, bittet der Gruppenleiter sie, ihr Ruhewort in der kommenden Woche in die Entspannungsübungen zu integrieren, es aber noch nicht außerhalb der Entspannung zu verwenden.

6.5.3 Kurzform der Muskelentspannung nach Jacobson

Die Teilnehmer haben nun lange genug die Langform geübt, und fast alle können sich in der Regel schon gut entspannen, auch wenn es mitunter noch Konzentrationsschwierigkeiten gibt. Die Kurzform der Entspannungsinstruktion erlaubt es, die Entspannung viel schneller herbeizuführen. Man gewinnt Zeit, um die angenehme Entspannung zu genießen.

Der Leiter weist darauf hin, daß diese Übung am Anfang scheinbar nicht so tief entspannt. Dies verändert sich aber meist nach 2-3 Übungstagen, bis dahin hat sich der Körper umgestellt. Wenn jemand nach einigen Tagen meint, die Übung sei nicht hilfreich für ihn, dann kann er ruhig bei der Langform bleiben. Er sollte es aber trotzdem öfters mit der Kurzform versuchen, so daß er zwar weiterhin mit der Langform übt, aber ab und zu die Kurzform nebenher verwendet.

Vorbereitung der Übung:
1) Der Gruppenleiter fordert alle Teilnehmer auf, die Muskelgruppen mit ihm gemeinsam anzuspannen, wenn er dies nun langsam vormacht. Er weist auch noch einmal darauf hin, daß die Anspannung nicht schmerzen darf und bei dieser Übung die Gefahr einer zu starken Anspannung der Muskulatur gegeben ist. Der Gruppenleiter demonstriert, den Teilnehmern erst die falsche Variante der Anspannung, indem er

- beide Fäuste stark anspannt und hierbei gleichzeitg die Arme anwinkelt (*falsche Stärke der Anspannung!*);
danach

– die Arme mit offenen Händen leicht anwinkelt und die Hände erst dann leicht zu einer Faust schließt (*richtige* Stärke der Anspannung!).

Die 2. Variante ist die gewünschte Form von Anspannung, wobei die Muskeln wesentlich lockerer bleiben.

2) Der Gruppenleiter demonstriert die Anspannung der Muskelgruppen, wie sie in der Kurzform durchgeführt wird; dabei sollen die Teilnehmer ihn nachahmen:

– die Arme leicht anwinkeln und beide Hände zur Faust schließen,
– obere Gesichtshälfte anspannen (Stirn, Augen und Nase),
– untere Gesichtshälfte anspannen (Mund, Zunge, Kiefer und Hals),
– Schultern, Rücken und Bauch anspannen,
– beide Beine und Gesäß anspannen.

3) Der Gruppenleiter bittet die Teilnehmer, nun ihre bereits gewohnte Sitzhaltung zur Entspannung einzunehmen, und spricht die Instruktion entsprechend dem Text der Kurzform.

Jacobson-Entspannung: Kurzform

> „Nehmen Sie eine bequeme Haltung ein. Achten Sie darauf, daß die Füße flach auf dem Boden aufliegen, daß der Rücken gut angelehnt ist und daß Sie bequem längere Zeit sitzen können.
>
> Schließen Sie nun die Augen, und nehmen Sie sich vor, sich zu entspannen. Nehmen Sie einige tiefe Atemzüge.
>
> Wir beginnen nun mit der Übung. Führen Sie die Anspannung der Muskulatur aber bitte immer erst durch, wenn ich „jetzt" sage.
>
> Wir spannen als erstes sowohl die *Fäuste als auch die Oberarme beider Arme* gleichzeitig an: Machen Sie dies jetzt – halten Sie die Spannung – und lassen Sie nun beide Arme ganz locker und entspannt aufliegen. – Achten Sie darauf, wie sich die Entspannung in beiden Armen ausbreitet und tiefer und tiefer wird. – Gehen Sie immer weiter in die Entspannung und immer tiefer. – Und achten Sie auf das vertraute und angenehme Gefühl von Entspannung, das sich ganz langsam in den Fingern, den Händen, den Unterarmen und den Oberarmen einstellt.
>
> Wir gehen nun zum Kopf über und drücken beide *Augen* wie gewohnt zusammen, rümpfen dabei die *Nase* und spannen die *Stirn* leicht an. Machen Sie dies jetzt – halten Sie die Anspannung etwas – und lassen Sie nun die Muskeln ganz locker und entspannt fallen. – Spüren Sie nun auch hier, wie sich das angenehme Gefühl der Entspannung ausbreitet. – Nehmen Sie einfach nur dieses Gefühl von Schwere, Wärme, Entspannung, Kribbeln, Leichtigkeit oder was es auch sei wahr, und gehen Sie immer weiter in die Entspannung, immer weiter, soweit wie Sie mögen.

Als nächstes spannen wir die Muskeln des *Halses, der Lippen und der Kiefermuskeln* zusammen an. Machen Sie dies jetzt – halten Sie die Anspannung – und nun lassen Sie die Muskeln fallen, ganz entspannt und locker – und achten auf die Empfindungen in diesen Muskeln, die angenehme Schwere und die Wärme, die sich langsam einstellen.

Bleiben Sie mit Ihrer Aufmerksamkeit bei den Muskeln, die Sie gerade entspannen, und wenn Sie merken, daß Sie mit den Gedanken abschweifen, ärgern Sie sich nicht darüber, machen Sie einfach weiter in Ihrer Entspannung.

Wir spannen nun die *Muskeln der Schultern des Rückens und des Bauches* zusammen an. Machen Sie dies jetzt – halten Sie die Anspannung – und nun lassen Sie die Muskeln wieder locker, ganz locker und entspannt – und genießen Sie die angenehmen Empfindungen der Entspannung – und lassen die Entspannung immer mehr zu, und gehen Sie tiefer und tiefer in die Entspannung.

Als letztes spannen wir nun die *Muskeln beider Beine und des Gesäßes zusammen* an. Machen Sie dies jetzt – halten die Anspannung – und lassen Sie die Muskeln wieder locker, ganz locker – und nehmen wahr, wie sich auch hier die Entspannung immer weiter ausbreitet, und genießen Sie dieses angenehme Gefühl der Entspannung und gehen immer tiefer in die Entspannung und tiefer.

Beobachten Sie nun einfach Ihren *Atem*, ohne ihn zu verändern. Schauen Sie einfach nur zu, wie Sie ein- und ausatmen ...

Dies geschieht ganz von alleine, ohne Ihr Zutun ...

Geben Sie nun mit jedem Ausatmen noch etwas von Ihrer Anspannung ab, so daß Sie mit jedem Ausatmen noch etwas tiefer in die Entspannung gehen können. – Und mit jedem Ausatmen gehen Sie tiefer und tiefer in die Entspannung. – Und der Atem ist tief, ruhig und gleichmäßig.

Lassen Sie sich nun noch etwas Zeit und genießen Sie die Entspannung. Sie können dabei auf Ihren Atem achten oder Ihr Ruhewort wiederholen oder sich angenehme Bilder vorstellen, z.B. einen Waldspaziergang, eine Wiese oder einen Strand oder sonst eine angenehme Vorstellung – was Sie am liebsten möchten.

Hier die Instruktion zum Ruhewort siehe unten einfügen, wenn die Übung zum ersten Male in der Gruppe durchgeführt wird. sonst:

Pause von ca. 8 Minuten (nur auf Band).

Beenden Sie nun die Entspannung.

Kommen Sie mit Ihrem Bewußtsein hier in den Raum zurück. Beginnen Sie langsam, sich zu räkeln und zu strecken, wie morgens beim Aufstehen, und Sie strecken und räkeln sich immer mehr und mehr.

> Nun spannen Sie beide Hände zu Fäusten und ziehen die Arme 3 mal ruckartig an. Eins ... zwei ... drei ...
>
> Sie sind nun wieder wach und frisch und öffnen langsam die Augen."

Im Anschluß an die Ateminstruktion greift er nochmals das Ruhewort auf:

> „Fangen Sie jetzt an, innerlich Ihr Ruhewort zu sprechen: Ich bin ganz ruhig... oder ganz ruhig... ganz ruhig....ganz ruhig sprechen Sie innerlich in Ihrem Rhythmus weiter, wie es für Sie angenehm ist".
>
> *Nach ca. 1 Minute:*
>
> „Wenn Sie abgelenkt werden, machen Sie einfach weiter, Ihr Ruhewort zu denken in Ihrem Rhythmus: Ich bin ganz ruhig... Ich bin ganz ruhig"
>
> Nach ca. 1-2 Minuten die Entspannung beenden.

Abschlußrunde:

Der Leiter befragt die Teilnehmer nach Ihren Erfahrungen mit der Kurzform, z. B. danach, wie sie sich entspannen konnten, wie sie sich dabei fühlten und wie es ihnen mit dem Ruhewort erging.

Meist berichten die Teilnehmer über positive Erfahrungen. Die Übung wird von vielen harmonischer empfunden als die Langform. Schwierigkeiten werden in der Regel als vorübergehend bezeichnet und die Wichtigkeit, sich schnell entspannen zu können, wird betont: Alle folgenden Übungen in der Gruppe werden mit der Kurzform der Entspannung beginnen.

Ziel der Kurzform ist es nicht, die tägliche Übungszeit zu verkürzen, sondern schneller in die Entspannung hineinzukommen, um dann länger darin verweilen zu können.

Übungshinweise:
Die Instruktion zur Übung befindet sich auf der Rückseite der 1. Kassette.

Jetzt ist ein guter Zeitpunkt, nochmals darauf hinzuweisen, daß öfter ohne Kassette geübt werden soll, um hinsichtlich der Entspannung unabhängig vom Kassettenrekorder zu werden. Die neue Übung ist viel kürzer und läßt sich deshalb einfacher merken. In der Ruhepause nach der Entspannungsinstruktion (ca. 7 min) sollen die Übenden ihren Atem beobachten oder ihr Ruhewort denken.

6.5.4 Gesprächsrunde: Äußere Ablenkungen bei Schmerzen

Diese Runde kann, wenn sie ausführlich durchgeführt wird und die Teilnehmer bei der Sache sind, eine ganze Stunde dauern! Wenn Sie nicht zu Ende geführt wird, kann Sie gegebenenfalls in der nächsten Sitzung beendet werden.

Jeder Teilnehmer liest seine Aufzeichnungen vor. Der Gruppenleiter fragt bei Unklarheiten nach, was gemeint ist und worin die Wirkung der ablenkenden Tätigkeit besteht:

- Welche Musik wird gehört?
- Welche Bücher werden gelesen?
- Gibt es Gespräche, die helfen und solche, die nicht helfen?
- Wie gestaltet man die Atmosphäre eines warmen Bades?
- Welche Wirkungen stellen sich im einzelnen ein?

Erfahrungsgemäß gibt es bei leichten Schmerzen viele wirksame Ablenkungsmöglichkeiten. Bei stärkeren Schmerzen wird oft nur von der Einahme von Medikamenten und von Rückzug berichtet.

Ausgehend von den berichteten Erfahrungen kann nochmals anhand der gegebenen Beispiele, die Rolle der Aufmerksamkeit bei der Schmerzwahrnehmung angesprochen werden.

Ziel des Gesprächs ist es, die meist unsystematisch eingesetzten Ablenkungen bewußt werden zu lassen, um sie gezielt anzuwenden.

Hausaufgabe:

- Die Teilnehmer sollen 1 oder 2 für sie neue Strategien der Ablenkung, die sie im Gespräch erfahren haben, auf das neue Arbeitsblatt schreiben und ausprobieren.
- Jeder soll das Repertoire eigener Ablenkungsmöglichkeiten erweitern und Voraussetzungen für deren Anwendung schaffen, bzw. die Anwendung vorbereiten: Man kann z.B. ein spannendes Buch oder eine Platte kaufen und bis zum Auftreten stärkerer Schmerzen auf die Seite legen oder sich für diesen Fall etwas ganz Bestimmtes vornehmen.

Material:
- Schmerzprotokolle
- Anwesenheitsliste
- Neue Schmerzablenkungsmöglichkeiten

Neue Schmerzablenkungsmöglichkeiten

Schreiben Sie zwei für Sie neue Möglichkeiten auf, mit denen Sie sich von Ihren Schmerzen ablenken können, bzw. die Ihnen helfen, die Schmerzen besser zu ertragen. Probieren Sie diese neuen Möglichkeiten aus, machen Sie Ihre Erfahrungen damit und berichten Sie in der nächsten Gruppenstunde darüber.

Bei leichten Schmerzen:

1. ....
   ....
   ....
2. ....
   ....
   ....

Bei starken Schmerzen:

1. ....
   ....
   ....
2. ....
   ....
   ....

6.6 Sitzung 6

Inhalte der Sitzung

1) Schmerzprotokolle,
2) Erfahrungen mit dem Ruhewort,
3) Erklärung der Wirkung von Ablenkung auf Schmerzen,
4) mit der Aufmerksamkeit wandern,
5) innere Ablenkung bei Schmerzen,
6) Phantasiereise „Baum",
7) Gesprächsrunde nach der Phantasiereise,
8) Gedanken zum Stellenwert von Phantasiereisen bei Patienten.

6.6.1 Schmerzprotokolle

Einsammeln der ausgefüllten Protokolle und Verteilen der neuen Bögen. Es ist wichtig, hierbei bereits einen kurzen Blick auf die Zeile „Entspannungsübungen" zu werfen:

- Wurde 2 mal geübt?
- Wie sehen die Ratings für die Entspannung aus?

6.6.2 Erfahrungen mit dem Ruhewort

In einer Runde werden die Erfahrungen mit dem Ruhewort besprochen. Von wenigen Teilnehmern abgesehen findet diese „Technik" im allgemeinen großen Anklang. Falls jemand mit seinem Ruhewort unzufrieden ist, kann er es problemlos wechseln. Das neue Ruhewort sollte allerdings mindestens 2 Tage beibehalten werden.

Berichtet jemand, er werde durch das Ruhewort eher unruhiger und aufgeregt, gibt es 2 Fehlermöglichkeiten:

- Er benutzt das Ruhewort, um die Entspannung zu erzwingen, etwa in der Art: „Nun sei doch endlich mal ruhig, verdammt noch mal ..."
Kommentar einer Teilnehmerin: „Ich gebe mir solche Mühe, ich kann mich noch so sehr anstrengen, ich werde immer unruhiger."
- Er kommt in innerliche Kontrollprozesse, die vom autogenen Training bekannt sind, wenn man immer wieder die Entspannung überprüft: „Bin ich nun wirklich ruhig? ... Ist der Arm nun wirklich schwer?"

Hier bietet es sich an, nochmals den Unterschied zwischen aktivem Tun und Geschehenlassen zu erklären.

Nach einer Woche Übungszeit ist es nun auch möglich, das Ruhewort in Alltagssituationen anzuwenden.

6.6.3 Erklärung der Wirkung von Ablenkung auf Schmerzen

Wie wirkt Ablenkung?

Die folgende Erklärung ist sehr wichtig für das Verständnis der verwendeten Techniken zur inneren Ablenkung, die das Thema der nächsten Stunden sein werden.

Anhand des „Aufmerksamkeitskreises" (Arbeitsblatt A-23. evtl. auch Abb. 1.8 und Abb. 1.10) wird vom Gruppenleiter die Wirkungsweise äußerer Ablenkungsmethoden erklärt:

In der Mitte des Kreises ist unsere bewußte Aufmerksamkeit dargestellt. Wir können sie umgangssprachlich auch „Ich", „Wachbewußtsein" usw. nennen. Gemeint ist damit die Instanz in uns, die wahrnimmt.

Wir finden den Zugang zu unserer Umwelt und unserem Körper durch unsere Sinnesorgane, wie Augen, Ohren, Nase, Tastsinn, und unser Gehirn setzt diese Sinnesempfindungen in Wahrnehmungen um.

Bei der Wahrnehmung arbeitet unsere Aufmerksamkeit ähnlich wie ein Scheinwerfer, der auf einen Gegenstand gerichtet ist. Andere Gegenstände, bzw. andere Empfindungen bleiben dann im dunklen Hintergrund. Starke Reize, Bewegungen und Veränderungen bleiben allerdings nicht ohne Einfluß auf den Scheinwerfer. Die hierdurch ausgelösten Empfindungen drängen sich in die Wahrnehmung.

Denken Sie einmal an folgende Situation: Sie lesen ein spannendes Buch, sind ganz vertieft und nehmen nichts wahr, was um Sie herum passiert, auch nicht den Lärm von der Straße. Plötzlich hören Sie ein lautes Geräusch. Sie schrecken auf. In diesem Moment schaltet Ihre Aufmerksamkeit um, Sie werden aus dem versunkenen Zustand herausgerissen, Sie sehen nach oder lauschen, um herauszufinden, was geschehen ist.

Im sog. Ammenschlaf hören Mütter bereits leise Geräusche ihrer Kinder, weil sie auch beim Schlafen ihre Aufmerksamkeit auf das Kind ausrichten.

Meistens arbeitet unsere Aufmerksamkeit so, daß immer nur ein Wahrnehmungsinhalt im Vordergrund steht und die anderen zurücktreten.

Der Schmerz ist eine Wahrnehmung wie andere. Man kann seine Aufmerksamkeit darauf richten oder sich ihm entziehen. Dann kann er in den Hintergrund treten und weniger intensiv wahrgenommen werden.

So ist die Wirkung aller in der letzten Sitzung geschilderten Ablenkungsmöglichkeiten zu erklären.

Fakire z. B. sind Leute, die sich ausgezeichnet konzentrieren können. Sie sind Meister darin, die Richtung ihrer Aufmerksamkeit zu lenken.

Wichtig ist: Das, was uns von den Schmerzen ablenken soll, muß motivierend und interessant sein, damit die Aufmerksamkeit davon gefesselt wird, sonst drängen sich die Schmerzen immer wieder in den Vordergrund.

6.6.4 Mit der Aufmerksamkeit wandern

Um das dargestellte „Modell" der Aufmerksamkeit durch eigene Erfahrungen zu veranschaulichen, wird eine Übung durchgeführt. Der Leiter bittet die Teilnehmer, sich wie zur Vorbereitung einer Entspannungsübung hinzusetzen, ohne jedoch die Augen zu schließen. Dann spricht er folgenden Text:

Übung zur Aufmerksamkeitslenkung

> „Nehmen Sie eine bequeme Sitzhaltung ein. Setzen Sie sich ganz entspannt hin, aber lassen Sie Ihre Augen geöffnet.
>
> Lassen Sie Ihren Blick langsam schweifen und nehmen Sie wahr, was Sie sehen. Sagen Sie sich: Ich sehe . . . . . Seien Sie sich dessen bewußt, was Sie sehen und lassen Sie Ihren Blick noch etwas schweifen. Seien Sie sich immer bewußt, daß Sie sehen. Schließen Sie nun langsam Ihre Augen . . .
>
> Was nehmen Sie nun wahr, wo ist Ihre Aufmerksamkeit? Seien Sie sich dessen bewußt, was Sie wahrnehmen.
>
> Richten Sie Ihre Aufmerksamkeit nun auf das Gehör, was hören Sie? Sind Sie mit Ihrer Aufmerksamkeit draußen oder hier im Raum? Nehmen Sie wahr, seien Sie sich bewußt, wo Sie mit Ihrem Gehör sind . . .
>
> Versuchen Sie mit Ihrem Gehör zu wandern . . .
>
> Versuchen Sie nun, den Atem zu hören . . .
>
> Haben Sie ihn auch schon vorher gehört?
>
> Welchen Geschmack spüren Sie auf der Zunge? . . .
>
> Wie fühlt sich Ihre rechte Hand an? Versuchen Sie, sie zu spüren, wahrzunehmen. Was spüren Sie dort alles? . . .
>
> Gehen Sie nun zu einer Stelle, an der Sie Schmerzen haben. Nehmen Sie die Schmerzen ganz bewußt wahr. . . Haben Sie sie vorher auch so bemerkt? . . .
>
> Entspannen Sie sich nun wieder, und achten Sie auf Ihren Atem – wie Sie langsam und ruhig atmen, schauen Sie einfach nur zu, wie Sie atmen, . . . ganz von alleine, ohne daß Sie etwas dazu tun müssen . . .
>
> Geht Ihre Aufmerksamkeit ohne Ihr Zutun weiter?
>
> Wohin? Registrieren Sie dies einfach . . .
>
> Öffnen Sie langsam wieder die Augen und sehen Sie wieder. Seien Sie wieder wach und frisch, und bewegen Sie sich."

Nachbesprechung der Übung: „Haben Sie bemerkt, wie deutlich eine Wahrnehmung wird, wenn man sie bewußt in den Mittelpunkt der Aufmerksamkeit stellt? Und wie gleichzeitig alles andere, was ja immer auch da ist, im Bewußtsein zurücktritt, quasi in den Hintergrund?"

6.6.5 Innere Ablenkung bei Schmerzen

Äußere Ablenkung von Schmerzen ist an günstige situative Bedingungen gebunden. Ein spannendes Buch muß greifbar sein, ein guter Film im Fernsehen gesendet werden, jemand, mit dem man sprechen möchte, muß in der Nähe sein usw. Häufig bestehen diese Möglichkeiten gerade dann nicht, wenn der Wunsch danach am größten ist, z. B. wenn man nachts im Bett liegt und vor Schmerzen nicht einschlafen kann oder wenn man sich zu Hause ganz für sich allein ausruhen möchte. Hier gibt es nun Möglichkeiten, sich innerlich abzulenken, indem man die Phantasie zu Hilfe nimmt.

Innere Phantasiebilder, die die Aufmerksamkeit fesseln, sind mächtige Helfer, um den Schmerz aus dem Zentrum der Wahrnehmung in den Hintergrund zu drängen und ihn dort zu halten.

Vorstellungen – auch Imaginationen genannt – können darüber hinaus die Entspannung vertiefen, angenehmer und abwechslungsreicher gestalten. Für viele Patienten ist die nachfolgende die schönste Übung, und sie sollte auch in der Hauptsache als angenehm empfunden werden und Spaß machen.

Darüber hinaus ist es eine Übung, die sehr wirkungsvoll bei Schmerzen helfen kann im Vergleich zu der bisher eingeübten Entspannung, die eher zu einer allgemeinen Beruhigung und Lockerung führt.

6.6.6 Phantasiereise „Baum"

Wir werden gleich die *Kurzform der Muskelentspannung* durchführen, und wenn Sie entspannt sind, werde ich Sie bitten, sich einen Baum vorzustellen, irgendeinen Baum, und Sie werden dann diesen Baum – in Ihrer Vorstellung – durch die Jahreszeiten begleiten. Führen wir diese Übung einfach durch und sprechen danach ausführlich über Ihre Erfahrungen.

Durchführung der Übung:
Jeder nimmt die Sitzhaltung zur Entspannung ein. Sie soll bequem sein, da die Übung ca. 20 Minuten dauert. Der Leiter kann den Text ruhig etwas schneller sprechen als sonst. Der Text zur Phantasiereise „Baum" soll unmittelbar an die Entspannungsinstruktion angeschlossen werden.

Text Phantasiereise „Baum"
(Frei nach einer Idee von Stevens 1980)

> „Schauen Sie auf Ihren Atem, ohne ihn zu verändern... Schauen Sie einfach nur zu, wie Sie Ein- und Ausatmen, ohne etwas dafür zu tun ...
>
> Dies geht ganz von alleine, dieses Ein- und Ausatmen ... Schauen Sie einfach nur Ihrem Atem zu ...

Betonen Sie nun das Ausatmen, geben Sie mit jedem Ausatmen noch etwas von Ihrer Anspannung ab, so daß Sie mit jedem Ausatmen noch etwas tiefer in die Entspannung kommen ...

Mit jedem Ausatmen gehen Sie tiefer in die Entspannung, immer weiter, ... immer tiefer, ... so weit, wie Sie mögen, wie es für Sie angenehm ist, nur so weit ... Stellen Sie sich nun einen Baum vor, ... irgendeinen Baum, der gerade in Ihrer Vorstellung erscheint ...

Kurze Pause

Sehen Sie sich den Baum an ...

Was ist dies für ein Baum? ...

Wie sieht er aus? ...

Wie groß ist er? ...

In welcher Umgebung steht er? ...

Schauen Sie sich die Umgebung näher an ...

Was sehen Sie dort alles? ... Schauen Sie wieder den Baum an ...

Seine Äste, ... die Blätter, ... die Rinde ...

Nehmen Sie den Stamm wahr, ... die Rinde ...

Stellen Sie sich die Wurzeln vor, ... wie weit sie in die Erde ragen, ... sich immer mehr verzweigen

Spüren Sie den Halt, den sie dem Baum geben ...

Wie er mit ihnen fest in der Erde verwurzelt ist ... Stellen Sie sich vor, wie der Baum mit diesen Wurzeln das Wasser aus dem Boden aufnimmt und es in eine Nährflüssigkeit umwandelt ... Spüren Sie die Kraft, die durch die Nährflüssigkeit im Baum aufsteigt ...

Wie sie durch die Wurzeln fließt, ... durch den Stamm, ... durch die Äste, ... bis hin zu den Blättern ...

Stellen Sie sich nun vor, es ist Frühjahr ...

Erleben Sie den Frühling, wie der letzte Schnee schmilzt, ... die Knospen sprießen, ... die Sonne etwas wärmer wird, ... das Leben um den Baum herum erwacht ... Nehmen Sie die Vögel wahr, ... die Frühlingslandschaft ... Stellen Sie sich den Baum im Frühling vor, seinen Stamm, ... die Äste, ... die frischen Blätter, ... die neuen taufrischen Blüten, ... ihre Farben, ihren Geruch ... Verabschieden Sie sich nun vom Frühling.

Gehen Sie nun weiter durch die Jahreszeit, und stellen Sie sich den Sommer vor ... Die Wärme wird größer, die Sonne steht hoch am Horizont ... Es ist ein heißer Sonnentag, schauen Sie sich um ...

Wie sieht die Landschaft um den Baum herum aus?...

Wie ist das Wetter?... Wie sieht der Himmel aus?...

Wie sieht der Baum aus?...

Stellen Sie sich den Baum im Sommer vor, seinen Stamm, ... die Äste, ... die Blätter ...

Ist es vielleicht ein Obstbaum, der Früchte trägt?...

Verabschieden Sie sich langsam vom Sommer ...

Stellen Sie sich den Herbst vor ...

Es wird langsam etwas kälter ...

Es gibt heftige Winde, ... die die Blätter durchwehen, die den Baum seine festen Wurzeln spüren lassen, die ihm sicheren Halt geben ... Die Blätter fangen an zu welken, sie werden langsam gelb und dann braun ...

Der Wind weht vereinzelt Blätter ab ... Schauen Sie wie sie vom Baum herunterfallen ...

Wie sie rings um den Baum herumliegen ... Wie sieht dieser Baum aus?...

Sein Stamm, ... die Äste, ... die Blätter ...

Wie ist das Wetter?... Schauen Sie sich die Landschaft um den Baum herum an ...

Verabschieden Sie sich nun langsam vom Herbst ...

Stellen Sie sich nun den Winter vor ...

Den Schnee, ... die Kälte, ... den Baum im Winter ...

Seinen Stamm, ... die Rinde, ... die Äste, ...

Den kalten Wind ..., den Schnee, ... das Eis ...

Sehen Sie zum Himmel, wie sieht er aus?...

Wie ist die Landschaft um den Baum herum?...

Verabschieden Sie sich nun langsam vom Winter ...

(Durchlaufen Sie diese Jahreszeiten noch einmal in Ihrem Tempo, allein für sich ...

Fangen Sie wieder beim Frühling an und verweilen Sie bei der Jahreszeit, die für Sie besonders angenehm war.

1–3 Minuten Pause)

Kommen Sie jetzt langsam zum Ende ...

Spüren Sie Ihren Atem ...

> Atmen Sie einige Male tief ein ...
>
> Nehmen Sie den Raum in Ihrer Vorstellung wahr ...
>
> Lassen Sie die Augen weiterhin zu und bewegen Sie sich ... Strecken Sie die Beine ... Strecken Sie die Arme ...
>
> Räkeln und strecken Sie sich ...
>
> Kommen Sie jetzt hier in den Raum zurück, und öffnen Sie langsam die Augen."

Nach der Übung soll den Teilnehmern Zeit gelassen werden, wieder zurückzukommen.

6.6.7 Gesprächsrunde nach der Phantasiereise

Als wichtigste Momente sollen Entspannung und positive Emotionen die mit dieser Übung verbunden sind, in den Vordergrund gestellt werden. Menschen, die einen Reichtum an inneren Bildern haben, werden besonders viel von dieser und kommenden Übungen profitieren. Sie haben zusätzlich zur äußeren Welt noch eine reichhaltige innere Welt, in die sie hinüberwechseln können, wenn ihnen die äußere Realität zu sehr zusetzt. Jeder Mensch braucht und findet solche Orte, in die er sich in seinem Erleben zurückziehen kann. Den Baum, den Sie vorhin während der Entspannung beobachtet haben, könnte für Sie solch ein innerer Ort werden. Sie werden mit der Zeit bemerken, daß innere Bilder, seien es Erinnerungsbilder oder Phantasien, für Sie eine starke und mächtige Wirklichkeit darstellen, die Ihnen näher als jede äußere Realität sein kann. Diese Bilder können eine starke Waffe gegen den Schmerz darstellen.
  Der Leiter sollte wissen, daß Übungen dieser Art als seltsam, komisch, spinnert oder absonderlich angesehen werden können. Bei solchen Äußerungen sollte er nachfragen, was die Gründe dafür sind. Die Bedenken müssen ernst genommen werden. Es ist dabei hervorzuheben, daß die Phantasiereise eine wirksame Übung zur Schmerzlinderung sein kann, aber daß es jedem überlassen bleibt, ob er sie durchführen will. Der Leiter soll durch das Gespräch von jeder Person folgende Informationen erhalten:

- Hat Ihnen die Übung gefallen?
- Wie fühlen Sie sich?
- Konnten Sie sich die Bilder deutlich vorstellen?

Es fördert die Gruppenatmosphäre, wenn die Bilder inhaltlich geschildert werden. Der Leiter sollte diese Schilderungen aber nicht forcieren und keinen Gruppenzwang entstehen lassen.

Imaginationen sind eigene Erlebnisse und auch in einer solchen Behandlungsgruppe vor allem Privatsache. Deshalb sollte der Leiter zwar alles, was berichtet wird, aufmerksam und interessiert annehmen, aber niemanden direkt zu Äußerungen auffordern.

Wichtiges Ziel diese Gesprächs ist es, zu verdeutlichen, daß Phantasien Teil der Erlebniswelt eines jeden Menschen sind und daher als etwas ganz Normales anzusehen sind. Oft berichten Teilnehmer, daß sie früher Phantasien und Tagträume auch bei sich kannten, sie aber aus verschiedenen Gründen unterdrückt haben, vielleicht weil sie meinten, Phantasien vertrügen sich nicht mit dem Erwachsenwerden. Für sie bedeutet diese Übung die Wiederentdeckung von etwas Vertrautem und Angenehmem. Manche sind froh, darüber reden zu können und zu erfahren, daß man mit Bewußtseinsinhalten dieser Art das Leben bereichern kann.

Personen, die gar keine Bilder erleben, findet man eher selten. Aber auch diese Personen können die Anleitungen in Gedanken nachvollziehen.

6.6.8 Gedanken zum Stellenwert von Phantasiereisen bei Patienten

Vorstellungen, Phantasien, Imaginationen haben im Vergleich zu früher in unserer Gesellschaft aus verschieden Gründen an Bedeutung verloren:

- Fernsehen und Kino sind ein Ersatz für eigene Phantasien geworden.
- sich mit sich selbst und seinen inneren Erlebnissen zu beschäftigen, benötigt Zeit, die sich viele Personen nicht nehmen.
- Phantasien werden mitunter in die Nähe von Halluzinationen von Geisteskranken gestellt und lösen daher Angst aus. Die erwartete geringe Akzeptanz von Träumen und Phantasien verhindert oft von vornherein ein Gespräch.
- Tagträume haben eher den Charakter der Peinlichkeit, sie gelten als Kindereien, dem Erwachsensein nicht angemessen.

Dabei sind Vorstellungen, innere Bilder und Phantasien ganz normale Bewußtseinsinhalte, die das seelische Gleichgewicht eher fördern und Nähe zu unserer Gefühlswelt und der Intuition aufweisen und außerdem wichtige kognitive Prozesse sind. Bilder sind die Sprache der Gefühle. Sie haben in einer Gesellschaft, die die Rationalität stark betont, keinen hohen Stellenwert; doch ohne sie entsteht eine innere Verarmung, ein Verlust an Lebendigkeit. Wir brauchen beides: waches rationales Denken für unsere Tagesgeschäfte und farbige Phantasien für unsere Gefühlswelt. Erst beide Anteile in unserer Person lassen uns zur Persönlichkeit reifen.

Darüber hinaus weist Phantasie in die Zukunft und ermöglicht unsere Lebensplanung.

Phantasie ist auch die Fähigkeit, etwas planend vorzuerleben und in der Realität die Chancen für eine positive Veränderung wahrzunehmen.

Hausaufgabe:

Fakultativ kann die Phantasiereise als regelmäßige tägliche Übung anstatt der Entspannungsübung durchgeführt werden. Der Text ist auf der neuen Kassette II auf der ersten Seite. Eine weitere Möglichkeit zur Phantasiereise besteht darin, bei der ersten Kassette auf der B-Seite in der etwa 8 min dauernden Pause eigenen angenehmen Vorstellungsinhalten zu folgen. Die Phantasieübung „Baum" ist als Anregung zu verstehen, die allerdings nicht zu einer Einengung eigener Phantasien führen darf. Andere mögliche Phantasiereisen sind:

- Waldspaziergang,
- Bergwanderung,
- ein Geburtstagsfest,
- eine gute Beziehung zu einem anderen Menschen in einer besonders schönen Situation,
- am Strand in der Sonne liegen,
- auf einer Wiese liegen,
- schöne Urlaubserinnerungen usw.

Material:
- Schmerzprotokolle
- Anwesenheitsliste
- Kassette II
- Anhang A-23, evtl. Abb. 1.8 und 1.10

6.7 Sitzung 7

Inhalte der Sitzung:

1) Schmerzprotokolle,
2) Erfahrungen mit Phantasiereisen,
3) Bewegungsübungen bei Schmerz,
4) Phantasiereise „Boot",
5) Gesprächsrunde zu der Phantasiereise „Boot".

6.7.1 Schmerzprotokolle

Einsammeln der ausgefüllten Protokolle und Verteilen der neuen Bögen. Es ist wichtig, hierbei bereits einen kurzen Blick auf die Zeile Entspannungsübungen zu werfen:

- Wurde 2 mal geübt?
- Wie sehen die Ratings für die Entspannung aus?

6.7.2 Erfahrungen mit Phantasiereisen

In einer Gesprächsrunde berichten die Teilnehmer über ihre Erfahrungen mit den Phantasiereisen. Sie sprechen darüber

- wie sie damit zu Hause zurechtkamen,
- wie sie sich entspannen konnten,
- wie ihnen diese Übung gefallen hat,
- ob sie bei Schmerzen geholfen hat usw.

Es ist darauf zu achten, daß die Übungen nur von denjenigen ausgeführt werden, denen die Phantasienreisen gefallen und die ihnen innerlich zustimmen. Die anderen Patienten fahren mit den Muskelentspannungsübungen fort.

Anregungen liefern die beiden Taschenbücher von E. Müller (1983, 1985) zu Phantasiereisen beim autogenen Training.

Man kann sich aber auch Alltäglicheres vorstellen. So berichtete eine Patientin, daß sie Stunden damit verbringen können in ihrer Vorstellung ihre Wohnung einzurichten, die Möbel umzustellen usw. Ebenso kann man sich auf schwirige Gespräche vorbereiten und in seiner Vorstellung Argumente und Gegenargumente durchspielen. Solange diese Imaginationen mit Entspannung und genußvollem Erleben verbunden sind, ist nichts dagegen einzuwenden.

6.7.3 Bewegungsübungen bei Schmerz

Für die meisten Rheumapatienten ist es außerordendlich wichtig, gezielte Übungen zur Förderung der Beweglichkeit ihrer Gelenke und zur Stärkung der Muskulatur durchzuführen, um einer mit der Inaktivität verbundenen schleichenden Progression des Leidens vorzubeugen. Patienten, die schon 20 oder 30 Jahre mit der Krankheit leben mußten, betonen immer wieder, daß die Bewegungsübungen für sie eine der stärksten Hilfen darstellten, auch wenn sie ihnen wegen ihrer Beschwerden nicht immer leicht fielen.

Auch in Rheumakliniken und in Rheuma-Liga-Selbsthilfegruppen wird viel Gewicht auf gymnastische Übungen gelegt.

Therapiestudien (Fordyce et al. 1981) belegen darüber hinaus die positive Wirkung von körperlicher Aktivität für Rückenschmerzpatienten (s. Anhang A-24).

Aus eigenen Gruppenstudien kennen wir ebenfalls die Wirkungen leicht auszuführender gymnastischer Lockerungsübungen. An dieser Stelle soll allerdings nicht ein eigenes Bewegungsprogramm angeboten werden, da das in diesem Gruppenprogramm für entzündliche rheumatische Erkrankungen zeitlich zu aufwendig wäre und da darüber hinaus viele Patienten nur ganz gezielte Übungen ausführen dürfen, deren Vermittlung eine umfangreiche Erfahrung erfordert. Die Diskussion an dieser Stelle dient vielmehr dazu, die Patienten zur Teilnahme an einem für sie geeigneten Bewegungsprogramm zu motivieren, da es für entzündliche rheumatische Erkrankungen ganz wichtig ist, regelmäßige gymnastische Übungen durchzuführen!

6.7.4 Phantasiereise „Boot"

Die nun folgende Phantasiereise zeigt den Gruppenmitgliedern weitere Möglichkeiten auf, wie sie Phantasiereisen selbst gestalten können.

Ablauf der Übung:
Als Einführung in die Entspannung kann entweder die Kurzform von Jacobson oder die folgende Entspannunginstruktion verwendet werden. Der Leiter soll darauf achten, daß die beiden Szenen im Boot zeitlich gedehnt werden.

Text: Entspannung

> „Machen Sie es sich jetzt ganz bequem und entspannen Sie sich so gut Sie können, hören Sie genau zu; und Sie können dabei herausfinden, wie Sie sich noch tiefer entspannen können.
>
> Entspannen Sie Ihren Körper, einen Körperteil nach dem anderen. Beginnen Sie mit den Zehen und lassen Sie diese ganz locker und entspannt werden. Entspannen Sie dann den Rest Ihres Fußes zusammen mit Ihrem Fußgelenk. Sie können nun fühlen, wie das Fußgelenk ganz locker und entspannt wird und wie die Entspannung sich durch Ihren Körper weiter

nach oben hin fortsetzt, zu den Waden und zu den Knien, dann zu den Schenkeln.

Sie fühlen sich ganz leicht und locker in Ihrem Körper, während ich Ihnen den weiteren Fortgang dieser tiefen Entspannung beschreibe. Jetzt kommen Sie zu Ihren Hüften und entspannen sie mehr und mehr - und immer mehr - zu Ihrer Bauchregion - und weiter nach oben zur Brust - geht die Entspannung ganz locker und leicht - zu den Fingern, - den Handgelenken, - den Unterarmen, - den Ellenbogen, - in den Oberarmen und jetzt in den Schultern spüren Sie die Entspannung. - Alle Verhärtungen und Verspannungen verlassen nun Ihren Körper, so daß der Nacken sich jetzt sehr lose und locker anfühlt - und dann der Kiefer, - die Lippen, -die Wangen, - jetzt die Augen - und dann die Stirn - und schließlich der ganze Kopf."

Text zu der Phantasiereise „Boot"

„Ihr Körper ist jetzt entspannt und entspannt sich sogar noch mehr und mehr, so daß er so locker und lose erscheint wie eine alte Stoffpuppe, und so entspannt sind Sie nun wirklich, wenn Sie jetzt sehr genau zuhören, was ich Ihnen sagen werde. - Bitte hören Sie mir jetzt genau zu, und während Sie mir genau zuhören, achten Sie nur darauf, was Ihnen gesagt wird, und auf das, was in Ihnen dabei vorgeht, und für eine kleine Weile, während Sie mit geschlossenen Augen ganz entspannt und einfach da sind und tief und langsam atmen, für eine kleine Weile richten Sie Ihre Aufmerksamkeit ganz auf Ihren Atem, wie Sie einatmen - und dann ausatmen - ein - und aus, - ein - und aus, - ein - und aus.

Sie halten Ihre Augen jetzt geschlossen und bleiben tief entspannt. Und konzentrieren Sie sich nur darauf, was ich Ihnen jetzt sagen werde. Konzentrieren Sie sich genau auf meine Worte und auf das, was Sie jetzt erleben, wenn die Worte gesprochen werden. ...

Und nun stellen Sie sich vor, wie Sie als Kind im Bett liegen. Sie stehen aus Ihrem Bett auf und gehen quer durch den Raum in eine kleine Kammer. - Dort finden Sie ganz hinten eine Tür, die niemals dort ist, wenn Sie diese im Wachzustand suchten, und Sie haben sie oft gesucht. - Doch jetzt öffnet sich diese Tür im Traum für Sie, - und Sie gehen durch diese Tür hindurch und befinden sich am oberen Ende einer steinernen Treppe. - Es ist eine sehr alt aussehende Treppe, die sich dort nach unten windet, - und in dem dämmrigen Licht beginnen Sie nach unten zu gehen. Sie sind neugierig und haben ein großes Verlangen, nach unten zu gehen, - tiefer und immer tiefer. - Sie steigen abwärts in Ihrem Traum, - Sie gehen immer weiter nach unten, eine Stufe nach der anderen, - bis Sie schließlich nach einiger Zeit am unteren Ende der Treppe stehen - und merken, daß Sie sich jetzt am Rande eines dunklen großen Wassers befinden.

Bei näherem Hinsehen stellt es sich als das Ufer eines dunklen Gewässers heraus. - Wellen schlagen leise an das Ufer, und Sie sehen, daß ein Boot am Rande des Gewässers befestigt ist, - und Sie legen Sich in das Boot hinein, - es liegen dort weiche Decken, - und Sie merken, wie das Boot langsam abtreibt und in die Dunkelheit hinausschwimmt. Es ist dunkel überall, - Sie werden durch die Bewegung des Wassers sanft geschaukelt und gewiegt. - Vor und zurück, - aufsteigend und niedersinkend. - Sie werden sanft geschaukelt, während das Boot mit Ihnen tiefer und tiefer in die Dunkelheit hinaustreibt. - Sie fühlen das sanfte Schaukeln und hören ganz entspannt den Wellen zu, die leise an die Bootswände schlagen, -

Und jetzt nach einiger Zeit nähern Sie sich einer Öffnung - und das Boot bewegt sich auf das Licht der Öffnung zu, - und schließlich treibt es durch die Öffnung hindurch und Sie sind auf einmal im hellen warmen Sonnenlicht. -

Immer noch treiben Sie auf dem Wasser abwärts und spüren den warmen Sonnenschein - und eine sanfte Brise streicht über Sie hinweg, während Sie tiefer und tiefer auf dem Wasser hinabgleiten. - Vögel singen auf einer Sandbank, - Fische springen im Wasser, - Sie nehmen den Duft von Blumen und frisch geschnittenem Gras in den Feldern wahr, die gerade gemäht worden sind, - und Sie spüren eine Zufriedenheit und Heiterkeit in sich, während Sie etwas benommen und verträumt weiter abwärts treiben, - tiefer und tiefer, - tiefer und tiefer, - und die Wellen schaukeln Sie sanft.

Seien Sie Sich der gesamten Situation bewußt, und spüren Sie die Bewegungen, - die Wärme, - die Töne - und die Gerüche, während Sie sanft weiter nach unten treiben. - Sie treiben weiter, hin und her geschaukelt treibt Ihr Boot tiefer und tiefer, - bis Sie merken, daß auf einmal Sand unter den Kiel gerät und Sie sanft ans Ufer gelangen. - Sie stehen auf und sind am Fuße einer Wiese, - Sie steigen aus dem Boot und betreten die Wiese. - Gras berührt Ihre Beine, - eine Brise streichelt Ihren Körper, - Sie nehmen den Duft der Blumen, - den Gesang der Vögel wahr sowie die Bewegung Ihres Körpers - während Sie gehen. Sie erreichen einen großen Baum - und lassen sich in seinem Schatten nieder.

Hier sitzen Sie und freuen sich an diesem Bild, und Sie genießen es ungemein, hier zu sein. Nun spüren Sie die Umgebung und sind in Harmonie mit ihr, mit allem, was hier existiert, hier in dieser Welt, in der alles eins ist, in der Sie eins sind mit allem, was ist . . . . . .

2-3 Minuten Pause

Beenden Sie nun die Vorstellung.

Kommen Sie jetzt langsam zum Ende . . .

Spüren Sie Ihren Atem . . .

Atmen Sie einige Male tief ein . . .

> Nehmen Sie den Raum in Ihrer Vorstellung wahr ...
>
> Lassen Sie die Augen weiterhin zu und bewegen Sie sich ...
>
> Strecken Sie die Beine ... Strecken Sie die Arme ...
>
> Räkeln und strecken Sie sich ...
>
> Kommen Sie jetzt hier in den Raum zurück und öffnen Sie langsam die Augen.

Mit kleinen Veränderungen entnommen aus: Masters und Houston (1984) mit freundlicher Genehmigung des Kösel Verlags.

6.7.5 Gesprächsrunde zu der Phantasiereise „Boot"

Jeder berichtet kurz:

- wie er sich im Moment fühlt,
- wie es ihm mit der Phantasiereise erging,
- ob ihm die Übung gefallen hat,
- was ihm wichtig erscheint.

Von älteren Patienten wird manchmal über Angst im Boot berichtet, wenn sie nicht schwimmen können, oder darüber, daß sie vom Schaukeln ein wenig seekrank werden. Dem kann man vorbeugen, indem man schon vorher fragt, wer nicht schwimmen kann und die Person – imaginativ – eine Schwimmweste anziehen läßt, und indem man das Schaukeln als sachte beschreibt. Das Schaukeln sollte während der Übung aber nicht ausgelassen werden, da es von den meisten als sehr angenehm empfunden wird.

Manche Patienten berichten auch, daß es ihnen im Dunkeln unbehaglich und unangenehm war.

Für zu Hause gilt: Nur wem die Übung gefällt, der soll sie ausführen.

Insgesamt ist die Übung „Boot" um einiges weniger beliebt als die Übung „Baum", v.a. bei älteren Menschen. Für einen Teil der Patienten bedeutet sie jedoch eine starke Bereicherung und sollte daher nicht ausgelassen werden.

Materialien:
- Schmerzprotokolle
- Anwesenheitsliste
- Anhang A-24

6.8 Sitzung 8

Inhalte der Sitzung:

1) Schmerzprotokolle,
2) Erfahrungen mit den Übungen,
3) Schnellentspannung,
4) „Roter Punkt,"
5) Kognitionen bei Schmerzen,
6) Anleitung zur Selbstbeobachtung von Gedanken bei Schmerzen.

6.8.1 Schmerzprotokolle

Einsammeln der ausgefüllten Protokolle und Verteilen der neuen Bögen. Es ist wichtig, hierbei bereits einen kurzen Blick auf die Zeile Entspannungsübungen zu werfen:

- Wurde 2 mal geübt?
- Wie sehen die Ratings für die Entspannung aus?

6.8.2 Erfahrungen mit den Übungen

Die Teilnehmer berichten, wie oft sie die Entspannungsübungen und Phantasiereisen durchgeführt haben, wie es ihnen dabei erging und welche Probleme dabei auftraten.

Berichten Teilnehmer von Veränderungen der Schmerzen während der Phantasiereisen, dann bittet der Leiter um nähere Beschreibungen, damit die Erfahrungen der einen als Anregung für die anderen Gruppenmitglieder dienen können.

Der Effekt dieser Übungen sollte darin bestehen, aktuell vorhandene Schmerzen für eine Weile in den Hintergrund treten zu lassen. Über der Übung kann man evtl. einschlafen oder „nur" etwas Abstand von den quälenden Schmerzen erfahren. Dabei ist zu beachten, daß die Schmerzen danach wieder vorhanden sein werden. Man hat allerdings Zeit gewonnen, um sich zu erholen und von den Schmerzen zu lösen. Manchmal hält die Wirkung auch länger an, und es dauert einige Zeit, bis die Schmerzen wieder so stark sind wie vor der Übung.

Ebenso ist es möglich, daß Schmerzen, die verspannungsbedingt sind, durch die Übungen gänzlich verschwinden.

Bei starken Schmerzen allerdings gelingt dies normalerweise nicht. Hier ist bereits jetzt auf die Schmerzfokussierungsübung in der nächsten Sitzung hinzuweisen.

6.8.3 Schnellentspannung

Nachdem die Kurzform der Muskelentspannung von den meisten Teilnehmern beherrscht wird, ist es möglich, die Entspannungsinduktion noch weiter zu verkürzen. Indem die Teilnehmer die für diese Gruppe wichtigsten Muskelgruppen gleichzeitig anspannen und dann wieder entspannen, können sie wesentlich schneller in die Entspannung kommen.

Der Gruppenleiter demonstriert die „Schnellentspannung": Beide Arme, die Schultern, der Rücken, der Bauch, die Beine und das Gesäß werden gleichzeitig angespannt; das Gesicht wird dabei ausgelassen.

Dies ist in verschiedenen Sitz-, Steh- und Liegehaltungen möglich:

- im Sitzen, die Hände an die Lehnen oder Stuhlkanten gelegt,
- im Sitzen, nach hinten gelehnt, die Beine gestreckt, die Arme hinter dem Hals verschränkt,
- im Türrahmen stehend, die Arme gegen den Rahmen gedrückt,
- einfach im Stehen alle Muskeln anspannen,
- im Liegen die Beine anziehen, mit den Armen umfassen,
- im stehenden Auto das Lenkrad zusammendrücken usw.

Hierbei geht es wiederum nicht darum, die tägliche Übungszeit zu verkürzen, sondern schnell zur Entspannung zu kommen und die Entspannung im Laufe des Tages und auch in Alltagssituationen zu praktizieren.

An dieser Stelle bietet sich eine gute Gelegenheit, nochmals an das Ruhewort zu erinnern.

Übung: Schnellentspannung

Nehmen Sie Ihre gewohnte und vertraute Sitzhaltung zur Vorbereitung der Entspannung ein. Schließen Sie die Augen und nehmen Sie einige tiefe Atemzüge, atmen Sie ruhig und entspannt ein und aus. Dann fassen Sie mit beiden Händen den Stuhl an, spannen die Hände, Arme, den ganzen Oberkörper, die Beine und das Gesäß an, halten Sie die Anspannung etwas – und lassen wieder los, ganz entspannt und locker und achten auf die Empfindungen von Entspannung, die sich nun langsam einstellen.

Lassen Sie innerlich ganz los, ganz entspannt und locker. Fangen Sie nun an, in Ihrem Rhythmus, wie es für Sie entspannend und angenehm ist, Ihr Ruhewort zu denken: z.B. Ganz Ruhig ... Ganz Ruhig ...

1–2 Minuten Pause

Kommen Sie nun wieder zurück, räkeln Sie sich und strecken Sie sich.

Kurzer Erfahrungsaustausch!

Es muß unbedingt auf die Gefahr hingewiesen werden, bei dieser Übung die

Muskeln zu fest anzuspannen, was leicht zu zusätzlicher Verkrampfung und zu einer Verstärkung der Schmerzen führen kann.

6.8.4 „Roter Punkt"

Die Teilnehmer sollten nun alle gelernt haben, sich gut zu entspannen, wenn es auch sicherlich Tage gibt, wo es leichter, und andere, wo es schwieriger geht.

Nach Beendigung der Entspannugsübung allerdings kehren sie wieder in die Alltagshektik zurück, wo sich der erzielte Effekt langsam verliert, wo Sie sich wieder psychisch und körperlich anspannen und verspannen.

Dieses Problem läßt sich lösen, indem Sie im nächsten Schritt lernen, die Entspannung allmählich in den Alltag hineinzutragen, sich zwischendurch zu entspannen, öfter am Tage loszulassen und dadurch zu verhindern, daß sich immer wieder Verspannungen, Unruhe und Hektik aufschaukeln. Für viele Patienten besteht die Schwierigkeit, in all der Arbeit, Aufregung und Hektik nicht an die Entspannung zu denken.

Das einfachste und beste Mittel zur Unterstützung des Vorsatzes sind Erinnerungshilfen. Z. B. hat es sich als hilfreich erwiesen, rote Punkte (Selbstklebeetiketten) als Erinnerungshilfen dort anzubringen, wo eine Schnellentspannung durchgeführt werden kann. Dabei ist darauf zu achten, daß diese Punkte weder zu selten noch zu häufig gesehen werden. Mit Hilfe der Punkte etwa 5 bis 10 mal pro Tag an die Entspannung erinnert zu werden, ist für den Anfang richtig. Günstige Orte sind z. B. der Spiegel, die Speisekammer, der Nähkasten, das Telefon, die Schreibtischlampe, der Kalender usw.

Die Patienten sollten, wenn Sie einen solchen Punkt sehen, die folgende Instruktion beachten:

1) Achten Sie auf die Muskelanspannung und lassen Sie locker,
2) Achten Sie auf Ihre innere Anspannung und sprechen Sie innerlich ein paarmal das Ruhewort.

Dies dauert nur einige Sekunden.

3) Haben Sie aber etwas mehr Zeit, dann können Sie z. B. die Schnellentspannung durchführen oder irgendeine andere Form von Entspannung, die Ihnen geläufig ist.

6.8.5 Kognitionen bei Schmerzen

[Alternativ zu dieser Übung kann auch ein Fragebogen zur Erfassung von schmerzrelevanten Kognitionen in der Gruppe ausgefüllt werden. Die Patienten sprechen danach über ihre Antworten (s. hierzu A- 25)]. Eine andere Möglichkeit ist, Anhang A-27 und A-28 als Diskussionsgrundlage zu nehmen.

Schmerzen sind belastende Erlebnisse, die nicht nur von physiologischen Veränderungen begleitet sind, sie können auch eine Flut von Gedanken auslösen. Sorgen um die Zukunft, Niedergeschlagenheit und schlechte Stimmung führen zu einer Verschlechterung des Befindens, zu innerer Anspannung und zur Verschlimmerung der Schmerzen.

Ziel dieser Sitzung ist es, hierauf aufmerksam zu machen und zu einer Beobachtung der Gedanken anzuregen, ohne diese schon zu verändern.

Erinnerung/Vorstellung einer starken Schmerzsituation:

> „Ich möchte Sie nun bitten, sich an eine Situation zu erinnern, in der Sie starke Schmerzen hatten und die Sie stark belastet hat. Vielleicht hilft es Ihnen, wenn Sie dabei die Augen schließen. Denken Sie dabei an die Schmerzen, Ihre Gefühle, und an die Gedanken, die Ihnen dabei durch den Kopf gingen."
>
> *Pause, etwas Zeit lassen.*
>
> Gut, kommen Sie nun langsam mit Ihren Gedanken hierhin zurück, gewinnen Sie wieder Distanz zu diesem Ereignis und bewegen Sie sich etwas.

Ich möchte Sie nun bitten, sich in kleinen Gruppen zu 3-4 Personen zusammenzusetzen und sich über diese Situation oder ähnliche Erfahrungen in Schmerzsituationen auszutauschen. Nehmen Sie dafür bitte folgende Fragen als Anleitung:

- Konnten Sie sich die Schmerzsituation gut vorgestellen?
- Wirkt das Ereignis jetzt noch nach?
- Was für Gefühle hatten Sie?
- Welche Gedanken hatten Sie dabei?

Sie können sich auch überlegen, was Sie innerlich zu sich selbst gesagt haben".

Arbeit in *Kleingruppen*, Zeit ca. 10-20 Minuten.

Der Gruppenleiter geht dabei von Kleingruppe zu Kleingruppe und korrigiert Abschweifen vom Thema oder fragt nach, wenn er es für nötig hält.

Wieder in der *Großgruppe*:

Es findet ein Erfahrungsaustausch über die Inhalte statt, über die in den Kleingruppen gesprochen wurde.

Der Leiter erkundigt sich weiter nach den Gedanken, die von einzelnen Teilnehmern berichtet wurden, auch danach, welche Gedanken durch bestimmte Gefühle ausgelöst wurden. So kann das Gespräch auf folgende Themen kommen:

- Gedanken wie: Jetzt kommt eine neuer Schub, jetzt muß ich in die Klinik, jetzt kann ich nicht mehr ... usw.;
- innere Bilder: z.B. die Vorstellung von starken körperlichen Veränderungen und die ängstliche Frage: wird es mir auch so ergehen?
- Gefühle wie Traurigkeit, Hilflosigkeit usw.;

- das Bedürfnis nach Rückzug, z. B. niemanden sehen zu wollen und sich die Decke über den Kopf zu ziehen;
- Gedanken an Selbstmord usw.

6.8.6 Anleitung zur Selbstbeobachtung von Gedanken bei Schmerzen

Wie in einem Tagebuch (s. Anhang A-26) sollen die Teilnehmer für die nächsten 14 Tage ihre Gedanken bei Schmerzen aufschreiben.

Wichtig ist es, sich nicht auf die alltäglichen Schmerzen zu konzentrieren, die mehr oder weniger dauerhaft vorhanden sind und mit denen man gelernt hat zu leben, sondern insbesondere solche Zeiten zu beachten, in denen die Schmerzen stärker werden, sich ausbreiten oder in denen neue Schmerzen hinzukommen. Alle Gedanken, und seien sie noch so irrational und unbegründet, sollen aufgeschrieben werden.

Die Aufzeichnungen sollen dann, soweit die Patienten es möchten, in der Gruppe berichtet werden. Aber auch, wenn jeder diese Gedanken nur für sich aufschreibt, ist dies für ihn eine sehr wichtige Beobachtung, aus der er Informationen über seinen Umgang mit Schmerzen erhält.

Materialien:
- Schmerzprotokolle
- Anwesenheitsliste
- Kognitionstagebuch A-26
- Kognitionsfragebogen A-25 oder Anhang A-27 und A-28

6.9 Sitzung 9

Inhalte der Sitzung:

1) Schmerzprotokolle,
2) Einleitung in die Schmerzfokussierungsübung,
3) Schmerzfokussierungsübung,
4) Gesprächsrunde nach der Schmerzfokussierung,
5) Lernziele der Übung,
6) Besprechung der Hausaufgabe: Gedanken bei Schmerzen.

6.9.1 Schmerzprotokolle

Einsammeln der ausgefüllten Protokolle und Verteilen der neuen Bögen. Es ist wichtig, hierbei bereits einen kurzen Blick auf die Zeile Entspannungsübungen zu werfen:

- Wurde 2mal geübt?
- Wie sehen die Ratings für die Entspannung aus?

In einer Gesprächsrunde erfragt der Gruppenleiter die Erfahrungen mit den häuslichen Entspannungsübungen und gibt weitere unterstützende Hinweise.

6.9.2 Einleitung in die Schmerzfokussierungstechnik

Ausgehend von den Erfahrungen der Gruppenteilnehmer mit den Imaginationsübungen wird nochmals darauf eingegangen, wie schwierig es für viele ist, sich bei starken Schmerzen zu entspannen und innerlich abzulenken. Die Aufmerksamkeit wandert immer wieder zu den Schmerzen zurück.

Die Schmerzfokussierung, also die konzentrierte Zuwendung zum Schmerz mit anschließender Veränderung (imaginativer Transformation) der Schmerzen, ist eine wirksame Methode, selbst starke Schmerzen zu beeinflussen. Sie wird auch Schmerzumlenkungstechnik genannt.

Zur Einführung in die Übung sollen sich die Patienten zunächst auf eine schmerzhafte Körperstelle konzentrieren und den Schmerz in allen Einzelheiten betrachten, genau wahrnehmen und beobachten. Durch das bewußte Wahrnehmen wird der Schmerz zunächst stärker; er tritt in den Vordergrund des Bewußtseins. Nun ist es wichtig, auf gar keinen Fall in Panik zu geraten, sondern vielmehr die Muskeln zu lockern, ruhig durchzuatmen und zu entspannen. Dabei wird der Schmerz als weniger stark erlebt.

Hinweis: Als Voraussetzung für diese Übung müssen die Patienten mindestens 3–4 Wochen lang ein Entspannungsverfahren geübt haben und gut beherrschen (Vorsicht mit dieser Übung bei stationären Gruppen! Hier sind diese Voraussetzungen selten erfüllt). Anderenfalls ist es für einige Patienten zu schwierig, sich trotz der hmerzen zu entspannen und locker zu lassen. Für sie kann die Übung zu einer Qual werden.

Zur Durchführung der Übung sollte sich jeder Patient eine Körperstelle aussuchen, die ihm im Moment weh tut. Hat er mehrere schmerzende Körperstellen, soll er die schmerzhafteste Stelle für diese Übung wählen.

Haben einige Teilnehmer momentan keine Schmerzen, sollen sie sich – aber nur hier einmal in der Gruppe und nicht mehr zu Hause – einen Schmerz in Erinnerung rufen, der noch nicht lange zurückliegt und den sie sich gut vorstellen können. Damit läßt sich die Übung auch durchführen.

Der Gruppenleiter vergewissert sich, daß jeder sich eine schmerzhafte Stelle ausgesucht hat, bevor er mit der Übung beginnt.

6.9.3 Schmerzfokussierungsübung

Entspannungsinduktion:
Hier soll entweder die Muskelentspannung nach Jacobson in der Kurzform angewendet oder die Konzentrationsübung eingesetzt werden, die Entspannung durch Lenkung der Aufmerksamkeit auf die Auflagestellen des Körpers induziert (s. besonders die Entspannungsübung: „Einkreisen" in Kap. 7). Diese Übung hat den Vorteil, daß sie die später vorgenommene Einkreisung des Schmerzes bereits vorbereitet und eine weitere alternative Form der Entspannung ermöglicht.

Wenn Patienten bei der Konzentration auf den Schmerz das Gesicht schmerzhaft verziehen oder die Muskeln anspannen, sollte der Gruppenleiter folgendes suggerieren:

„Wenn der Schmerz dabei stärker wird, atmen Sie ruhig, lassen Sie die Muskeln dabei ganz locker, spannen Sie diese nicht an, sondern lassen locker, ganz locker, atmen Sie tief und ruhig durch und haben Sie keine Angst, ganz entspannen und locker lassen. Der Schmerz wird dann wieder weniger und weniger usw.".

Der Gruppenleiter spricht den Text der Schmerzfokussierungsübung und macht dabei viele Pausen, um den Teilnehmern Zeit zu lassen, v. a. am Anfang – bei der Konzentration auf den Schmerz und am Ende beim Verändern des Schmerzes bis auf einen Punkt, der schließlich verlöscht.

Übung zur Schmerzfokussierung
Einleitung mit einer kurzen Entspannungsinstruktion. (Kurzform Jacobson oder Übung „Einkreisen" aus Kap. 7)

> Gehen Sie mit Ihrer Aufmerksamkeit zu einer Körperstelle, die Ihnen im Moment Schmerzen bereitet. ... Wenn es diese nicht gibt, versuchen Sie sich an einen starken Schmerz zu erinnern, der noch gut in Ihrem Gedächtnis ist, an einen Schmerz, den Sie sich gut vorstellen können, einen bekannten Schmerz.
>
> Konzentrieren Sie sich auf diese Stelle und nehmen Sie den Schmerz so gut Sie können wahr. Die Schmerzen können dabei etwas stärker werden, dies

soll Sie nicht beunruhigen, versuchen Sie entspannt und ruhig zu bleiben ... und betrachten Sie den Schmerz genau, ... versuchen Sie, ihn so gut wie möglich wahrzunehmen.

Bleiben Sie mit Ihrer Aufmerksamkeit bei dieser Stelle und betrachten Sie den Schmerz wie ein Wissenschaftler sein Untersuchungsobjekt, einen Gegenstand, den Sie in allen Einzelheiten und so genau wie möglich wahrnehmen wollen. Versuchen Sie, alle Besonderheiten zu entdecken ..., merken Sie sich alle Einzelheiten, so als wollten Sie einen Bericht darüber verfassen ...

Versuchen Sie die Schmerzstelle so genau wie möglich zu lokalisieren, versuchen Sie, genau die Größe der Schmerzstelle wahrzunehmen, umfahren Sie mit Ihrer Aufmerksamkeit genau den Rand, dort wo der Schmerz ist und dort wo kein Schmerz ist, versuchen Sie sich diese Fläche vorzustellen.

Und fangen Sie nun an, diese Fläche einzugrenzen, bauen Sie in Ihrer Vorstellung einen Zaun, eine Mauer oder einen Graben um diese Fläche, so daß innen der Schmerz ist und außen keiner. Falls der Schmerz ausbrechen oder sich erweitern will, so fangen Sie ihn ein, umgrenzen Sie ihn und erlauben Sie ihm nicht, sich auszubreiten. Und lassen die Umgrenzung so hoch sein, daß der Schmerz sicher eingefangen ist.

Nun gehen Sie in die umgrenzte Fläche, schauen sich den Schmerz genauer an, ... ist sie vielleicht warm oder heiß, ... ist sie flach oder uneben, ... ist sie hell oder dunkel, welche Farbe hat sie, ... nehmen Sie sie in allen Einzelheiten wahr, ... hat diese Fläche Wellen ... oder ist die Oberfläche glatt, ... ist sie fest oder weich, ... bewegt sie sich rythmisch oder unerwartet, ...

Gehen Sie wieder mit der Aufmerksamkeit aus dieser Stelle heraus, und schauen Sie sie von außen an, nehmen Sie nochmals die sichere Umrandung wahr, und nun lassen Sie die Fläche kleiner werden, ziehen Sie die Umrandung immer enger, lassen Sie den Schmerz nicht heraus, lassen Sie die Fläche immer kleiner werden und immer kleiner und kleiner bis nur noch ein Punkt übrig ist ...

Und lassen Sie nun auch den Punkt verschwinden. Er wird immer kleiner und verschwindet dann ganz. Er ist einfach weg ... Schauen Sie, ob Ihnen das gelingt ...

Nun kommen Sie mit Ihrer Aufmerksamkeit wieder in den Raum zurück, stellen Sie sich den Raum vor und schauen nun noch einmal nach Ihrem Schmerz, was mit ihm ist ...

Nun räkeln und strecken Sie sich, werden wieder wach und öffnen langsam die Augen. Sie sind nun hellwach und wieder ganz klar.

6.9.4 Gesprächsrunde nach der Schmerzfokusierung (ganz wichtig!)

Der Gruppenleiter läßt am besten zunächst die Teilnehmer berichten,

1) die mit vorhanden Schmerzen gearbeitet haben und
2) wendet sich anschließend jenen zu, die keine akuten Schmerzen hatten, sondern sich an frühere Schmerzsituationen erinnerten.

Jeder Teilnehmer sollte folgende Fragen beantworten:
- Wie geht es Ihnen jetzt, haben Sie noch Schmerzen?
- Haben Sie einen realen Schmerz ausgewählt oder einen vorgestellten?
- Wie stark haben Sie die Schmerzen gespürt?
- Konnten Sie sich die Schmerzen gut (bildlich) vorstellen?
- Konnten Sie den Schmerz kleiner werden lassen?
- Ist er mit dem Punkt verschwunden?
- Ist er nachher wiedergekommen?

Wichtiger Hinweis: Hat ein Teilnehmer danach stärkere Schmerzen als vorher oder ist ein vorgestellter Schmerz immer noch da, dann soll der Teilnehmer die Augen wieder schließen, sich kurz entspannen, die Muskeln um die Stelle herum leicht bewegen, ruhig und tief durchatmen und dies eine Weile fortführen. Der Leiter suggeriert ihm, der Schmerz könne sich nun auflösen, langsam verschwinden, lokkere sich immer mehr, könne wieder wie vor der Übung werden oder ganz verschwinden usw.

6.9.5 Lernziele der Übung

1) Vorgestellte Schmerzen können genau so real erlebt werden wie tatsächliche Schmerzen. Der Körper kann in der Erinnerung erlebten Schmerz wieder hervorrufen, er ist offenbar gespeichert. Durch starke Konzentration auf leichte Schmerzen kann die Schmerzintensität ständig zunehmen, bei Ablenkung wird Sie geringer. Für die Kontrolle leichter Schmerzen gilt daher – in den meisten Fällen: möglichst viel Ablenkung!

Es ist vorteilhaft, wenn einige Teilnehmer zur Zeit der Übung schmerzfrei sind und mit vorgestellten Schmerzen arbeiten. Dadurch zeigt sich deutlich, daß Schmerzen durch Erinnerung und Vorstellung ausgelöst werden können, auch wenn dieser Sachverhalt nicht mit „eingebildetem Schmerz" verwechselt werden darf. Jeder Schmerz, auch der mit eindeutigen körperlichen Ursachen, wird durch die Art, wie wir mit ihm umgehen, geringer oder stärker. Nach unserer Erfahrung gibt etwa ein Drittel von den zu Beginn der Übung schmerzfreien Patienten an, im Verlauf der Übung Schmerzen zu erfahren, die sie nicht als vorgestellt, sondern real erleben.

2) Man kann mit dieser Übung die Schmerzen „wegdenken", sie ausblenden. Hierbei sind 3 Ausgänge möglich:

a) Der Schmerz wird kleiner, verringert sich zu einem winzigen Punkt, bleibt aber erhalten.

b) Der Schmerz verschwindet während der Übung ganz und stellt sich danach sofort wieder ein, wird aber mitunter als weniger intensiv erlebt.
c) Der Schmerz verschwindet für eine Weile ganz.

Die Fälle a) und b) werden häufig berichtet. Das Ziel der Übung ist es, starke Schmerzen, trotz Aufmerksamkeitshinlenkung, in den Hintergrund treten zu lassen, dadurch wieder lockerer und entspannter zu werden oder vielleicht sogar über der Übung – trotz der starken Schmerzen – einzuschlafen.

Der Fall c) wird besonders bei entzündlichen rheumatischen Erkrankungen selten beobachtet. Er zeigt sich häufiger bei rein verspannungsbedingten Schmerzen.

Um zu hohen Erwartungen entgegenzutreten, soll der Leiter das völlige Verschwinden der Schmerzen eher als Ausnahme hinstellen, als etwas, das zwar eintreten kann, aber *nicht* als normale Erfahrung bei der Übung anzusehen ist.

Wirkungsweise der Schmerzfokussierung

Die Wirkungsweise der Schmerzfokussierungstechnik ist mit der anderer Vorstellungsübungen zu vergleichen. Stellt man sich den Schmerz bildhaft vor, gerät das Bewußtsein unter den Einfluß der „Phantasie" [s. Aufmerksamkeitskreis (A-23)], wodurch das Schmerzerleben aktiv verändert wird.

Der Unterschied zu vorhergehenden Übungen besteht darin, daß man zur Beeinflussung der Schmerzen die Aufmerksamkeit nicht vom Schmerz abzieht, sondern sie ihm zuwendet. Bei starken Schmerzen scheint dieses Verfahren deswegen praktikabler, weil die Aufmerksamkeit ohnehin immer wieder zu den schmerzenden Körperteilen wandert.

Die Wirkung wird weiterhin durch suggestive, hypnotische Elemente verstärkt, die aber nicht verdeutlicht werden sollen, um ablehnende Reaktionen zu vermeiden. Patienten werden ja schon häufig bei den Formeln des autogenen Trainings skeptisch und haben das Gefühl, sich „etwas einzureden".

Bei der Schmerzfokussierung ist wie bei den anderen imaginativen Übungen darauf hinzuweisen, daß nur diejenigen Teilnehmer die Übung zu Hause durchführen sollen, die sie für sich akzeptieren können.

Da die Übung bei einigen Patienten eine sehr gute Wirkung zeigt, ohne daß die Bedingungen des Erfolgs von vorneherein abgeschätzt werden können, sollte sie jeder zu Hause erprobt haben, um zu erfahren, in welcher Weise ihm die Fokussierungsübung hilft. Denn Sie kann im Vergleich zu anderen Übungen am stärksten die Schmerzen verändern. Wer durch sie keine Hilfe erhält, oder wem sie komisch vorkommt, der soll sie einfach auslassen.

Auch hier ist die innere Haltung wichtig: Man sollte nicht versuchen, mit aller Gewalt die Schmerzen wegzudenken, sondern sich wie bei einer Phantasiereise entspannt und ruhig fühlen.

Hinweis: Hat der Gruppenleiter alternativ die Entspannungsübung „Einkreisen" vorgegeben, soll er darauf hinweisen, daß diese auch gut im Liegen durchgeführt werden kann. Dabei soll die Auflagefläche des ganzen Körpers einbezogen werden, v.a. die des Kopfes.

6.9.6 Besprechung der Hausaufgabe: Gedanken bei Schmerzen

Die Teilnehmer lesen ihre mitgebrachten Aufzeichnungen über ihre Gedanken in Schmerzsituationen vor.

Nach unserer Erfahrung kann man oft nur mit 2-3 gut ausgefüllten Protokollen in der Gruppe rechnen.

Der Gruppenleiter versucht in dieser Stunde ausschließlich, einen Katalog von Gedanken zu erstellen, die den Patienten als Anregung zur weiteren Selbstbeobachtung dienen sollen. Auch irrationale, abwegige, destruktive Gedanken sind wichtig und sollen zunächst kommentarlos berichtet und von der Gruppe zur Kenntnis genommen werden.

Da Gedanken als etwas sehr Intimes erlebt werden, ist besonderes Einfühlungsvermögen gefordert, um im Gespräch niemanden zu verletzen.

Für die kommende Gruppenstunde wird noch einmal die gleiche Hausaufgabe gegeben.

Materialien:
- Schmerzprotokolle
- Anwesenheitsliste
- Kassette III
- Kognitionsprotokoll A-26
- evtl. Anhang A-23

6.10 Sitzung 10

Inhalte der Sitzung:

1) Schmerzprotokolle,
2) Temperaturimagination,
3) Gesprächsrunde nach der Übung,
4) Kältevorstellung im autogenen Training,
5) positives Denken bei Streß und Schmerz.

6.10.1 Schmerzprotokolle

Einsammeln der ausgefüllten Protokolle und Verteilen der neuen Bögen. Es ist wichtig, hierbei bereits einen kurzen Blick auf die Zeile Entspannungsübungen zu werfen:

- Wurde 2mal geübt?
- Wie sehen die Ratings für die Entspannung aus?

In einer Gesprächsrunde erfragt der Gruppenleiter die Erfahrungen mit den häuslichen Entspannungsübungen und gibt weitere unterstützende Hinweise.

6.10.2 Temperaturimagination

Hinweis zur Temperaturvorstellung:

Bei den meisten Patienten hilft eine Wärme- oder Kältebehandlung der Gelenke, die Schmerzen zu lindern. Es werden Eisbeutel, die im Gefrierfach aufbewahrt werden, auf die Gelenke gelegt oder aber warme Bäder genommen. Fast alle Patienten kennen die schmerzlindernde Wirkung dieser Behandlung.

Ob Wärme oder Kälte für das entsprechende Gelenk gut ist, wissen die Gruppenteilnehmer selber aus Erfahrung. Oft ist es auch so, daß die gleiche Person eine Wäremebehandlung an den Knien als angenehm erlebt, an den Händen dagegen eine Kältebehandlung.

Einleitung der Temperaturimagination

„Jeder kennt den Effekt angenehmer Wärme, der bei den Entspannungsübungen auftritt. Diese Wärme ist nicht eingebildet. Es gibt viele Untersuchungen, in denen belegt wurde, daß objektive Temperaturänderungen auftreten. Mit Temperaturfühlern an den Extremitäten wurden Temperaturunterschiede von 2-10 °C gemessen.

Dies ist einfach zu erklären: der Körper wird nicht, wie beim Fieber, insgesamt wärmer, sondern die Kerntemperatur des Körpers bleibt bei etwa 37 °C. Die Füße und die Hände sind meist wesentlich kälter: Ihre Temperatur beträgt oft nur 30 Grad und weniger. Wenn nun durch die Entspannungsübungen die Extremitäten besser durchblutet werden, nähern sie sich der Kerntemperatur des Körpers an.

Dies erleben wir als angenehme Wärme in den Armen oder Beinen. Dieser

Effekt tritt meist schon in der Entspannung ein, mit imaginativen Übungen kann er verstärkt werden.

Eine solche Übung werden wir gleich durchführen. Wir werden dies in Form einer Phantasieübung machen, damit Sie an die anderen, Ihnen bereits bekannten, positiven Auswirkungen anknüpfen können. Diese Übung kann als „Temperaturbehandlung" der Gelenke eingesetzt werden oder eine äußerlich durchgeführte Wärme- bzw. Kältebehandlung wirkungsvoll unterstützen."

Jeder Teilnehmer soll sich ein Gelenk, oder eine Extremität, z. B. den ganzen Arm, vornehmen. Dabei sollte bekannt sein, was für diese(s) Gelenk(e) gut ist: Wärme oder Kälte.

Durchführung der Übung Temperaturimagination
Einleitung in die Entspannung mit der Kurzform der Muskelentspannung:

„Schauen Sie auf Ihren Atem, ohne ihn zu verändern ... Schauen Sie einfach nur Ihrem Atem zu, ... wie Sie ein- und ausatmen, ohne etwas zu verändern ... Dies geht von ganz alleine, ... dieses Ein- und Ausatmen ... Schauen Sie einfach nur Ihrem Atem zu ...

Mit jedem Ausatmen gehen Sie tiefer in die Entspannung, immer weiter ... immer tiefer, ... soweit, wie es für Sie angenehm ist, nur soweit ...

Stellen Sie sich nun das von Ihnen gewählte schmerzende Gelenk oder den Körperteil vor, das/den Sie nun mit Wärme (oder auch Kälte) behandeln möchten ...

Gestalten Sie die ganze Situation so, wie es für Sie angenehm, bequem und hilfreich ist ... Und entnehmen Sie dem, was ich sage, nur das, was für Sie hilfreich ist – was Ihnen hilft sich zu entspannen ...

Stellen Sie sich vor, wie Sie Ihren Körper in einer angenehm warmen, heißen Quelle baden, einer Heilquelle ... (Oder wenn Sie eine Kältebehandlung wünschen, wie Sie unter einem kühlen Wasserfall stehen) ...

Spüren Sie, wie das klare, angenehme Wasser über Ihre Haut fließt ...

Spüren Sie die angenehme Temperatur dieses Wassers ..., wie es über Ihre Haut fließt ... und wie die Haut diese angenehme Temperatur aufnimmt ... Wie sie sich langsam im Körper ausbreitet ... Und ganz unmerklich tiefer ... und tiefer in den Körper eindringt ... und ihn angenehm temperiert ...

Dieses klare, ... heilende Wasser fließt weiter, ... und der Körper nimmt immer mehr von dieser Temperatur auf ... Erleben Sie diese angenehme Empfindung ... und gestalten Sie sich die Situation so, wie es für Sie angenehm ist, in einer für Sie angenehmen Umgebung ...

Genießen Sie die Situation, die angenehme Temperatur ... Und fühlen Sie, wie diese immer mehr in den Körper eindringt, verbunden mit einer wohltuenden Entspannung und Empfindung ... Lassen Sie sich nun noch etwas Zeit, und genießen Sie diese Empfindungen ..."

6.10.3 Gesprächsrunde nach der Übung

Jeder berichtet kurz:

- wie er sich fühlt;
- wie es ging;
- ob er Wärme oder Kälte empfunden hat;
- wie er die Schmerzen empfunden hat.

Dabei sind die Wärmeempfindungen wesentlich einfacher herzustellen. Bei den meisten, die sich Kälte vorstellen, tritt evtl. auch eine Wärmempfindung ein, die aber als angenehm erlebt wird. Kälteempfindungen sind in der Entspannung viel schwieriger zu erleben.

Die Schwierigkeit, sich Kälte vorzustellen, hängt mit der gelernten Entspannungsmethode zusammen. Bei der Muskelentspannung entsteht meist Wärme und Schwere im Körper; das funktioniert sehr gut, und die Teilnehmer haben dies auch lange genug geübt. Jetzt soll plötzlich genau das Gegenteil eintreten, das gelingt nicht auf Anhieb.

Um dennoch Kälte erleben zu können, muß man eine Weile geduldig üben. Die nächsten beiden Programmpunkte können dabei helfen.

Der Gruppenleiter weist darauf hin, daß extreme Kältevorstellungen zu einer zu starken Kontraktion der Gefäße führen können. Diese kann unangenehm oder sogar schmerzhaft erlebt werden. In solchen Momenten muß die Kältevorstellung abgebrochen werden (was wir noch nicht erlebt haben). I. H. Schultz, der Begründer des autogenen Trainings, warnt vor Formeln wie:

- „ist ganz kalt",
- „kalt wie Eis",
- „als wenn ich im Schnee läge".

Sie sollten, zumindest im Kopfbereich, sehr vorsichtig verwendet werden, da diese Formeln oder Vorstellungen Migräne auslösen können.

6.10.4 Kältevorstellung im autogenen Training

Die folgende Übung hilft bei der Vorstellung von Kälte. Sie ist die letzte Übung der Grundstufe des autogenen Trainings. Die Teilnehmer sitzen in ihrer Entspannungshaltung und schließen die Augen. Der Leiter spricht folgenden Text:

> „Schließen Sie nun die Augen, ... nehmen Sie eine bequeme Sitzhaltung ein, ... und nehmen Sie einige tiefe ruhige Atemzüge, und entspannen Sie sich dabei, ... werden Sie ganz locker und entspannt, ... und Sie werden merken, daß Sie dies gut können: Ganz locker lassen und entspannen ... Nun stellen Sie sich einen ganz leichten kühlen Lufthauch vor, der über Ihre Stirn streicht, ... einen schwachen kühlen Lufthauch, einen leichten Luft-

> wirbel. Und denken Sie nun innerlich: Meine Stirn ist angenehm kühl ... Meine Stirn ist angenehm kühl ... und weiter: Meine Stirn ist angenehm kühl ..."
>
> *Nach ca. 1-2 Minuten:*
>
> „Beenden Sie nun das Wiederholen. Kommen Sie mit Ihrer Aufmerksamkeit wieder in den Raum zurück. Fangen Sie langsam an, wieder wach zu werden, und beginnen Sie sich zu räkeln und zu strecken ..."

Der Leiter fragt nach, wer Kühle erlebt hat.

Haben Teilnehmer zunächst einmal dieses Gefühl von Kühle erlebt, ist es für sie leichter, diese Empfindung auf die vorgesehenen Körperregionen zu übertragen.

6.10.5 Positives Denken bei Streß und Schmerz

Die Teilnehmer werden noch einmal wie in der letzten Stunde gebeten, ihre Aufzeichnungen: „Gedanken bei Schmerzen" vorzutragen. Dabei sollte sich wieder ein Gruppengespräch entwickeln, das der Gruppenleiter etwa folgendermaßen einleitet:

„Nicht der alltägliche gewohnte Schmerz, sondern jede neue Veränderung in der Intensität, der Lokalisation und der Ausbreitung der Schmerzen wirft neue Bedenken, Sorgen und Ängste auf. Diese Gedanken können sich dann lawinenartig vergrößern und ausbreiten und massiv die Stimmung und das Wohlbefinden beeinträchtigen.

Es kann auch vorkommen, daß selbst kleine Stiche und kurz andauernde Schmerzen Befürchtungen auslösen.

So rufen solche kurzzeitigen Schmerzen an Gelenken, die evtl. operiert werden sollen, Befürchtungen über die bevorstehende Operation hervor mit allen ihren Konsequenzen und Belastungen.

Wohl alle Patienten mit entzündlichen rheumatischen Erkrankungen kennen solche schwarzen Gedankenwolken aus dem Anfangsstadium ihrer Krankheit und wissen, daß sie oft jahrelang gebraucht haben, bis sie sich gesagt haben: ‚So geht es nicht mehr weiter, diese negativen Gedankenkreisläufe müssen aufhören'.

Positive Gedanken bei Schmerz und Streß stellen Vorsätze dar, diese negativen Gedanken zu unterbrechen und sich selbst die Anweisung zu geben, sich von nun an nicht mehr unter Druck zu setzen oder anders zu handeln."

Der Gruppenleiter verteilt die beiden Arbeitsblätter: Positiv Denken bei Schmerz und Streß.

Als Hausaufgabe soll sich jeder Teilnehmer *jeweils einen* Satz für Streß und für Schmerz heraussuchen, der ihm dabei helfen wird, besser mit dem Schmerz umgehen zu können. Er kann auch selbst einen ähnlichen Satz formulieren und ihn beim nächsten Male mitteilen. Zur Unterstützung des Vorsatzes soll dieser Satz auf ein großes Blatt Papier geschrieben und gut sichtbar aufgehängt oder so abgelegt werden, daß man es öfter sieht.

Materialien:
- Schmerzprotokolle
- Anwesenheitsliste
- Positiv denken bei Schmerz
- Positiv denken bei Streß

Positiv denken bei Schmerzen

— 1) „Wenn ich ruhig bleibe und mich entspanne, geht es besser."
2) „Ich kann gegen meine Schmerzen selbst etwas tun."
3) „Nimm dich zusammen, es wird schon wieder gehen."
4) „Ich werde mich jetzt entspannen."
5) „Reg dich nicht auf, ganz ruhig."
— 6) „Es wird bald wieder besser werden."
7) „Es gibt noch viel schlimmere Dinge als meine Schmerzen."
— 8) „Ich schaffe das schon."
— 9) „Ablenkung hilft am besten."
10) „Schmerzen sind nun eine Herausforderung an mich."
— 11) „Ich kann es aushalten."
12) „Andere sind noch schlechter dran."
13) „Ich lasse mich nicht unterkriegen."
14) „Ich mache einfach weiter."
15) „Die Zeiten, wo ich mich von den Schmerzen habe verrückt machen lassen, sind vorbei."
— 16) „Es geht schon vorüber."
— 17) „Ich mache etwas Angenehmes."
18) „Ich bin stärker als der Schmerz."
— 19) „Einfach nicht drum kümmern und weitermachen."
20) „Nur keine Panik."
21) „Ich gönne mir einfach etwas Schönes."
— 22) „Ruhe bewahren."
23) „Ich lasse mich nicht von den Schmerzen beherrschen."
24) „Schmerzen haben einen Sinn."
— 25) „Andere leben auch damit."
26) „Andere, denen es viel schlechter geht, können auch damit leben."
— 27) „Andere schaffen es auch."
28) „Grübeln und Verzweifeln bringt nichts."
✓ 29) „Ich weiß, es muß weitergehen."
30) „Es gibt Schlimmeres."
— 31) „Tief durchatmen und ruhig bleiben."
— 32) „Ich mache meine Übungen – wenn es noch schlimmer wird, kann ich Medikamente nehmen."
— 33) „Ich sage den anderen: „Heute geht es mir nicht so gut"."

34) „Heute lasse ich mal fünfe gerade sein." —
35) „Schmerzen bringen mich nicht um."
36) „Ich bin nicht nur die Schmerzen."
37) „Ich bin nicht meine Schmerzen."
38) „Jetzt gehe ich an die frische Luft."
39) „Ich mache einen Spaziergang." —
40) „Nur nicht den Kopf hängen lassen."
41) „Für andere Personen etwas tun, das lenkt ab."
42) „Ich will den Schmerz in den Griff bekommen."
43) „Die Schmerzen sind ganz gleichgültig."
44) „Kopf hoch, ich schaffe es schon." —
45) „Die Sonne scheint bald wieder."
46) „Nicht aufgeben, auf dem Boden bleiben." —
47) „Ich bin zufrieden und ganz ruhig."

Positiv denken bei Streß

1) „Tief und ruhig einatmen."
2) „Ruhig bleiben."
3) „Nicht aufregen."
4) „Alles mit der Ruhe."
5) „Nicht nervös machen lassen."
6) „In der Ruhe liegt die Kraft."
7) „Es gibt Schlimmeres."
8) „Alles der Reihe nach."
9) „Jeder macht mal Fehler."
10) „Ich muß nicht perfekt sein."
11) „Ich darf auch einmal Fehler machen."
12) „Es lohnt sich nicht, sich darüber zu ärgern."
13) „Irgendwie schaffe ich es schon."
14) „Eins nach dem anderen."
15) „Das geht schon vorüber."
16) „Andere haben es auch geschafft."
17) „Ich habe auch nur zwei Hände."
18) „Man reißt mir schon nicht den Kopf ab."
19) „Ich lasse mich nicht unter Druck setzen."
20) „Grübeln bringt mich auch nicht weiter."
21) „Sich aufregen bringt gar nichts."
22) „Morgen sieht alles ganz anders aus."
23) „Nur nicht verückt machen lassen."

6.11 Sitzung 11

Inhalte der Sitzung:

1) Schmerzprotokolle,
2) positive Gedanken bei Schmerz und Streß,
3) Übung „Hand",
4) Gesprächsrunde nach der Übung,
5) Vorbereitung auf Schmerzsituationen.

6.11.1 Schmerzprotokolle

Einsammeln der ausgefüllten Protokolle und Verteilen der neuen Bögen. Es ist wichtig, hierbei bereits einen kurzen Blick auf die Zeile Entspannungsübungen zu werfen:

- Wurde 2mal geübt?
- Wie sehen die Ratings für die Entspannung aus?

Im Gespräch erfragt der Gruppenleiter die Erfahrungen mit den häuslichen Entspannungsübungen und gibt weitere unterstützende Hinweise.

6.11.2 Positive Gedanken bei Schmerz und Streß

Jeder Teilnehmer stellt seinen Satz für Streß- und für Schmerzsituationen vor.

Der Gruppenleiter versucht, aufgrund seiner bisherigen Kenntnis der Person zu beurteilen, ob diese Sätze für den Teilnehmer hilfreich erscheinen. Gegebenenfalls versucht er korrigierend einzugreifen, um gemeinsam mit dem Teilnehmer einen treffenderen Satz zu finden oder einen bestehenden abzuändern.

6.11.3 Übung „Hand"

Einige wenige Personen (erfahrungsgemäß ca. 10%) in der Gruppe können von den imaginativen Übungen aufgrund mangelnder Vorstellungsfähigkeit nur wenig profitieren. Die folgende Übung „Hand" ist auch für diese Gruppenteilnehmer durchführbar. Nach unserer Erfahrung ist diese Übung „Hand" die beliebteste Übung nach der Phantasiereise „Baum".

Sie ist so einfach durchzuführen, daß auch diejenigen, die die imaginativen Übungen nicht beherrschen, wieder Fortschritte machen.

Der Gruppenleiter bittet die Teilnehmer, eine Hand, die im Moment schmerzfrei ist, für diese Übung auszuwählen. Gibt es im Moment keine schmerzfreie Hand, kann der Teilnehmer sich auch auf den Bauch (Sonnengeflecht) beziehen. Dann sind allerdings einige Anweisungen leicht abzuändern.

Die Entspannungsinduktion erfolgt mit der Kurzform nach Jacobson oder mit der hier wiedergegebenen suggestiven Entspannungsinstruktion.

Entspannungsübung „Hand"

Wir beginnen nun mit der Entspannung.

Nehmen Sie eine ganz bequeme Haltung ein, eine Position, die Sie nun schon lange kennen, die Ihnen vertraut ist durch die vielen Entspannungsübungen. Und wenn diese Haltung für Sie bequem ist, können Sie nun wieder in Ihre wohltuende, vertraute Entspannung gehen.

Sie merken, wenn Sie die Augen schließen, daß das Gefühl der Entspannung sich – wie von alleine – ganz langsam einstellt, ganz vertraut und angenehm.

Und Sie können die Entspannung, die Ruhe genießen, während Sie meiner Stimme aufmerksam folgen.

Entnehmen Sie aber all dem, was ich sage, nur das, was Sie gebrauchen können, was Ihnen hilft, in Ihrer Entspannung weiterzukommen, alles andere ist unwichtig.

Und Sie haben Ihre Art von Entspannung entwickelt und können es sehr gut: Einfach loslassen, sich entspannen.

Alle Muskeln im Körper sich lockern lassen,
die Füße,
die Waden,
die Beine,
das Gesäß, ganz weich und locker,
den Rücken,
die Schultern, fallenlassen, entspannen,
die Arme,
die Hände,
den Hals,
das Gesicht,
und den ganzen Kopf wunderbar ruhig und entspannt.

Und Sie merken, daß Sie mit jedem Ausatmen noch mehr entspannen können, mit jedem Ausatmen gehen Sie tiefer in die Entspannung, und tiefer und nur so weit, wie Sie möchten, wie es für Sie angenehm ist.

Sie können ganz loslassen, ganz entspannen, ruhig und mit jedem Ausatmen noch etwas mehr von Ihrer Anspannung loslassen, und gehen Sie tiefer in die Entspannung und tiefer und tiefer, ... immer weiter, ... immer tiefer, ... ganz ruhig ... und tief entspannt ...

Mit jedem Ausatmen können Sie noch weiter gehen, noch tiefer, sich ganz entspannt und angenehm in Ihre Entspannung fallen lassen und diese wohltuende Entspannung mit jedem Atemzug genießen ...

Und ich zähle jetzt mit Ihnen ... langsam von 1-10, und mit jeder Zahl werden Sie sich noch etwas mehr entspannen, soweit wie Sie mögen, wie es für Sie wohltuend ist, und mit jeder Zahl können Sie tiefer in die Entspannung gehen, 1 ... tiefer, 2 ... immer tiefer, 3 ... mit jeder Zahl, 4 ... ganz ruhig, 5 ... und tief entspannt, 6 ... ganz loslassen, 7 ...tiefe Ruhe, 8 ... tief entspannt, 9 ... ganz für sich, 10 ... nun wunderbar entspannt.

Gehen Sie mit Ihrer Aufmerksamkeit nun zu einer Hand, in der Sie keine Schmerzen oder nur sehr wenig Schmerzen haben.

Achten Sie auf die Empfindungen, die Sie in dieser Hand haben. Spüren Sie all die unterschiedlichen Gefühle und Wahrnehmungen, die so nebeneinander in Ihrer Hand fühlbar sind, ganz unterschiedliche Empfindungen, ... die alle nebeneinander in Ihrer Hand wahrnehmbar sind.

Versuchen Sie unter diesen verschiedenen Empfindungen nun ein Gefühl wahrzunehmen, das für Sie angenehm ist, was Sie mit Entspannung, Schmerzfreiheit und Gesundheit verbinden, eine Empfindung, die Sie vielleicht von früher kennen, als Sie noch gesund waren. Konzentrieren Sie sich nun nur noch auf diese Empfindung und lassen Sie alle anderen Wahrnehmungen in den Hintergrund treten, bleiben Sie nur bei dieser angenehmen Empfindung. Alles andere können Sie in den Hintergrund treten lassen und dieses angenehme Gefühl in der Hand verstärken. Und wenn Sie nun verstärkt darauf achten, geben Sie der Empfindung die Gelegenheit, stärker und stärker zu werden, immer stärker und stärker.

Vielleicht fällt Ihnen auch auf, daß die Empfindung in der Mitte Ihrer Handfläche viel stärker ist, ... daß dieses angenehme Gefühl aus der Mitte ihrer Hand strömt, wie aus einer Quelle. Und dieses angenehme Empfinden strömt weiter und weiter, wie aus einer Heilquelle, die inmitten Ihrer Hand ist. Es strömt wie eine Flüssigkeit aus dieser nie versiegenden Heilquelle und ergießt sich über die Hand und strömt weiter und weiter, ...immer weiter und weiter.

Es strömt wie ein Bach, ein Fluß, ergießt sich über die ganze Hand und strömt weiter in den Arm. Es ist ein ganz kräftiges Strömen wie ein Fluß, der alles Unangenehme mit sich fortspült. Es strömt weiter in den Arm, den Unterarm, ... den Oberarm, ... die Schultern, ... weiter durch den Körper, dort wo Sie den Strom hinlenken möchten, und überall reinigt dieses heilende Strömen und nimmt alle Widerstände mit, schwemmt sie fort.

Und ich lasse Ihnen jetzt einige Zeit, diese angenehme Empfindung, dieses Strömen überall dort im Körper auszubreiten, wo Sie es möchten (und im Hintergrund werden Sie nun etwas Musik hören, die Sie dabei noch unterstüzt). Gehen Sie nun in Ihrem Rhythmus weiter, bis meine Stimme sich nach einer Weile wieder meldet ...

2-4 Minuten Pause (evtl. mit Musik)

> Nun ist meine Stimme wieder hier. Wenn wir nun gleich die Übung beenden und in den Alltag zurückkommen, so können Sie doch diese Ruhe, dieses angenehme Empfinden mit in Ihren Alltag nehmen, ... wenn Sie es mögen, und immer wenn Sie wollen, können Sie diese angenehme Empfindung wieder hervorrufen, und sie wird ganz unmerklich mit jeder Übung angenehmer.
>
> Beenden Sie nun dieses Strömen oder wenn Sie möchten auch diese Empfindungen, und nehmen Sie nur das in den Alltag mit, was Sie möchten, was Ihnen gut tut.
>
> Und nun beenden Sie die Übung, fangen sie langsam an, sich zu bewegen, zu strecken und mehr zu bewegen.
>
> Und seien Sie nun ganz wach und frisch, und fangen Sie nun an, die Augen zu öffnen und sich zu bewegen.

frei nach einer Idee von Svoboda, s. auch Svoboda (1986).

6.11.4 Gesprächsrunde nach der Übung

Jeder Teilnehmer berichtet:
- wie ihm die Übung gefallen hat,
- wie gut er sich dabei hat entspannen können,
- was für eine Art von Empfindung er in der Hand spürte,
- wie weit sich diese Empfindung ausgebreitet hat oder
- oder ob er Schmerzen verspürt hat usw.

Diese Übung wurde im Kontext hypnotischer Techniken zur Induktion einer Entspannung entwickelt. Wir aber setzen sie gezielt bei Schmerzen ein, indem wir die induzierte Wärme, Leichtigkeit, Schmerzlosigkeit usw. sich auf die schmerzenden Körperteile ausbreiten lassen.

Es kann auch mit Empfindungen von Kälte, Taubheit und Empfindungslosigkeit gearbeitet werden, um Schmerzfreiheit gezielt herbeizuführen. Auch können diese Vorstellungen durch imaginative Bilder unterstützt werden, z. B. indem man sich bei Kälte einen Schneeball in der Hand vorstellt.

Häufig wird von Körperstellen berichtet, z. B. Ellbogen oder Schulter, an denen die Weiterleitung der Empfindung stoppt, was über einige Zeit anhalten kann. Wer geduldig weiterübt und die Übungsphase verlängert, wird bei dieser Übung immer weitere Fortschritte erzielen.

Weiterhin können Empfindungen (Wärme, Taubheit, Empfindungslosigkeit, Leichtigkeit usw.) auf andere Körperstellen übertragen werden, indem die Hand während der Übung dort aufgelegt wird, was vielen Patienten ohne spezielle Anleitung gelingt. Patienten, die diese Übung sehr lange regelmäßig ausführen, erreichen oft schon in Sekundenschnelle die gewünschte Empfindung in den entsprechenden Körperteilen.

6.11.5 Vorbereitung auf Schmerzsituationen

Nach Meichenbaum sind folgende Selbstanweisungen ein Hilfsmittel, um sich innerlich auf schwierige Schmerzsituationen vorzubereiten. Auch wenn Meichenbaum sich auf Situationen mit labormäßig induzierten Schmerzen bezieht, sind die einzelnen Schritte auch für chronische Schmerzpatienten hilfreich (Meichenbaum 1979); Text auf der folgenden Seite.

Materialien:
- Schmerzprotokolle
- Anwesenheitsliste
- Meichenbaum Schema
- Kassette IV

Meichenbaumschema

1. Vorbereitung auf den Schmerz

- Was kann ich tun?
- Ich kann mir einen Plan überlegen.
- Ich versuche mich darauf zu konzentrieren, was ich machen kann.
- Aufregen und sich ängstigen verschlimmert nur die Situation.
- Ich kenne nun eine Menge Strategien, die ich ausführen kann.

2. Begegnung mit dem Schmerz

- Ich denke nicht an den Schmerz, sondern überlege, was zu tun ist.
- Die Verspannungen zeigen mir, daß ich etwas tun muß; sie sind ein Signal, meine erlernten Techniken einzusetzen.
- Ich entspanne mich und atme langsam und ruhig. Ah, das tut gut!
- Jetzt tauchen die Ängste vor den Schmerzen auf.
- Ich beobachte meine Gedanke, Gefühle und Phantasien bei den Schmerzen; davon kann ich lernen.
- Das ist die Angst, die kommt; ich versuche, sie erst einmal zu spüren.
- Immer nur ein Schritt nach dem anderen.

3. Auseinandersetzung mit dem Schmerz in kritischen Momenten

- Wenn der Schmerz kommt, mache eine Pause, konzentriere dich auf das, was zu tun ist.
- Versuche nicht, den Schmerz vollkommen auszuschalten, halte ihn unter Kontrolle.
- Erinnere dich an die Möglichkeiten, die Du hast.
- Probiere verschiedene Möglichkeiten durch.

4. Belohnende Selbstanweisungen

- Du bist ganz gut damit fertiggeworden.
- Du wußtest, daß es ging.
- Es hat etwas geholfen.

5. Beim Versagen

- Es hat schon etwas geholfen.
- Beim nächsten Male geht es bestimmt schon besser.
- Übung macht den Meister.

(Leicht verändert nach Meichenbaum 1979)

6.12 Sitzung 12

Inhalte der Sitzung:

1) Schmerzprotokolle,
2) Gespräche über Rückfälle,
3) Übung „Ballon",
4) Gesprächsrunde über die „Ballonreise",
5) abschließendes Gespräch.

6.12.1 Schmerzprotokolle

Einsammeln der ausgefüllten Protokolle und Verteilen der neuen Bögen. Es ist wichtig, hierbei bereits einen kurzen Blick auf die Zeile „Entspannungsübungen" zu werfen:

- Wurde 2mal geübt?
- Wie sehen die Ratings für die Entspannung aus?

In einer Gesprächsrunde erfragt der Gruppenleiter die Erfahrungen mit den häuslichen Entspannungsübungen und gibt weitere unterstützende Hinweise.

6.12.2 Gespräche über Rückfälle

Viele Teilnehmer der Gruppe haben sich daran gewöhnt, mit dem Schmerz zu leben. Sie akzeptieren Einschränkungen und Belastungen, die damit verbunden sind und können damit gut umgehen. Sie führen regelmäßig Gymnastik durch, machen Entspannungsübungen und haben sich mit dem Schmerz arrangiert, was gut ist.

Tritt nun aber eine Veränderung ein: gibt es einen neuen Schub, kommt eine andere Krankheit hinzu, entsteht zusätzlich eine psychische Belastung oder eine berufliche und finanzielle Verschlechterung, dann gerät nicht selten das labile Gleichgewicht ins Wanken. In der Folge solcher Krisen werden gymnastische Übungen abgebrochen, Entspannungsübungen ausgelassen, und die Zukunft wird als hoffnungslos erlebt. Ängste, im Rollstuhl zu enden, ein Pflegefall zu werden usw., stehen im Vordergrund.

Solche Rückfälle werden manchmal von den Schmerzkranken als das endgültige „Aus" erlebt: „Es hat sowieso alles keinen Zweck, ich mache mir nur etwas vor, die Krankheit holt mich doch ein". Negative Gedanken und Gefühle begleiten das Erlebnis, sich ohnmächtig gegen die Schmerzen zu fühlen, da es unter der Belastung viel weniger als sonst gelingt, die Schmerzen in den Hintergrund treten zu lassen.

Diese Reaktionen sind zwar verständlich, sie sollten aber trotzdem nicht zur Aufgabe all dessen führen, was inzwischen an Techniken zum Beherrschen des Schmerzes erworben wurde.

Mit „Rückfällen" müssen die Teilnehmer rechnen. Ziel dieses Gesprächs ist es, Erlebnisse und Erfahrungen auszutauschen und bewußt zu machen, daß Rückfälle immer wieder auftreten können und sehr wahrscheinlich auf jeden zukommen werden.

Es geht darum, sich auf Gefühle des Überwältigtwerdens von der Krankheit einzustellen und mit ihnen zu rechnen.

So wird der Patient nicht unvorbereitet von einer Krise getroffen; er kann sich darauf einstellen. So kann er sich fest vornehmen, in diesem Fall mit den Übungen zur Gymnastik fortzufahren, ebenso mit der Entspannung oder den Ablenkungstechniken, ohne sich aufzugeben.

Auch wenn es ihm für eine Weile nicht möglich ist, an sich zu arbeiten, sollte er doch möglichst schnell wieder damit anfangen.

So wird aus einem verlorenen Gefecht keine verlorene Schlacht.

6.12.3 Übung „Ballon"

„In der letzten Sitzung haben wir über die Rolle der negativen Gedanken in Streß- und in Schmerzsituationen gesprochen und ebenso über eine Möglichkeit, destruktive Gedanken zu unterbrechen und positive Gedanken an ihre Stelle zu setzen.

Abschied nehmen von belastenden Gedanken kann auch durch Imaginationen unterstützt werden; dies wollen wir nun tun."

Phantasiereise „Ballon"
(frei nach einer Idee von Svoboda).

„Wir beginnen nun mit der Entspannung.

Nehmen Sie eine ganz bequeme Haltung ein, eine Position, die Sie nun schon lange kennen, die Ihnen vertraut ist durch ihre vielen Entspannungsübungen. Und wenn diese Haltung für Sie bequem ist, können Sie nun wieder in Ihre wohltuende, vertraute Entspannung gehen.

Sie merken, wenn Sie nun die Augen schließen, daß das Gefühl der Entspannung sich – wie von allein – ganz langsam einstellt, ganz vertraut und angenehm.

Und Sie können die Entspannung, die Ruhe genießen, während Sie meiner Stimme aufmerksam folgen.

Entnehmen Sie aber all dem, was ich sage, nur das, was Sie gebrauchen können, was Ihnen hilft, in Ihrer Entspannung weiterzukommen, alles andere ist unwichtig.

Und Sie haben Ihre Art von Entspannung entwickelt und können es sehr gut: Einfach loslassen, sich entspannen.

Sitzung 12

Alle Muskeln im Körper sich lockern lassen,
die Füße,
die Waden,
die Oberschenkel,
das Gesäß, ganz weich und locker,
den Rücken,
die Schultern, fallenlassen, entspannen,
die Arme,
die Hände,
den Hals,
das Gesicht,
und den ganzen Kopf wunderbar ruhig und entspannt.

Und Sie merken, daß Sie mit jedem Ausatmen noch mehr entspannen können, mit jedem Ausatmen gehen sie tiefer in die Entspannung, und tiefer und nur so weit, wie Sie möchten, wie es für Sie angenehm ist.

Sie können ganz loslassen, ganz entspannen, ruhig und mit jedem Ausatmen noch etwas mehr von Ihrer Anspannung loslassen und gehen tiefer in die Entspannung und tiefer und tiefer, …immer weiter, … immer tiefer, … ganz ruhig … und tief entspannt … Mit jedem Ausatmen können Sie noch weiter gehen, noch tiefer, ganz entspannt und sich angenehm in Ihre Entspannung fallen lassen und diese wohltuende Entspannung mit jedem Atemzug genießen …

Und ich zähle jetzt mit Ihnen … langsam von 1-10, und mit jeder Zahl werden Sie sich noch etwas mehr entspannen, soweit wie Sie mögen, wie es für Sie wohltuend ist, und mit jeder Zahl können Sie tiefer in die Entspannung gehen, 1 … tiefer, 2 … immer tiefer, 3 … mit jeder Zahl, 4 … ganz ruhig, 5 … und tief entspannt, 6 … ganz loslassen, 7 …tiefe Ruhe, 8 … tief entspannt, 9 … ganz für sich, 10 … nun wunderbar entspannt.

Stellen Sie sich nun eine grüne Sommerwiese vor … Sie haben eine Wolldecke, auf der Sie sich bequem hinlegen oder hinsetzen können, so wie es Ihnen am angenehmsten ist. Sie machen es sich ganz bequem und genießen es, sich hier auszuruhen …Sie spüren die angenehm warme Sonne, … die weiche Unterlage, … Sie sehen das grüne Gras und die bunten Blumen, … und genießen den Duft des Grases und der Blumen, … Sie genießen die Wärme und den Duft und lauschen ganz behaglich den Vögeln … Sie sehen die Schmetterlinge … und den blauen Himmel, … und Sie nehmen dies alles in sich auf …

Sie schauen nun zu Ihrem Fußende, dort steht eine große stabile Holzkiste mit einem Deckel. Sie beugen sich vor und Sie wissen, daß Sie nun in die Kiste alles hineinpacken können, was Sie im Moment bedrückt, … Ihnen Sorgen bereitet, … Sie können all dies dort hineintun, …. Ihre Gedanken, … Ihre Probleme, … alles und jedes, was Sie belastet.

Und in der Kiste ist ganz viel Platz, und Sie können noch mehr hineinpakken, ... und immer noch mehr und mehr, ... so daß Sie alles Wichtige, was Sie im Moment belastet, dort hineinpacken, und alles hat genau die richtige Größe, um dort in die Kiste hineinzupassen.

Und fühlen Sie nun, ob wirklich alles in der Kiste ist, was Sie dort hineinpacken möchten, lassen Sie nichts aus ...

Und wenn Sie nun sicher sind, alles Wichtige ist nun in der Kiste, ... dann klappen Sie den Deckel zu, ganz fest zu und nehmen das große Vorhängeschloß, das an der Kiste hängt, ... und schließen damit die Kiste fest zu.

Den Schlüssel können Sie nun in die Tasche stecken, um ihn später wieder hervorzuholen oder einfach zu verlieren ... Vielleicht ist es Ihnen aber auch lieber, ihn schon jetzt wegzuwerfen, in einen Bach oder See ...

Nun schauen Sie zu Ihrer linken Seite, Sie sehen dort einen großen Ballon, an einer dicken Schnur ...

Der Ballon ist am Boden befestigt und zieht kräftig an der Schnur Sie fassen die Schnur an und merken den kräftigen Zug ... Dann binden Sie das freie Ende um die Kiste, ... ganz fest und sicher, daß es wirklich hält. Und wenn Sie nun der Ansicht sind, es ist gut so, dann lösen sie die Befestigung im Boden ... es gibt einen kurzen Ruck und der Ballon zieht langsam die Kiste nach oben ... Sie steigt langsam immer höher ... und höher, Sie verfolgen den Flug des Ballons, der immer höher steigt und höher, immer höher in den Himmel, ... und er fängt an kleiner zu werden und kleiner, ... bald ist er nur noch ein kleiner Punkt am Himmel, und er wird kleiner und verschwindet ganz.

Und Sie sind auf der Wiese und fühlen sich erleichtert, freier und genießen es, so erleichtert zu sein.

Und wenn Sie nun gleich in den Alltag zurückkommen, dann können Sie die Kiste weit weg und verschlossen lassen.

Kommen Sie nun mit Ihrer Vorstellung hier in den Raum zurück, Sie wissen nun wieder, wo Sie sind, welcher Tag heute ist und können all die Ruhe und Entspannung mit in den Alltag nehmen, und immer wenn Sie diese Übung machen, können Sie etwas ablegen und sich ganz allmählich immer wohler fühlen.

Sie fangen nun an, sich zu bewegen und bewegen sich immer mehr und mehr und räkeln sich und strecken sich, so daß Sie wieder ganz wach werden, und dann können Sie langsam die Augen öffnen und sind wieder ganz wach und frisch".

6.12.4 Gesprächsrunde über die „Ballonreise"

Darauf hinweisen, daß sich auf diese Art Probleme nicht lösen lassen, aber daß man mit dieser Übung bewußt von belastenden Gedanken Abschied nehmen und dadurch etwas Distanz zu ihnen erzeugen kann.
    Man muß die Kiste nicht sofort wieder aufmachen!
    Wichtig ist es auch, nicht den Schmerz in die Kiste zu packen, da sonst nach Beendigung der Übung der Schmerz möglicherweise sofort wieder da ist und damit auch wieder das andere Belastende aus der Kiste.

6.12.5 Abschließendes Gespräch

Der Gruppenleiter fragt jeden Teilnehmer, welche Übungen er zur Zeit durchführt und welche er nach Abschluß der Gruppen weiterhin durchführen möchte.
    Er gibt jedem Teilnehmer individuell Hinweise, was er über das Genannte hinaus eventuell noch zur Schmerzkontrolle einsetzen kann.
    Weiterhin erkundigt er sich nach der Wirkung der Übungen bei Schmerzen und auch danach, was jeder Teilnehmer aus der Gruppe für sich mitnimmt. Auch fragt er, ob es sich für ihn gelohnt hat, an der Gruppe teilzunehmen.

Materialien:
- Schmerzprotokolle
- Anwesenheitsliste

6.13 Informationsvortrag für Rheumapatienten

6.13.1 Einleitung

Sicherlich haben sich einige von Ihnen, als Sie hierherkamen, folgende oder ähnliche Fragen gestellt: „Was hat denn eigentlich die Psychologie mit meinen Schmerzen zu tun? Ist Schmerztherapie nicht primär die Aufgabe des Arztes? Will mir jetzt vielleicht jemand einreden, meine Schmerzen seien eingebildet?" und vielleicht noch andere Fragen in ähnlicher Richtung ...

Um Ihnen auf solche Fragen eine verständliche Antwort geben zu können, muß ich ein wenig ausholen:

- Zuerst werde ich Ihnen erklären, wie Körper und Psyche zusammenspielen, um eine Schmerzwahrnehmung zu erzeugen, wobei Ihnen sogleich plausibler werden wird, wie man Schmerzen psychologisch beeinflussen kann.
- Danach werde ich Ihnen die einzelnen Programmelemente und den Aufbau des Gesamtprogramms der „Psychologischen Schmerzbehandlung", womit wir uns in den nächsten 3 Monaten beschäftigen werden, vorstellen.
- Zum Abschluß möchte ich dann mit Ihnen über den organisatorischen Ablauf der Gruppenbehandlung sprechen.

6.13.2 Physiologie und Psychologie des Schmerzes

Ich komme nun zum 1. Punkt meines Vortrags: zur Physiologie und Psychologie des Schmerzes, also zum Zusammenspiel von Körper und Psyche beim Zustandekommen von Schmerzen.

Unsere Alltagsvorstellung, wie wir uns Schmerzen erklären, läßt sich etwa so darstellen: Ausgehend von einer Verletzung in irgendeiner Körperregion (innen oder außen) werden Informationen über Nervenfasern zum Gehirn geleitet – dort nehmen wir den Schmerz wahr.

Dieser Ablauf ist in dem vorliegenden Bild (Anhang A-1) dargestellt.

In diesem Fall handelt es sich um eine schmerzhafte Verletzung am Daumen. Die Schmerzinformation wird über die hier dick eingezeichneten Nervenfasern, durch den Arm, über das Rückenmark zum Gehirn geleitet. Die Schmerzwahrnehmung ist hier symbolisch durch eine Alarmglocke dargestellt.

Dieses Modell ist mit einer Klingelanlage vergleichbar: Es gibt einen Auslöser, den Klingelknopf – im Bild die schmerzhafte Stelle am Daumen – einen Draht, der den Strom weiterleitet, vergleichbar mit den Nervenfasern, und die Klingel, die Alarm schlägt – das ist der Schmerz.

Wir stellen uns weiterhin vor, daß die Intensität des Schmerzes davon abhängt, wie heftig der schmerzauslösende Reiz ist, also z. B. wie schwer eine Verletzung das Gewebe schädigt. Nach unserem Klingelanlagenmodell hieße das, daß die Art der Schmerzempfindung nur davon abhängt, wie fest und lange der Klingelknopf betätigt wird – entsprechend stark schmerzt es dann. Nach diesem Modell hängt die Stärke des Schmerzes ausschließlich vom Ausmaß des Schmerzreizes bzw. der Körperschädigung ab. Glücklicherweise stimmt das nicht.

Und daß es mitnichten so ist, wie dieses einfache Klingelknopfmodell annimmt, diese Erfahrung haben Sie alle selbst schon gemacht.

6.13.3 Einfache Beispiele zum veränderten Schmerzerleben

Vielleicht haben einige von Ihnen schon mal, wenn sie engagiert Sport getrieben oder eifrig im Garten gearbeitet haben, sich dabei verletzt und erst eine Weile später gemerkt, daß es blutete – und dann erst kam auch der Schmerz. In all der angespannten Konzentration hat man die Schmerzen und die Verletzung zuerst gar nicht wahrgenommen. Fußballspieler kennen das besonders gut: Im Eifer des Wettkampfs kriegen sie manchen schweren Tritt gegen das Schienbein erst einmal überhaupt nicht mit. Erst in der Kabine oder einer Spielpause tut es weh – und dann oft so deutlich, daß sie das Spiel unterbrechen müssen.

Denn der Schmerz hat natürlich eine wichtige Warnfunktion. Er sagt: Bring dich in Sicherheit, halte dich ruhig, damit die Verletzung heilen kann, geh zum Arzt und laß nachsehen, worum es sich handelt. Der Schmerz, der bei einer Blinddarmentzündung auftritt und von normalem Bauchweh unterschieden werden muß, macht das sehr gut deutlich.

Andererseits kennt jeder von Ihnen, der schon über längere Zeit hinweg anhaltende Schmerzen hat, folgendes Phänomen: Es passiert etwas Überraschendes, ein plötzlicher freudiger Besuch oder aber ein Schreck, ein Streit oder dergleichen, und danach fällt einem auf, daß man während der ganzen Zeit seine Schmerzen gar nicht mehr wahrgenommen hat, und daß sie erst, wenn das Ereignis vorüber ist, wieder da sind.

Um Ihnen dies noch etwas deutlicher zu illustrieren, möchte ich Ihnen einen Fragebogen von einem Patienten mit chronischer Polyarthritis zeigen (Anhang A-2), der zur Zeit der Befragung anhaltende mittelstarke Schmerzen hatte.

Die Kreuze auf der linken Seite bedeuten, „keine Schmerzen", auf der rechten Seite bedeuten die Kreuze „starke Schmerzen". Sie sehen, er hat in den Situationen, in denen er allein ist, wenn er Angst hat oder gelangweilt ist, die größten Schmerzen. Fernsehen oder Lesen lenken ihn etwas von den Schmerzen ab. Gibt es aber die Sportschau oder ist er mit Freunden und seiner Familie glücklich zusammen, nimmt er seine Schmerzen gar nicht mehr wahr. Nicht, daß die Entzündungen in den Gelenken weg wären, nein, er bemerkt nur die Schmerzen in diesen Zeitabschnitten nicht – und dabei kann es sich manchmal um Stunden handeln. Ich vermute, daß jeder, der längere Zeit starke Schmerzen hat, diesen Effekt kennt. Allerdings ist er den wenigsten bewußt.

Hier unten an der letzten Frage wird auch deutlich, daß es sich um einen Mann handelt: ein Einkaufsbummel lenkt ihn kaum von den Schmerzen ab, während das bei Frauen meist ganz gut klappt. Bei jedem von Ihnen wird es wohl etwas anderes sein, was ihn von den Schmerzen ablenkt – und Ablenkung ist eine wichtige und jedermann wohlbekannte psychologische Strategie, mit Schmerzen fertig zu werden, insbesondere dann, wenn man Ablenkungsstrategien gezielt und planvoll einsetzt.

Nun noch ein anderes Beispiel: Einem amerikanischen Arzt (Beecher 1959) fiel während des 2. Weltkrieges zu seinem Erstaunen auf, daß im Kampf schwer verwundete Soldaten relativ selten über Schmerzen klagten und nur etwa jeder Dritte Schmerzmedikamente verlangte. Im Gegensatz zu seiner Praxis, wo Patienten mit ähnlich starken Verletzungen in 4 von 5 Fällen über Schmerzen klagten und Schmerzmittel brauchten. Er erklärte dies so:

„Beim verwundeten Soldaten waren Erleichterung und Dankbarkeit für das lebendige Entrinnen aus dem Kampfgeschehen, ja manchmal sogar Freude und Euphorie die Antwort auf die Verletzung; der Zivilist dagegen erlebte seine schwere Operation als entmutigend und unheilvoll."

An diesem Beispiel kann man sehr schön sehen, daß es entscheidend darauf ankommt, welche Bedeutung der Schmerz oder die Schmerzursache für einen Menschen hat, was jemand im Zusammenhang mit den Schmerzen denkt, was ihn bewegt.

Auch welche Konsequenzen eine schmerzhafte Verletzung nach sich zieht, hat Einfluß darauf, wie sie erlebt wird. Die Frauen unter Ihnen kennen sicherlich das Verhalten von kleinen Kindern bei Schmerzen. Wenn sie sich z. B. beim Spielen schlimm den Kopf anstoßen, beachten sie das oft überhaupt nicht und spielen einfach weiter. Ist aber die Mutter im Raum, dann fangen Sie an zu weinen, wollen auf den Arm genommen werden, und es dauert eine ganze Weile, bis sie sich wieder beruhigen. Schmerz kann in diesem Fall für das Kind eine Möglichkeit sein, Zuwendung von seiner Mutter zu bekommen. Kinder können also in diesem Alter, je nach Situation, ganz unterschiedlich auf Schmerzen reagieren. Wir wissen heute, daß Schmerzverhalten nicht angeboren, sondern sehr stark abhängig vom kulturellen Hintergrund und von den familiären Gewohnheiten ist und daß Lernprozesse dabei eine große Rolle spielen.

Bevor ich nun diese Beispiele abschließe, möchte ich Ihnen noch etwas vorstellen, was Sie sicherlich alle kennen: Es gibt Personen, die sehr gut mit Schmerzen umgehen können, ja scheinbar keine Schmerzen empfinden, bzw. sie perfekt beherrschen – dies sind die Fakire.

Ich möchte ihnen hier einen zeigen (Anhang A-3).

Das ist kein indischer Fakir, sondern ein Deutscher, der dies hier beruflich macht, also gewissermaßen ein professioneller Fakir. Sie sehen, er hat sich einige Degen durch den Körper gebohrt, durch die Seite und die Zunge, ebenso noch einige Messer und einige spitze Stahlstücke. Im Hintergrund sind einige physiologische Meßinstrumente für die Forschung zu sehen, an denen er angeschlossen ist.

Fakire gibt es in vielen asiatischen Ländern, sie liegen aber nicht auf Nagelbrettern wie in den Witzblättern, sondern sie nehmen z. B. an religiösen Zeremonien teil. Dabei lassen sie sich z. B. Fleischerhaken durch die Rückenmuskeln bohren und fahren daran aufgehängt in Prozessionen mit. Bekannt sind auch die Feuerläufer in Griechenland, die über glühende Kohlen laufen, und dies sind nur wenige Beispiele. Wir wissen heute, daß es sich dabei nicht um Zaubertricks handelt und daß diese Personen die Situation wirklich beherrschen. Um auf unseren Fakir zurückzukommen: Er nimmt Schmerzen ganz normal wahr, ja teilweise reagiert er auf neue, fremde Schmerzreize überempfindlich, z. B. wenn man ihm Blut abnehmen will oder beim Zahnarzt. Aber die Verwundungen, die Sie hier sehen, kann er sich ohne erhebliche Schmerzempfindung zufügen. Wie macht er das?

Bevor er sich ein Messer oder einen Degen durch die Haut sticht, versetzt er sich kurz in einen Trancezustand, in welchem er die Schmerzen nicht mehr wahrnimmt. Man könnte sagen, er tritt kurzzeitig weg. Kurz darauf ist er wieder normal ansprechbar, und man kann sich mit ihm unterhalten.

Dieser Fakir hat schon als kleines Kind, weil er besonders schmerzempfindlich war, gelernt, sich von Schmerzen abzulenken und hat von selbst Konzentrationstechniken entdeckt, ähnlich denen, die auch Yogis und Fakire benutzen. Später im Alter von 12 Jahren hat er sich dann bewußt Schmerzen mit Nadeln usw. zugefügt, um diese Techniken zu „testen". Dann mit 16 Jahren trat er zum ersten Male öffentlich auf, und heute ist das sein Beruf.

Unser psychologisches Schmerzbewältigungsprogramm ist nun aber kein Trainingsprogramm für Fakire. Sie können sehr lange üben, aber werden doch wahrscheinlich nicht die Fähigkeiten dieser Fakire erreichen. Ich wollte Ihnen nur zeigen, was möglich sein kann und wie im Extremfall Schmerzen beeinflußt werden können.

6.13.4 Schmerzphysiologie

Ich komme nun wieder auf die physiologische Ebene zurück, also darauf, was im Körper geschieht, wenn Verletzungen oder schmerzende Fehlfunktionen auftreten und werde Ihnen erklären, wie die Schmerzinformation ins Bewußtsein gelangt – oder auch nicht. In den letzten Jahrzehnten hat die physiologische Schmerzforschung große Fortschritte gemacht und nachgewiesen, daß das Klingelknopfmodell zu einfach ist und nicht den Tatsachen entspricht – was ja auch gar nicht sein kann, wenn man sich die Beispiele ansieht, die ich Ihnen eben vorgestellt habe.

Betrachten wir nochmals die erste Abbildung (Anhang A-1). Hier sehen Sie, wie die Schmerzinformation durch die Nervenfasern erst in den Rückenmarkskanal und dann weiter ins Gehirn geleitet wird. Auf Abbildung A-4 sehen wir nun, daß der Weg der schmerzleitenden Nerven im Rückenmark über „Schaltstellen" (Neurone) führt.

An diesen Schaltstellen passiert nun etwas sehr Wichtiges. Dort kann die Schmerzinformation verändert werden. Hier wird nämlich die Schmerzinformation durch andere Informationen aus dem Körper beeinflußt und dadurch verstärkt oder abgeschwächt.

Wie Sie auf der Abbildung A-5 sehen, kommen auch noch andere Nervenfasern – die nichts mit der Schmerzleitung zu tun haben – zu diesen „Schaltstellen", so z. B. Nerven aus den Muskeln. Die Informationen aus den Muskeln melden z. B. verstärkte Anspannung, und diese Meldung verstärkt die Schmerzinformation. So ist es zu verstehen, daß Verspannungen der Muskulatur den Schmerz verstärken können.

Hier in diesen Hinterhornneuronen, wie man diese „Schaltstellen" nennt, werden aber auch noch andere Nervenbahnen, z. B. von der Haut, den Tastsinnen, den Eingeweiden usw., verschaltet, so daß alle diese Informationen sich gegenseitig beeinflussen können. Dadurch wird sich auch die Art und Stärke der Schmerzen schon auf der Ebene des Rückenmarks verändern.

Eine altbekannte Behandlungsart, daß man durch leichte Massage bestimmter Hautbereiche oder auch durch Wärmebehandlung bestimmter Körperstellen Schmerzen beeinflußen kann, läßt sich hiermit in ihrer Wirkung erklären. Das können Sie sich so vorstellen: Die Tastempfindungen kommen sehr schnell im Bewußtsein an, weil sie über sehr schnelle Nervenfasern zum Großhirn transportiert werden. Sie übertönen damit gewissermaßen die Schmerzen. Auch die schmerzlindernde Wirkung der Akupunktur und der transkutanen Nervenstimulation (TNS oder TENS) beruht auf diesem Prinzip.

Die Schmerzinformationen werden auch durch biochemische Substanzen verändert, die z. B. bei Streß, Angst, Depression aber auch bei positiven Gefühlen wie Freude freigesetzt werden.

Noch viel interessanter ist die hier in der Abbildung Anhang A-5 eingezeichnete absteigende Bahn, die ebenfalls auf die Schaltstellen - die Hinterhornneurone - einwirkt. Man kann in Tierversuchen nachweisen, daß die elektrische Reizung bestimmter Bereiche im Gehirn die Weiterleitung der Schmerzen hier im Hinterhornneuron hemmt oder auch fördert. Dies konnte man auch bei Menschen belegen. Durch den Einfluß dieser absteigenden Bahnen wird es verständlich, wie durch bestimmte psychische Zustände, z. B. den Grad der Wachheit, der Aufmerksamkeit, durch Bedeutungsgebung, z. B. „ist gefährlich" oder „ist unwichtig", aber auch durch Stimmungen wie Hilflosigkeit oder Angst im Gegesatz zu Neugier und Vergnügen der Schmerz, noch bevor er das Gehirn erreicht, beeinflußt werden kann. Eine Abschwächung der Schmerzen wird also erreicht durch:

Schmerzmittel,
Entspannung,
Akupunktur,
Ablenkung,
Hypnose usw.

Verstärkt werden Schmerzen dagegen durch:

Unruhe,
Angst,
Streß,
Einsamkeit,
Depression.

Nun wollen wir die Rückenmarksebene verlassen und uns noch ganz kurz den weiteren Verlauf der Schmerzleitung (Anhang A-6) anschauen: Die nächste Umschaltstelle liegt im Zwischenhirn. Dort beeinflussen die Schmerzinformationen den Kreislauf, die Atmung und die physiologische Erregung. Die Reaktion des vegetativen Nervensystems ist bei Schmerzen ähnlich wie bei Angst: Atmung und Puls werden schneller, die Pupillen erweitern sich, die Blutgefäße werden enger gestellt, der Blutdruck steigt an. Es wird also vom Körper (vegetatives Nervensystem) Energie bereitgestellt, damit man es mit dem gefährlichen oder schädigenden Schmerzauslöser aufnehmen kann: z. B. durch Flucht.

Der Körper hat dafür auch automatisch funktionierende Reflexe entwickelt, z. B den Wegziehreflex, wenn man eine heiße Herdplatte berührt, oder den Lidschlußreflex, der so sensibel ist, daß er bereits bei Annäherung einer drohenden Gefahr für das Auge reagiert. Für uns am wichtigsten sind aber die dabei automatisch auftretenden Muskelanspannungen, die im Sinn von Bereitstellungsenergie ganz nützlich sind, bei chronischen Schmerzen dagegen, wie Sie sich denken können, sehr schädlich, weil dauernde Muskelanspannungen zu mehr und mehr Schmerzen führen.

Bevor ich nun diesen physiologischen Teil des Vortrags beende, möchte ich nochmals in Erinnerung rufen, wie die schmerzleitenden Nerven mit anderen, z. B. sensorischen Nervenbahnen, zusammen - geschaltet sind. Dies erklärt auch, daß es schwierig ist, bei Operationen nur die Nervenbahnen, die die Schmerzen leiten, zu durchtrennen. Da die Schmerzbahnen mit anderen Bahnen „vermischt" sind, besteht die Gefahr, daß auch andere Nervenstränge mit verletzt werden, was zu Lähmungen führen kann. Was aber noch bedeutsamer ist: Unterbrochene Nerven haben die Angewohnheit, wieder nachzuwachsen, also gewissermaßen Sprossen zu treiben, die dann meist spätestens nach einem Jahr ihrerseits starke Schmerzen verursachen können. Die operative Unterbrechung der Schmerzleitung kann deshalb nicht als eine Dauerlösung zur Schmerzbeseitigung betrachtet werden.

6.13.5 Schmerzkreis

Bevor ich auf die einzelnen Bestandteile des Programms eingehe, möchte ich Ihnen die eben genannten Zusammenhänge nochmals anhand eines Bildes veranschaulichen. Dabei soll für Sie der Aufbau des Programms und die Wirkungsweise seiner Elemente näher beleuchtet und verständlich werden.

Betrachten Sie bitte einmal folgendes Bild (Anhang A-8). Wir nennen dies den „Schmerzkreis" oder auch den „Teufelskreis des Schmerzes".

Zur Erklärung gehen wir von hier oben aus, den Schmerzen. Stellen wir uns beispielsweise eine Person vor, die Schmerzen aufgrund einer Gelenkentzündung hat. Diese Schmerzen führen, rein physiologisch bedingt, zu Verspannungen der entsprechenden Muskulatur. Sie alle werden dies an sich kennen, wie bei Schmerzen in den Gelenken die umgebende Muskulatur angespannt bzw. verspannt ist. Jeder, der Kopfschmerzen hat, weiß auch, wie hart und verspannt die Muskulatur des Nackens und der Schultern dabei sein kann. Oder noch ein anderes Beispiel: Sie liegen auf dem Sessel beim Zahnarzt und plötzlich trifft der Bohrer den Nerv – Sie zucken zusammen und spannen alle Muskeln des Körpers an, von den Zehen bis zur Kopfhaut und gehen reflexartig einige Zentimeter im Stuhl hoch. Übrigens ist dies ein sehr sinnvoller Mechanismus; durch das Anspannen können verletzende Gegenstände nicht so leicht tiefer in den Körper eindringen und Blutgefäße schließen sich schneller. Dies meint im Bild der abwärts gerichtete Pfeil.

Die andere Richtung nach oben habe ich vorhin in dem physiologischen Modell schon angedeutet, daß nämlich im Rückenmark eine Verschaltung der Muskelnerven mit den Schmerzbahnen stattfindet und dadurch die Schmerzen verstärkt werden können. Dies ist für sich betrachtet schon ein kleiner Kreislauf, innerhalb dessen sich die Schmerzen verschlimmern können: Schmerzen führen zu Verspannungen, die Verspannungen verstärken wieder die Schmerzen.

Sehr einsichtig ist auch der rechte Pfeil nach unten: Schmerzen beeinflußen die psychische Befindlichkeit: Man ist nicht mehr froh, wenn man Schmerzen hat, man fühlt sich evtl. niedergedrückt, hilflos, verzweifelt, hat Angst, wie es weitergehen soll usw. Ich denke, das ist gut verstehbar.

Nicht ganz so einfach ist der Pfeil nach oben zu verstehen: Daß nämlich das psychische Befinden die Schmerzwahrnehmung verstärkt. Aber es wird Ihnen plausibler, wenn Sie sich einmal folgendes vorstellen: Sie fühlen sich schlecht, Sie sind abgearbeitet, gereizt oder belastet, und nun kommen noch Schmerzen dazu. Da sind diese Schmerzen, auch wenn sie nicht übermäßig stark sind, wirklich zuviel, sie bringen das Faß zum Überlaufen. Mit diesem Beispiel wird es für Sie vielleicht verständlicher, wieso dieser Pfeil nach oben gerichtet ist. Und so beeinflussen sich Stimmung und Schmerzen gegenseitig.

Die beiden unteren Pfeile sind schwieriger zu erklären. Ich will es Ihnen so verständlich machen: Bestimmte Gefühle sind mit bestimmten Körperhaltungen und dabei mit Muskelanspannungen verbunden. Sie kennen sicherlich das Hochziehen (Einziehen) der Schultern wenn man Angst hat, oder das Ballen der Fäuste und die Anspannung der Armmuskulatur bei Wut, als wollte man gleich losschlagen, oder das Runzeln der Stirn, wenn man nachdenkt, oder das Verziehen des Gesichts bei unangenehmen Überraschungen usw. Dies zeigt, daß mit Empfindungen und inneren Ereignissen auch die Anspannung bestimmter Muskelgruppen einhergeht. Wenn Sie innerlich angespannt sind, drückt sich dies auch in den Muskeln des Körpers aus. Auch so können Schmerzen verstärkt werden.

Ebenso gilt dies aber auch umgekehrt: Verspannungen von Muskeln gehen mit bestimmten Gefühlen einher. Sie können dies einmal ausprobieren: Wenn sie bestimmte Körperhaltungen einnehmen, wie z.B. die Schultern hochziehen oder die Fäuste anspannen, dann werden Sie merken, daß sich Gefühle einstellen, die dieser Haltung entsprechen. Sie können sich auch ganz schlaff hängen lassen und werden vielleicht gleichgültig und matt oder den ganzen Körper anspannen, um ganz wach und aufmerksam zu bleiben. Schauspieler benutzen diese Technik, um sich in die psychische Situation einer Rolle einfühlen zu können. Aber auch manche neueren Körpertherapien arbeiten so, um mittels Körperübungen an psychische Probleme heranzukommen.

Ich hoffe jetzt, daß dieser Schmerzkreis für Sie verständlicher geworden ist. Wir werden später in der Gruppe noch einige Male darauf zurückkommen.

Solche Erkenntnisse sind übrigens gar nicht neu, auch die Medizin benutzt dieses Wissen schon lange (Anhang A-9). An den 3 Punkten die im Schmerzkreis beschrieben sind, setzt auch die medizinische Behandlung der Schmerzen an:

1) Man kann die Schmerzleitung direkt durch Schmerzmittel beeinflussen (Analgetika).
2) Oft versucht man aber auch, die Muskulatur zu lockern, um dadurch die Schmerzen zu verändern, z.B. durch Medikamente, die die Muskulatur entspannen (Muskelrelaxantia), durch Massage, Gymnastik oder Wärmebehandlung. Wenn Sie schon einmal Rückenschmerzen hatten, wissen Sie, daß dies meist hilft.

3) Meint der Arzt aber, daß neben den Schmerzen auch die psychische Belastung groß ist, kann er Beruhigungsmittel (Psychopharmaka) geben, um Ängste, Depressionen oder andere seelische Belastungen zu lindern.

Also auch in der üblichen medizinischen Schmerzbehandlung werden die Zusammenhänge, die hier im Schmerzkreis beschrieben sind, berücksichtigt.

Die psychologische Schmerzbehandlung greift ebenfalls an diesen Punkten an mit dem Vorteil, daß Sie selbst aktiv etwas tun können, um Ihre Schmerzen zu beeinflussen. Dabei legen wir das Schwergewicht zunächst auf das Lösen der körperlichen Verspannungen.

Abschließend möchte ich nun nochmals Angriffspunkte psychologischer Schmerztherapie aufzeigen.

1) Der physiologisch-vegetative Teil entspricht der Streßreaktion. Genauso wie bei Ärger, Belastungen und Leistungsanforderungen können bei Schmerzen z. B. beschleunigter Herzschlag, unregelmäßiger flacher Atem, Schwitzen, Zittern, Wärmegefühl und Übelkeit auftreten. Mit den Entspannungsübungen wird es möglich, dem Schmerz seine Grundlage im vegetativen Nervensystem zu entziehen.

2) Ein weiterer Bestandteil des Schmerzes ist die Muskelanspannung. Diese Verspannungen treten zum einen rein reflektorisch auf, z. B. in der Form: Zähne zusammenbeißen, verkrampft durchhalten.

Mit den Entspannungsübungen zielen wir auf eine direkte Lockerung der Muskulatur.

3) Bei Schmerzen kann man sich mit seinen Gedanken oft nur schwer von den Schmerzen und ihrenAuswirkungen lösen. Diese Gedanken wiederum können wesentlich die aus den Schmerzen resultierende Stimmung beeinflussen.

Durch die Entspannungsübungen können Sie lernen, Ihre Gedanken zu lenken und zu kontrollieren.

4) Die Schmerzwahrnehmung ist meist von Gefühlen, wie z. B. Angst, Hilflosigkeit, Verzweiflung und Depression, begleitet. Ebenso rufen Erinnerungen alte Befürchtungen wach und verschlechtern das Befinden.

In der Entspannung wird es Ihnen zunehmend besser gelingen, ein Gefühl von angenehmer Ruhe und Ausgeglichenheit zu entwickeln.

5) Die Aufmerksamkeit ist eine weitere wichtige Komponente beim Schmerzerleben. Durch sie können Schmerzen immer mehr verstärkt werden. Im umgekehrten Falle kann es gelingen, durch Ablenkung den Schmerz – zumindestens kurzzeitig – abzuschwächen oder gar völlig auszublenden und durch intensive Konzentration auf etwas anderes, z. B. innere Bilder, ihn für eine Weile zu vergessen.

6.13.6 Darstellung des Programms

Nun kommen wir zum Aufbau des Schmerzbehandlungsprogramms, und ich hoffe, daß Ihnen nun die Bedeutung der einzelnen Teile aufgrund der vorangegangenen Informationen einsichtig sein wird (Anhang A- 10).

Den ersten in der Aufstellung aufgeführten Punkt können wir übergehen, da wir ihn inhaltlich schon dargestellt haben. Wir werden allerdings später in der Gruppe die Informationen ergänzen.

Zu 2) Entspannungsübungen (PMR)
Der 2. Punkt ist der wichtigste des Programms: die Entspannungsübungen, mit denen auch wir beginnnen werden. Vielleicht werden einige von Ihnen denken: Ach, jetzt kommt das autogene Training – das habe ich schon erfolglos zu lernen versucht. Aber hier kann ich Sie beruhigen: Wir werden eine andere Entspannungstechnik lernen, die Muskelentspannung nach Jacobson.

Diese Technik ist wesentlich einfacher zu erlernen als das autogene Training. Ein weiterer Vorteil ist auch: Sie können sich schon nach ca. 3-4 Wochen so gut entspannen wie beim autogenen Training (AT) nach ca. 1/2 Jahr. Auch ist die Jacobson-Technik für viele plausibler und einsichtiger als das AT. Außerdem setzt diese Technik viel direkter an den Muskelverspannungen an.

Also alle – und dies sind meist einige Teilnehmer in jeder Gruppe – die schon negative Erfahrungen mit dem AT gemacht haben, kann ich beruhigen.

Ich möchte damit aber nicht das AT abwerten. Ich weiß, daß dies eine sehr gute Entspannungstechnik ist – vorausgesetzt, man hat das erste halbe Jahr des Übens durchgehalten, und dies können sicherlich auch einige von Ihnen bestätigen.

Aber noch einiges zur Bedeutung von Entspannungsübungen. Es gibt mehrere Gründe, weshalb Entspannungsübungen so wichtig für uns sind:

- Entspannungsübungen sind eine notwendige Vorbereitung für die kommenden Übungen der inneren Schmerzablenkungs- und der Schmerzumlenkungsmethoden. Diese Techniken sind nur dann wirksam, wenn Sie sich gut entspannen können. Sonst kann es z. B. passieren, daß die Schmerzen bei solchen Übungen noch stärker werden anstatt sich zu verringern. Aber auch die durch die Entspannung gelernte Konzentration hilft Ihnen bei den weiterführenden Techniken.
- Wenn Sie sich folgenden Fragebogen eines cP-Patienten ansehen (Anhang A-11), dann wird ganz offensichtlich, daß bei ihm das Schmerzerleben mit vielen anderen Begleiterscheinungen, wie Übelkeit, Schwindelgefühl, Erröten, schnellem Herzschlag usw., verbunden ist. Dies sind physiologische Reaktionen, die sich durch die Belastung des Körpers aufgrund der Schmerzen einstellen. Schmerzen stellen für den Körper, wie eben schon erwähnt, und genauso für die Psyche einen starken Streßzustand dar. Von dem Entspannungszustand weiß man aber, daß er das Gegenteil einer Streßreaktion darstellt: Das Herz schlägt ruhig, der Atem ist ruhig und tief, usw. Dadurch können mittels der Entspannung einige der körperlichen Begleitreaktionen bei Schmerzen gelindert werden.
- Durch die Entspannungsübungen werden Sie nicht nur körperlich, sondern auch psychisch ruhiger und gelassener.
- Die Verspannungen der Muskulatur, die sich aus den Schmerzen ergeben, können durch die Muskelentspannung direkt gelöst werden.

Diese 4 Punkte heben die Bedeutung der Entspannungsübung für die psychologische Schmerztherapie hervor.

Zu 3) Äußere Schmerzablenkungen
Nachdem Sie sich gut entspannen können – dies wird ca. 3–4 Wochen dauern – gehen wir zum nächsten Punkt des Programms über, der äußeren Schmerzablenkung. Jeder von Ihnen kennt Tätigkeiten, mit denen er sich bei leichteren Schmerzen gut ablenken kann, wie z. B. Spazierengehen, Lesen, Baden, Musik hören usw., Tätigkeiten also, mit denen der Schmerz aus dem Bewußtsein ausgeblendet werden oder in den Hintergrund treten kann. Wir wollen in der Gruppe solche Erfahrungen austauschen, voneinander lernen, neue Möglichkeiten ausprobieren und unsere bewährten Strategien effektiver einsetzen.

Zu 4) Innere Schmerzablenkungen
Die äußeren Schmerzablenkungen haben einen Nachteil: Sie sind auf äußere Umstände angewiesen. Liegt man nachts im Bett, hat Schmerzen und kann nicht einschlafen, dann kann man sich zwar manchmal durch Fernsehen oder Lesen, aber nicht so gut durch Einkaufen, Kino oder Gespräche ablenken. In solchen Fällen sind innere Schmerzablenkungsmethoden meist das einzige, was man zur Verfügung hat, und sie helfen oft genausogut oder noch besser als äußere Schmerzablenkungen. Die Schmerzen verringern sich oder verschwinden – natürlich meist nur während der Anwendungszeit – und kommen danach langsam wieder. Aber diese Unterbrechung ist oft schon sehr hilfreich, und meist können die Patienten über diesen Übungen auch einschlafen und für einige Stunden Abstand von den Schmerzen gewinnen.

Zu 5) Schmerzumlenkungsmethoden
Die bisherigen Methoden beruhen darauf, daß man sich von den Schmerzen ablenkt. Dies ist bei ganz starken Schmerzen aber nicht möglich. Sie werden dies kennen: wie die Aufmerksamkeit immer wieder zu den Schmerzen geht. Die Schmerzen stehen so stark im Vordergrund, daß nichts anderes mehr möglich zu sein scheint. Hier helfen die bis jetzt besprochenen Methoden der Ablenkung nicht zuverlässig genug. Aber durch den Trick, daß man sich ganz intensiv auf die Schmerzen konzentriert, und sie dann „umlenkt", kann man sich gewissermaßen innerlich von ihnen lösen – wie man das macht, werde ich Ihnen genau erklären. Diese Techniken werden wir erst gegen Ende des Kurses kennenlernen, da sie einiges an Vorbereitung benötigen.

Bis jetzt sind die besprochenen Teile des Programms sehr stark übungsorientiert. Der folgende Abschnitt baut mehr auf Gruppengespräche auf. In seiner Bedeutung ist er aber mindestens so wichtig wie die ersten Punkte.

Zu 6) Gedanken und Schmerz
Schmerzen, v. a. plötzlich auftretende, lösen eine Flut von Gedanken, Erinnerungen, Befürchtungen und Ängsten aus. Sich über diese Gedanken (Kognitionen) auszutauschen, sich über ihre Auswirkungen auf die Schmerzen bewußt zu werden und diese Gedanken verändern zu können, wird das Ziel unserer Gespräche sein. Die heutige Psychologie hebt die Wichtigkeit von Gedanken für die Veränderung des Schmerzerlebens besonders hervor.

Zu 7) Emotionen und Schmerzerleben

Langandauernde Schmerzen zermürben und belasten. Wohl jeder von Ihnen hat solche Zeiten von Hoffnungslosigkeit und Hilflosigkeit den Schmerzen gegenüber schon mitgemacht und weiß, wie bedrückend solche Zustände sind. Welche Möglichkeiten es gibt, diese Zustände zu verändern und wie sich für zukünftige Stimmungstiefs vorsorgen läßt, ist Inhalt dieses Gesprächsthemas.

Zu 8) Umgang mit dem schubartigen Verlauf der Krankheit

Neue Schübe verschlechtern oft radikal das Allgemeinbefinden, verändern Pläne, wie z. B. Urlaub oder Arbeiten, schränken die Bewegungsfähigkeit stark ein, sind von heftigen Schmerzen begleitet, rufen die Bedrohung durch die Krankheit erneut ins Gedächtnis und sind mit Ängsten und Befürchtungen verbunden. Durch Aussprache mit anderen Gruppenteilnehmern, durch das bewußtere Wahrnehmen der eigenen Reaktionen, ist es möglich, sich diesen Situationen besser vorbereitet zu stellen und dadurch etwas gelassener und distanzierter damit umgehen zu können.

Zu 9) Reaktionen der Umwelt

Sie alle werden Reaktionen der Umwelt kennen, die Ihnen schmerzlich verdeutlichen, daß es oft unmöglich ist, anderen Personen seine Schmerzen und Belastungen mitzuteilen. Um Ihnen ein Beispiel zu geben: Irgend jemand aus dem Bekanntenkreis spricht Sie an und sagt Ihnen, Sie sollten doch den Arzt wechseln. Sie würden sich nun schon so lange mit dem Rheuma herumplagen, er selbst habe auch schon einmal Rheuma gehabt und nach 2 Monaten sei alles vorbei gewesen. Der Arzt habe Massagen und Wärmebehandlung verschrieben, und einige Wochen später sei alles wie vorher gewesen. Solche Aussagen zeigen, mit welchem Unverständnis die Umwelt der cP begegnet. Dies kann einen tief treffen. Aber oft ist es auch nahen Verwandten oder auch Familienmitgliedern gegenüber schwierig, seine Schmerzen mitzuteilen; v. a. weil man ja andere auch nicht dauernd damit belasten möchte.

Auch Arbeitskollegen verstehen gar nicht, wenn es plötzlich nicht mehr geht. Sie sehen ja keine äußeren Veränderungen. Solche Erlebnisse in der Gruppe zu besprechen und Möglichkeiten zu finden, sich besser mitzuteilen, ist Ziel dieses Abschnitts.

6.13.7 Hinweise zum Schluß

Bevor ich nun zum Schluß komme, möchte ich noch auf einige Punkte hinweisen. Sie werden durch die psychologische Schmerztherapie nicht schmerzfrei. An Ihrer cP, der Arthrose und dem medizinischen Befund ändert sich dadurch nichts. Die Entzündungen verschwinden dadurch nicht. Sie lernen aber, besser mit den Schmerzen umzugehen, weniger Schmerzen zu erleben. Die medizinische Behandlung Ihrer Krankheit bleibt davon ganz unberührt. Sie nehmen also weiterhin ihre Basismedikamente (Gold, NSAR, D-Penicillamin Cloroquin usw.). Diese Behandlung ist von der psychologischen Gruppentherapie ganz unabhängig und getrennt.

Darüber hinaus ist es ganz wichtig, daß Sie Ihre krankengymnastischen Übungen weitermachen.

An dieser Stelle möchte ich darauf hinweisen, daß es unerläßlich für den Erfolg ist, daß Sie während der Gruppenbehandlung regelmäßig das Entspannungstraining üben, d.h. daß jeder, der die Gruppe mitmacht, ein- oder besser 2mal täglich die Übungen praktiziert. Nur dann hat eine Teilnahme an der Gruppe Sinn, und nur dann stellen sich Erfolge ein. Die psychologische Schmerztherapie ist nicht etwas, was man bei Bedarf wie eine Tablette einnehmen kann, sondern Erfolge stellen sich nur durch beharrliches Üben ein (evtl. A-13).

7 Ergänzende Übungen zum Programm

In diesem Abschnitt stellen wir eine Sammlung von verschiedenartigen Übungen und Techniken zur Förderung von Entspannung und Imagination vor, die wir teils selbst einsetzten, teils nur aus der Literatur kennen. Es besteht die Möglichkeit, hierdurch das Programm zur Schmerzbewältigung umzugestalten bzw. sich durch diese Materialsammlung anregen zu lassen.

Die Übungen müssen meist durch eine Entspannungsinstruktion sowie eine Rückführungsanleitung ergänzt werden – hierfür bietet sich die Kurzform der PMR an.

Zum Teil sind die Übungen ungewöhnlich, kommen aber dennoch den Wünschen mancher Patienten entgegen.

7.1 Imaginative Techniken

7.1.1 Visualisierungsübung „Flüssigkeit"
(nach Höder u. Koopmann 1983, mit leichten Veränderungen)

Dies ist eine imaginative Übung, mit der gute Erfahrungen in der Rheumaklinik Bad Bramstedt und auch innerhalb des Modellprojekts der Rheuma-Liga in Schleswig-Holstein gemacht wurden.

Entspannungsinduktion zur Einführung, dann:

> „Richten Sie nun Ihre Aufmerksamkeit auf Ihr Becken und den Bauchraum ... stellen Sie sich vor, daß Ihr Becken eine Schale bildet ... Mit jedem Atemzug sammelt sich in der Schale Ihres Beckens eine wohltuende und angenehm warme Flüssigkeit, ... mit jedem Atemzug sammelt sich mehr Flüssigkeit in Ihrem Becken ... und mehr ... und mehr ...
>
> Sie spüren diese wohltuende, angenehme, warme Flüssigkeit, die sich in Ihrem Becken sammelt ... Sie bemerken ihre klare reinigende Kraft ... ihre belebende und erfrischende Wirkung, ... und diese klare Flüssigkeit wird mit jedem Atemzug mehr ... und mehr.

> Lassen Sie die Flüssigkeit jetzt langsam den Rücken hochströmen ... Spüren Sie, wie jeder einzelne Wirbel umspült wird, ... wie jeder einzelne Wirbel gelöst wird, als wenn er ganz befreit in dieser Flüssigkeit schwimmt ... Die Flüssigkeit steigt weiter auf, erreicht langsam die Brustwirbel, ... steigt weiter zu den Halswirbeln ...
>
> Die Flüssigkeit strömt weiter auf Schultern und Nacken ... Stellen Sie sich vor, wie die Muskeln von Schultern und Nacken ganz starr und dünn daliegen, ... wie die Flüssigkeit ganz langsam kommt, ganz weich und warm, ... klar und reinigend, ... und wie sich die Muskeln vollsaugen mit dieser angenehmen Flüssigkeit und dick und schwer werden, wie nasse Taue, ganz schlapp und schwer ...
>
> Die Flüssigkeit strömt weiter auf die Schultergelenke, ... Oberarme, ... Ellbogen, ... Unterarme, ... Handgelenke, ... Handflächen, ... sämtliche Gelenke in den Händen, ... die einzelnen Finger, ... denselben Weg zurück auf Schultern und Nacken ... Lassen Sie nun die Flüssigkeit über die Kopfhaut des Hinterkopfs auf ihre Stirn und ihre Schläfen strömen ... Hier hinterläßt sie ein sehr klares und helles Gefühl, ... strömt weiter auf die Augenbrauen und die Augenlieder, ... die Kiefergelenke ...
>
> Stellen Sie sich nur vor, wie die Flüssigkeit wie ein warmer Wasserfall über den Brustraum strömt, ... über den Bauchraum, ... zurück in die Schale Ihres Beckens.
>
> Richten Sie nun ihre Aufmerksamkeit auf Ihre Hüftgelenke ... Lassen Sie die Flüssigkeit über die Oberschenkel fließen, ... über die Kniegelenke, ... zu den Unterschenkeln, ... dann zu den Fußgelenken, ... den Hacken, ... über die Fußballen, ... zu allen Gelenken des Fußes, ... zu den einzelnen Zehen ... und nun denselben Weg zurück zu den Hüftgelenken ... Die Flüssigkeit sammelt sich wieder in der Schale Ihres Beckens ... stellen Sie sich vor, wie alle schädlichen Rückstände von der Flüssigkeit mitgetragen wurden, nach unten sinken und nachher ganz einfach ausgeschieden werden.
>
> Spüren Sie die Bekräftigung und Belebung in Ihrem ganzen Körper ..."

7.1.2 „Heilende Vorstellungen"

Der Einsatz dieser Übung erfordert therapeutisches Fingerspitzengefühl. Sie sollte – wenn überhaupt – erst am Ende eines Gruppenprogramms vorgestellt werden, wobei sie am besten im Kontext von Fantasiereisen angeboten werden kann, die inhaltlich stärker direkt auf die Krankheit bezogen sind.

Für die von Simonton et al. (1982) vertretene Hypothese, daß sich Krebs und andere Krankheiten direkt durch Visualisierungen heilen lassen, daß also ein Effekt von Visualisierung besteht, der über den von Entspannung und anderen imaginativen Übungen hinausgeht, gibt es zur Zeit keine empirischen Belege (s. aber Achterberg 1987). Sie muß daher als spekulativ angesehen werden.

Wir haben diese Übungen anfangs in Schmerzgruppen eingesetzt; die Resonanz der Patienten war eher gering, so daß wir in späteren Gruppen ganz darauf verzichtet haben. Einige Patienten allerdings kennen diese Übungen und fragen danach. Es spricht nichts dagegen, die Patienten hierin anzuleiten, da hierdurch Hoffnungen aktiviert werden können. Problematisch wird es, wenn z. B. cP-Patienten glauben, ihre Krankheit könne dadurch geheilt werden!

Heilende Vorstellungen nach einer Idee von Simonton et al. (1982)

Einführung in die Entspannung, dann:

> „1. Stelle dir die Krankheit oder die Schmerzen, unter denen du zur Zeit leidest, bildlich vor - in einer Form, die dir sinnvoll erscheint.
> 2. Stelle dir auch die Behandlung bildlich vor. Sieh, wie sie die Wurzeln der Erkrankung oder der Schmerzen beseitigt oder wie sie die Selbstheilungskräfte deines Körpers stärkt.
> 3. Stelle dir den Abwehrmechanismus und die natürlichen Vorgänge in deinem Körper bildlich vor. Sieh, wie sie die Ursache deines Leidens oder Deiner Schmerzen beseitigen.
> Bei Arthritis stelle dir zunächst Deine schmerzenden Gelenke vor. Wie die Krankheit den Knorpel verändert, wie sich dort Ablagerungen gebildet haben. Dann sieh deine weißen Blutkörperchen heranmarschieren. Sie räumen die Ablagerungen fort und glätten die Gelenkoberfläche. Dann sieh dich selbst voller Aktivität; sieh, was du tun möchtest, und du fühlst dich frei von Gelenkschmerzen.
> 4. Sieh dich selbst vor dir stehen - gesund und von Leiden und Schmerzen befreit.
> 5. Stelle dir vor, wie du erfolgreich den Zielen deines Lebens entgegengehst."

7.1.3 Beispiel einer Hypnoseinstruktion
(leicht verändert nach Svoboda u. Hohl 1984, S. 9-10)

> „Schließen Sie jetzt bitte die Augen und hören Sie mir aufmerksam zu.
>
> Gut. Die Augen geschlossen, können Sie nun Ihrem Körper erlauben, sich noch mehr zu lösen.
>
> Vielleicht spüren Sie im Moment, daß einige Körperstellen bereits gut ent-

spannt sind, während andere gerade erst beginnen, sich zu lösen. Das ist alles in Ordnung, ... immer weiter und tiefer entspannt.

Die Entspannung wird noch tiefer und deutlicher, wenn Sie jetzt langsam tief Luft holen ... und ohne Eile ausströmen lassen ...

Für viele Menschen ist es eine angenehme Überraschung, wenn sie feststellen, wie sehr sich Einatmung und Ausatmung voneinander unterscheiden, ... wie leicht und kühl die Einatmung ist, ... wie schwer und warm die Ausatmung ist, ... der Atem ruhig und gleichmäßig, ruhig und gleichmäßig.

Immer tiefer entspannt, wunderbar ruhig und tief entspannt. Ich weiß nicht, ob sie schon dieses angenehme, wohltuende, sanfte Gefühl von Leichtigkeit ... oder von Schwere hinter der Stirn bemerkt haben. Es nimmt mit jedem Atemzug zu, bis es sich schließlich wie ein mächtiger Strom in den ganzen Körper ergießt, ... der ganze Kopf von vorne nach hinten, von oben nach unten, ... ganz entspannt, der Nacken und die Schultern, ... tief entspannt, die Arme und die Hände ... ganz entspannt, die Beine und die Füße, ... tief entspannt, alles ist jetzt vollkommen gelöst.

Wenn Sie sich so entspannt haben, fühlt sich der ganze Körper wohl, ... ganz leicht oder ganz schwer, ich weiß es nicht, es spielt jetzt auch keine Rolle mehr, ob es eine Schwere oder eine Leichtigkeit ist. Einfach ein gutes angenehmes Gefühl von Entspannung. Und so können Sie sich noch tiefer sinken lassen ... oder sich davon tragen lassen, ... sich noch mehr hineinversenken ... oder auf und davon schweben.

Sie haben sich dafür entschieden, was Ihnen am besten gefällt, und lassen es einfach geschehen. Der ganze Körper vollkommen gelöst. Tief entspannt hören Sie mich auf Ihre Weise weiter, wobei sich der Körper jederzeit eine noch bequemere Lage aussuchen kann, ohne daß Sie davon in Ihrer Trance gestört würden.

Gut, und der Geist hat sich ebenfalls entspannt, als Sie sich auf die Ruhe im Körper konzentriert haben. Daher fällt es Ihnen hier immer leichter, jede Art von Belastung jetzt draußen zu lassen, ... hinauszulassen. Der Geist ist voller Frieden und Stille. Und Sie fühlen sich noch wohler und besser. Sie werden sich weiterhin angenehm entspannt und gelöst fühlen und meine Stimme hören, ... nur an das denken, was ich Ihnen erzähle, ... immer tiefer und tiefer entspannt und vielleicht auch etwas müde und schläfrig.

Doch Sie schlafen nicht! Sie sind im Geist voll da, egal wie müde sich der Körper fühlen mag, und Sie hören mich weiter, egal womit sich Ihr Bewußtsein sonst noch beschäftigen mag. Sie werden so lange in diesem Zustand einer wunderbar tiefen Trance bleiben, bis ich Ihnen sagen werde, daß Sie wieder in den Alltag zurückkommen sollen.

Ich werde gleich anfangen, von 1–20 zu zählen. Während ich laut zähle, werden Sie erleben, daß Sie sich noch tiefer in diesen harmonischen

> Zustand von Trance versenken können. Nachdem wir die 20 erreicht haben, werden Sie imstande sein, vielleicht all die Dinge zu finden, die ich Ihnen dann erzählen werde – Dinge, die für Sie sehr interessant und wohl auch nützlich sein mögen. Sie gehen weiter in Ihre Trance ... eine Trance, die nun mit jeder Zahl noch tiefer wird ... 1 – ganz entspannt ..., 2 – tief entspannt ..., 3 – immer weiter ..., 4 – immer tiefer ..., 5 – mit jeder Zahl ..., 6 – auf dem Wege ..., 7 – zu sich selbst ..., 8 – nach innen ... 9 – ganz ruhig ..., 10 – tief entspannt ..., 11 – ein gutes Gefühl ..., 12 – alle Störungen bleiben draußen ..., 13 – Sie lassen sich ..., 14 – überraschen, wie weit ..., 15 – Sie noch kommen mögen ..., 16 – in Ihrer Trance ..., 17 – hören Sie mich weiter ..., 18 – und Sie werden gleich ..., 19 – noch viel mehr erfahren können ..., 20 – TIEF ENTSPANNT.
>
> Sie sind jetzt tief entspannt, im Zustand einer angenehmen, wohligen Trance. Der Körper kann sich jederzeit eine noch günstigere Lage aussuchen, ohne daß Sie davon gestört würden".

7.1.4 Übung zum NLP
(aus Besser-Sigmund 1987)

Diese aus dem Neurolinguistischen Programmieren (NLP) entnommene Übung hat neben den Effekten der Imagination auch solche der mehrfachen Distanzierung. Der Patient gewinnt Abstand von sich als Leidendem, indem er sich als distanzierten Betrachter sieht, der dann ein Bild von sich als Krankem anfertigt, usw.

Einleitung in die Entspannung, dann:

> „Gehen Sie mit Ihrer Vorstellung aus sich heraus, versuchen Sie sich von außen zu sehen, wie mit den Augen eines Beobachters. Sehen Sie Ihren Körper in allen Einzelheiten. Stellen Sie sich vor, Sie würden ganz bequem in einem Kinosessel sitzen, und sehen Sie dort auf der Leinwand, wie ein Betrachter, der Ihnen ähnlich sieht, diese Person, die Schmerzen hat, anschaut.
>
> Jetzt bitten Sie in Ihrer Fantasie den Filmvorführer, aus dem Bild die Farbe herauszunehmen, so daß jetzt ein Schwarz-Weiß-Bild auf der Leinwand zu sehen ist.
>
> Nun verkleinern Sie das Bild dort vorne, lassen Sie es zusammenschrumpfen, bis es so groß ist, wie ein Fernsehbildschirm. Sie stehen von Ihrem Kinositz auf, verlassen das Kino, da Sie auf der Leinwand kaum noch Einzelheiten erkennen können.

> Draußen nehmen Sie sich noch einmal das Programmblatt des Kinos zur Hand. Sie schlagen es noch einmal auf und stoßen auf das Bild, das eben gezeigt wurde: in Fotoformat sehen Sie noch einmal das Schwarz-Weiß-Bild, auf dem der Betrachter die Person mit den Schmerzen ansieht.
>
> Sie klappen das Programmheft zu, stecken es ein oder machen damit, was immer Sie mit so einem Blatt machen würden.
>
> Jetzt gehen Sie noch einmal in das Kino hinein und nehmen wieder Platz. Vorne sehen Sie auf der Leinwand in Großaufnahme und Farbe ein Bild vor sich, wie Sie mit der Situation gut umgehen können. Sorgen Sie für eine gute Bildqualität: Es muß gut ausgeleuchtet sein, die Kontraste müssen stimmen, bis Sie mit dem Bild zufrieden sind.
>
> Wenn Sie soweit sind, stehen Sie vom Kinositz auf, gehen nach vorne auf das Bild zu. Gehen Sie in das Bild hinein – wie dies in Filmen mit Hilfe von Trickaufnahmen gezeigt wird. Jetzt vereinigen Sie sich in der Wahrnehmung mit sich selbst, gehen Sie in den Körper hinein. Sehen, hören, fühlen riechen und schmecken Sie, wie Sie auf eine neue Art und Weise mit der Situation umgehen".

7.1.5 Atementspannung
(nach Brinckmeier 1986)

Dies ist eine hypnotische Entspannungsinstruktion für eine Gruppensitzung. Sie eignet sich für häusliche Übungen nur, wenn der Patient sie immer vom Band hört.

> „Setzen Sie sich so bequem hin, wie es geht. Achten Sie darauf, daß so, wie Sie sitzen, keine Muskelgruppe besonders angespannt ist. Weder die Arme noch die Beine sollten sich überkreuzen. Verändern Sie Ihre Sitzhaltung so lange, bis Sie wirklich bequem und entspannt sitzen.
>
> Falls Sie noch einmal husten müssen, sich räuspern wollen, evtl. noch einmal lächeln wollen, so halten Sie es nicht zurück, sondern lassen sich jetzt einfach gehen.
>
> Lassen Sie sich nicht von den Nebengeräuschen aus der Ruhe bringen. Falls Sie etwas wahrnehmen, dann denken Sie, daß die meisten Geräusche ganz unwichtig sind. Gehen Sie zurück zu Ihrer Entspannung.
>
> Die Augen sind geschlossen, lassen Sie sich ganz einfach gehen, halten Sie nichts fest, beginnen Sie, sich zu lösen.

Sie werden bemerken, daß manche Körperteile schon ganz entspannt sind, während andere vielleicht erst jetzt beginnen, sich zu lockern.

Lassen Sie sich noch weiter treiben, werden Sie ganz ruhig, immer ruhiger. Ich lasse Ihnen nun eine Minute Zeit, sich auf Ihre eigene Art und Weise weiter zu entspannen. Folgen Sie dabei nur den Gedanken, die Sie weiter in die Welt Ihrer Ruhe und Entspannung bringen.

Ich melde mich nach einer Minute wieder. Lassen Sie sich nicht stören, wenn Sie meine Stimme wieder hören werden.

1 Minute Pause

Die Minute ist vorüber. Wenn Sie wollen, können Sie jetzt noch tiefer gehen, noch tiefer in Ihre Entspannung und Ruhe. Achten Sie auf Ihren Körper, gehen Sie mit Ihren Gedanken und Ihren Gefühlen in Ihren Körper und fühlen sich ganz einfach wohl. Lassen Sie zu, daß es Ihnen gut geht.

Werden Sie ruhiger und ruhiger. Lassen Sie zu, daß sich Ihr Körper beruhigt. Atmen Sie flach und regelmäßig. Ihr Herz darf jetzt viel langsamer schlagen. Alle Körperteile werden entspannt, die Arme, der Kopf, der Nakken, der Hals, die Brust, der Bauch, das Gesäß, die Beine.

Tiefer und tiefer, wunderbar ruhig und tief entspannt. Achten Sie auf Ihren Atem. Nehmen Sie ihn einmal richtig wahr. Konzentrieren Sie sich auf das Gefühl, das Sie haben, wenn Sie - einatmen - und auf das Gefühl, das Sie haben, wenn Sie - ausatmen -. Erleben Sie den Unterschied.

Nun konzentrieren Sie sich ausschließlich auf das Gefühl von Wärme, von Ruhe, von Entspannung, das Sie während des langsamen - Ausatmens - wahrnehmen.

Fangen Sie an, ganz für sich und in Ihrer Geschwindigkeit das Ausatmen zu zählen, von eins bis zehn, ganz langsam, nehmen Sie das besonders intensive Gefühl von Wärme, von Ruhe, von Entspannung wahr, während Sie ausatmen. Beginnen Sie jetzt. Denken Sie an nichts als an die Zahlen, zählen Sie das Ausatmen. Sie werden schon gemerkt haben, daß Sie mit jedem Ausatmen ruhiger werden, immer ruhiger und ruhiger, und ruhiger, ganz einfach entspannt.

Gehen Sie in Ihrer Entspannung aber nur soweit, wie Sie sich wohlfühlen, keinen Schritt weiter. Genießen Sie die Entspannung, die Ruhe, die Gelassenheit.

Wenn Sie bei zehn sind, fangen Sie wieder bei eins an. Ich lasse Ihnen jetzt etwas Zeit, sich noch tiefer zu entspannen, in Ihrer Geschwindigkeit, aber nur soweit, wie Sie wirklich möchten. Lassen Sie sich nicht durch meine Stimme stören, wenn ich mich nach einer Minute wieder melde.

> ... Minute Pause
>
> Sie sind jetzt tief entspannt, genießen Sie nun Ihre Entspannung, bleiben Sie ganz ruhig und achten Sie darauf, wie sich Ihr Körper anfühlt, besonders die Körperteile, die ganz entspannt sind.
>
> Lassen Sie jetzt die Entspannung sich auf den ganzen Körper, auf Ihr Denken, auf Ihr Fühlen ausdehnen."
>
> Beendigung der Hypnose!

7.1.6 „Ort der Ruhe und Entspannung"
(frei nach Beitl, zitiert nach Bunge u. Eggerich 1986)

Dies ist eine kurze imaginative Übung, die jeder Patient sehr individuell umgestalten kann. Sie wird wegen dieser Möglichkeiten von vielen unserer Patienten geschätzt.

Nach einer Entspannungsinstruktion spricht der Leiter folgende Instruktion:

> „Nun stellen Sie sich einen Ort vor, an dem Sie sich wohlfühlen, an dem Sie sich entspannen können.
>
> Wählen Sie einen Ort aus Ihrer Phantasie aus oder aus der Erinnerung.
>
> Achten Sie auf die Besonderheiten dieses Ortes, auf die Geräusche, die Gerüche, die Farben, die Sie umgeben.
>
> Nehmen Sie die Bilder, die in Ihnen aufsteigen, einfach auf und schauen Sie sich an diesem Ort der Ruhe und Entspannung um.
>
> Nehmen Sie von seiner Ruhe, von seiner Kraft, von seiner Energie soviel auf, wie möglich ist.
>
> Dies ist Ihr Ort der Ruhe und Entspannung, an dem Ängste und Sorgen zurücktreten können, kleiner werden, vielleicht auch sich auflösen können. Und Sie können hier neue Kraft, Ruhe, Lebensenergie und Zuversicht aufnehmen.
>
> Genießen Sie diesen Ort der Ruhe und Entspannung."

7.1.7 Farbübung analog der Oberstufe des autogenen Trainings

Bei einigen Patienten ruft diese Übung eine intensive Entspannung hervor. Wer die Farben nicht direkt auf einer Fläche sieht, sollte sich einen Pinsel vorstellen, der die Farbe malt, oder sich vorher Gegenstände in dieser Farbe vorstellen. Die Anweisungen können auch als autogene Formeln wiederholt werden (s. Thomas 1983).

Nach einer Entspannungsinstruktion spricht der Leiter folgenden Text:

> „Vor Ihrem inneren Auge entwickelt sich nun eine Farbe, ... lassen Sie sich Zeit, daß die Farbe sich entwickeln kann, ... und nehmen Sie die Farbe wahr, die sich vor Ihrem inneren Auge entwickelt, ... dies ist Ihre Farbe ... Die Farbe wird immer deutlicher ... und deutlicher ... und steht nun klar vor Ihnen, ... ganz klar ... ist nun Ihre Farbe.
>
> Die Farbe zieht sich langsam zurück, ... sie wird schwächer und schwächer ... und ist nun verschwunden ...
>
> Vor Ihren Augen entwickelt sich nun ein klares Blau, ... das Blau wird deutlicher ... und deutlicher, ... es entsteht ein klares Blau, ... es wird immer deutlicher ... und steht nun klar vor Ihnen, ... ganz klar ...
>
> Das Blau wandelt sich allmählich zu Grün, ... das Grün wird deutlicher ... und deutlicher ... Es entsteht ein klares Grün, ... das deutlicher ... und deutlicher wird ... Vor Ihren Augen steht nun ein klares Grün, ... es steht ganz deutlich vor Ihnen ... Das Grün wandelt sich nun langsam in Gelb ...
>
> *(So weiter: mit den Farben Gelb-Orange-Rot-Violett)*
>
> Die Farben ziehen sich nun langsam zurück, ... sie werden weniger und weniger, ... die Farben sind nun ganz verschwunden, ... ganz weg."

Eine ähnliche Übung besteht darin, sich in einem großen Kaufhaus die Fahrt auf Rolltreppen vorzustellen, wobei jede Etage eine andere Farbe aufweist, in die man langsam aufsteigt und hineingefahren wird.

7.1.8 Meditation bei Kopfschmerzen

Diese Übung ähnelt in Teilen unserer Schmerzfokussierungsübung, ist in dieser Form aber sicherlich für cP-Patienten ungeeignet. Wir haben sie dennoch aufgenommen, weil sie Patienten, deren Schmerz durch Überlastung eingetreten ist oder aufrechterhalten wird, dabei helfen kann, Einsicht in das Schmerzgeschehen zu gewinnen.

> „Wenn du wieder einmal Kopfschmerzen hast, versuche es mit einer kleinen meditativen Technik. Mache ein Experiment – dann kannst du dies auch bei größeren Krankheiten und stärkeren Symptomen anwenden.

Wenn du Kopfschmerzen hast, mache ein kleines Experiment. Setze dich ganz ruhig hin und beobachte den Schmerz. Schaue in ihn hinein – nicht so als wenn du einen Feind anschauen würdest, nein. Wenn du ihn anschaust, als wäre es dein Feind, kannst du ihm nicht wirklich ins Auge sehen. Dann weichst du ihm aus – niemand schaut einen Feind direkt an; man vermeidet seinen Anblick, man neigt dazu, ihm auszuweichen. Schaue ihn als einen Freund an. Er ist dein Freund; er erweist dir einen Dienst. Er sagt dir: Etwas stimmt nicht – schaue es dir an. Sitze ganz still und schaue in den Kopfschmerz hinein, ohne den Gedanken, er möge aufhören, ohne den Wunsch, er möge verschwinden; kein Konflikt, kein Kampf, kein Widerstand. Schaue in dich hinein, schaue hin, was er ist. Beobachte, und wenn eine innere Botschaft da ist, kann der Kopfschmerz sie dir übermitteln. Er bringt eine verschlüsselte Botschaft. Und wenn du ihn in Ruhe anschaust, wirst du überrascht sein. Wenn du ganz still hinschaust, geschieht dreierlei. Erstens: je intensiver du ihn beobachtest, desto stärker wird der Schmerz. Das wird dich etwas verwirren: Wie kann mir das helfen, wenn der Schmerz sogar noch größer wird? Er wird deshalb größer, weil du vorher vor ihm ausgewichen bist; du hast ihn unterdrückt – sogar ohne Schmerzmittel warst du schon dabei, ihn zu unterdrücken. Wenn du in den Schmerz hineinschaust, fällt die Unterdrückung weg. Er wird seine natürliche Stärke erreichen. Dann hörst du ihn mit unverstopften Ohren, du hast keine Watte mehr in den Ohren.

Also zuerst wird er heftiger. Wenn der Schmerz heftiger wird, kannst du zufrieden sein, denn dann schaust du ihn wirklich an. Wenn er nicht heftiger wird, dann schaust du doch nicht hin; du weichst ihm aus. Schau in ihn hinein – und er wird stärker. Das ist der erste Hinweis, daß du ihn wirklich anschaust.

Zweitens: du kannst den Schmerz lokalisieren, er ist nicht mehr diffus. Zuerst dachtest du: Mein ganzer Kopf schmerzt. Nun wirst du sehen, daß der Schmerz nicht über den ganzen Kopf verteilt ist, er ist nur an einer winzigen Stelle. Dies ist auch ein Hinweis, daß du tiefer in den Schmerz hineinschaust. Das diffuse Gefühl ist ein Trick – es ist ein Mittel, ihm auszuweichen. Wenn der Schmerz ganz lokal ist, ist er stärker. Also du schaffst die Illusion, als würde der ganze Kopf schmerzen. Über den ganzen Kopf verteilt, ist der Schmerz an keiner Stelle so intensiv. Dies sind die Tricks, die wir immer und immer wieder anwenden.

Schaue in den Schmerz hinein, und die zweite Stufe ist dann, daß er immer mehr zusammenschrumpft. Und dann kommt ein Augenblick, da ist er nicht größer als eine winzige Nadelspitze – sehr scharf, ungeheuer scharf, sehr schmerzhaft. Du hast noch nie einen solchen Schmerz in deinem Kopf erlebt. Aber ganz und gar auf einen einzigen Punkt konzentriert. Schaue weiter in den Schmerz hinein.

> Und dann geschieht etwas, das dritte – und Wichtige. Wenn du an diesem Punkt, wo der Schmerz sehr stark, sehr scharf umrissen und auf einen Punkt konzentriert ist, nicht zu beobachten aufhörst, dann wirst du immer von neuem die Erfahrung machen, daß er verschwindet. Wenn du ihn wirklich richtig anschaust, dann verschwindet er. Und während er verschwindet, erhaschst du einen kurzen Einblick: Du siehst, woher er kommt, was seine Ursache ist. Wenn das Symptom verschwindet, siehst du den Auslöser. Und so wird es immer wieder sein. Der Schmerz kommt wieder. Du schaust nicht mehr so konzentriert, so aufmerksam hin – und schon kommt er zurück. Wenn du wirklich hinschaust, verschwindet er; und wenn er verschwindet, zeigt sich die Ursache dahinter. Und du wirst überrascht sein: Dein Hirn ist bereit, dir die Ursache zu enthüllen.
>
> Und es können tausenderlei Ursachen sein. Es ist jedesmal das gleiche Alarmzeichen, denn das Alarmsystem ist sehr simpel. Der Körper hat nicht viele Alarmsysteme. Er gibt für unterschiedliche Ursachen dasselbe Alarmzeichen. Es mag sein, daß du in letzter Zeit oft wütend warst und deine Wut nicht ausgedrückt hast. Plötzlich wie eine Offenbarung steht sie vor dir.
>
> Du siehst all den Ärger, den du die ganze Zeit über mit dir herumgeschleppt hast, immer und immerzu ... er ist wie ein Eiter in dir. Jetzt ist es einfach zuviel, und dieser Ärger will hinaus. Eine Katharsis ist fällig. Tobe dich aus! – und du wirst sehen, wie augenblicklich der Kopfschmerz verschwindet. Und ganz ohne Aspirin, ganz ohne Behandlung!" (Bhagwan 1982, S. 145–148).

7.1.9 Umgang mit akuten Schmerzen und Angst vor Schmerzen

Bei akuten Schmerzen können Verfahren zur Angstreduktion, zum Lösen der Verspannungen und zur Ablenkung eingesetzt werden, die ähnlich der systematischen Desensibilisierung in vitro, aber auch in vivo anzuwenden sind. Patienten mit schmerzhaften Gehbeschwerden z. B. kann eine Kassette mit Instruktionen zur Entspannung, Lockerung und gezielter Atmung zum Einsatz beim Gehtraining (Walkman) zur Verfügung gestellt werden.

Die Instruktion könnte ähnlich lauten wie die hier wiedergegebene für Patienten mit schweren Brandverletzungen.

Nach einer Einleitung in die Entspannung:

> „Sie fühlen sich wohl, vielleicht ein bißchen schläfrig. Die Augen sind geschlossen. Während ich nun über Ihre Behandlung spreche, bleiben Sie ganz entspannt. Denken Sie daran, immer wenn Sie sich ein wenig ange-

spannt fühlen oder ängstlich werden, atmen Sie tief ein und denken Sie: Entspannen, Friede, Ruhe. Halten Sie die Angst nicht fest, lassen Sie sie los.

Stellen Sie sich nun vor, daß es Zeit ist, sich auszuziehen und unter die Dusche zu gehen. Stellen Sie es sich im Geist bis ins Detail vor. Entspannen Sie sich immer mehr, atmen Sie tief, jedesmal wenn Sie beginnen, sich unwohl zu fühlen. Nun kommt die Krankenschwester herein und beginnt, die Verbände abzunehmen. Stellen Sie es sich genau vor. Immer, wenn sich ein Gefühl des Unwohlseins einstellt, atmen Sie tief, entspannen Sie sich. Fühlen Sie, wie die Krankenschwester Ihre Verbände aufschneidet und abnimmt und wie die kühle Luft sich auf Ihrer Haut anfühlt. Lassen Sie es geschehen. Jedes Gefühl des Unwohlseins verschwindet. Atmen Sie ganz tief. Lassen Sie ihr Unwohlsein los. Sie bleiben ganz ruhig und entspannt, ruhig und entspannt verlassen Sie Ihr Bett ... vielleicht sogar aus eigener Kraft. Sie sind ruhig und entspannt und fühlen sich wohl. Stellen Sie sich nun vor, daß Sie zur Tür gehen, den Gang entlang zum Badezimmer. Sie spüren die Kühle, aber keine Schmerzen. Sie atmen tief und regelmäßig, mit jedem Schritt trainieren Sie ihre Muskeln ... ein bißchen länger und stärker ... Atmen Sie weiter ... Trainieren Sie mit jedem Atemzug Ihre Lungen. Denken Sie daran, immer vollständig auszuatmen, sich zu entspannen.

Ich zähle jetzt bis drei: bei drei lassen Sie jegliche Spannung los, die noch irgendwo in ihrem Körper festsitzt: eins, zwei, drei.

Beobachten Sie sich selbst, wie Sie in Richtung Badezimmer gehen. Vergegenwärtigen Sie sich die Person, die Ihnen dort helfen wird, wenn Sie Hilfe benötigen. Sie steigen ins Bad, spüren das Wasser. Zunächst haben Sie eine starke Empfindung ... nach und nach wird die Empfindung angenehmer. Langsam beginnt Ihre Haut, sich unter Wasser richtig wohl zu fühlen, ... sauber und beruhigt. Die tote, verbrannte Haut muß nun entfernt werden, damit die neue Haut wachsen kann.

Wenn sich dies unangenehm anfühlt, atmen Sie tief durch, und lassen Sie es vorübergehen ... Bleiben Sie entspannt, ruhig, richten Sie Ihre Aufmerksamkeit auf das gute Gefühl unter Wasser. Entspannen Sie sich weiter, immer weiter, immer mehr; freuen Sie sich auf Ihr Bett, vielleicht auf ein Schläfchen.

Nun sehen Sie sich aus dem Bad steigen und sich sanft abtrocknen. Sie kleiden sich an und kehren zum Bett oder Sessel zurück, entspannt und ruhig; lassen Sie auch das kleinste Gefühl von Unwohlsein los. Wenn Sie warten müssen, nutzen Sie die Zeit, um sich weiter zu entspannen ... wie eben – vielleicht dösen Sie ein wenig vor sich hin. Wenn Sie zu frösteln beginnen, so ist das normal und wird vorbeisein, sobald die Bandagen wieder angelegt sind. Sie fühlen sich richtig wohl, entspannen mehr und mehr. Nun kommt die Krankenschwester mit den neuen Verbänden. Zunächst wird die Haut mit schmerzlindernder Salbe versorgt. Es ist ein gutes angenehmes Gefühl.

> Sobald sie mit der Haut in Berührung kommt, fühlt es sich gut an. Nun wird dünne Gaze über die Salbe gelegt, und auch der letzte Rest von Unwohlsein verschwindet. Neue Binden werden angelegt. Mit jeder Minute wird Ihnen wärmer. Jedes Gefühl von Unwohlsein verschwindet.
>
> Denken Sie daran, die Behandlung zu unterstützen, indem Sie entspannt bleiben, sich wohl fühlen und tief atmen. Immer wenn das Unwohlsein sich einstellen will, atmen Sie ein, aus, ein, vollkommen aus. In den folgenden Minuten stellen Sie sich vor, daß Sie gesund sind und sich an dem schönsten Ort befinden, den Sie sich vorstellen können. Atmen Sie auch weiterhin tief: einatmen, entspannen, entspannen, entspannen."

(Aus: Achterberg 1987, S.295-297).

7.1.10 „In den Schmerz atmen"

Nicht gerade einfach zu erlernen, aber dennoch bei einigen Patienten wirksam, ist die Methode des „In den Schmerz Atmen". Diese Technik beruht darauf, daß es - in der Vorstellung, aber auch in der Empfindung - möglich erscheint, durch jede beliebige Körperstelle (z.B. linke Hüfte, rechter Fuß, rechte Schulter) ein- bzw. auszuatmen.

Nach einer Einleitung in die Entspannung:

> „Beobachten Sie eine Weile Ihren Atem, schauen Sie einfach nur zu, wie Sie ein- und ausatmen, ohne den Atem zu verändern.
>
> Konzentrieren Sie sich nun auf eine Körperstelle, die Sie schmerzt, die verspannt oder unangenehm ist. Und stellen Sie sich nun vor, wie Sie durch diese Körperstelle Ihren Atem lenken, wie Sie zu dieser Körperstelle hinatmen. Versuchen Sie beim Einatmen den Atemstrom in Ihrer Vorstellung dort hinzulenken, ihn dort hinströmen zu lassen.
>
> *Pause*
>
> Nun versuchen Sie, durch diese Körperstelle in Ihrer Vorstellung zu atmen: Einatmen und Ausatmen nur noch durch diese Körperstelle. Atmen Sie tief ein und aus durch diese Körperstelle..."

Diese Technik ist häufig erfolgreich zur Lösung von Verspannungen in definierten Körperregionen einzusetzen. Bei gleichzeitig dort vorhandenen Schmerzen ist die erwünschte Wirkung schwieriger zu erzielen, da sich durch die Konzentration auf die schmerzende Stelle die Schmerzen verstärken können. Hier hat sich eine kleine Modifikation als hilfreich erwiesen: Der Patient wird aufgefordert, jenseits der schmerzhaften Körperstelle zu atmen; also bei Schmerzen im Oberschenkel oder im Knie wird er instruiert, durch die Fußsohle zu atmen. Hierdurch wird die Konzentration auf den Schmerz unterbunden.

7.2 Gesprächsthemen für Schmerzgruppen und kognitive Verfahren

Gruppengespräche sind ein wichtiges Element psychologischer Schmerzbehandlung. Sie tragen dazu bei, daß sich Patienten in der Gruppe wohlfühlen, einbringen und von den anderen lernen können. Für die von uns in der Katamnese befragten Patienten hatten Gruppengespräche einen hohen Stellenwert. Häufig genügt es, spontan entstehenden Gesprächen Raum zu geben und die Struktur des Programms zu lockern; es kann allerdings auch sinnvoll sein, die Gesprächsthemen direkt vorzugeben.

Eine Bewußtwerdung und Veränderung der Kognitionen bei Schmerzen kann als ein zentraler Anteil einer psychologischen Schmerztherapie gesehen werden.

7.2.1 Gesprächsthemen für Schmerzgruppen

Im folgenden werden einige Themenschwerpunkte beschrieben, von denen Patienten nach unserer Erfahrung profitieren können.

Schmerztag: Wie sah der heutige Tag oder der letzte Tag mit Schmerzen aus?

Gedankenprotokoll: Welche Gedanken begleiten typischerweise die Schmerzen? Die Teilnehmer führen ein „Kognitionsprotokoll", in dem sie Dauer und Stärke der Schmerzen sowie damit zusammenhängende Gedanken, Gefühle und Erlebnisse eintragen. Es sollte darauf hingewiesen werden, daß die Gedanken auch verrückt oder irrational erscheinen können.

Erwartete Zukunft: Welche Gedanken, Bilder und Befürchtungen bestehen für die Zukunft der Krankheit: Rollstuhl, Pflegeheim usw.?

Gefühlserlebnisse: Rückzug, Depression, Hilflosigkeit, Weinen, Verzweiflung bis hin zu Gedanken an Selbstmord als Reaktion auf neue Schmerzschübe.

„Experten" aus der Gruppe berichten: Wie schwierig war es für Patienten mit langer Krankheitsdauer, sich mit der Krankheit abzufinden, und wie lange hat dies gedauert?

Soziale Reaktionen der Umwelt: Oft erfährt der chronische Schmerzpatient nur wenig Unterstützung und Verständnis von der Umwelt. Es besteht viel Unverständnis bei Kollegen und Verwandten. Durch ein Training sozialer Kompetenzen mit Hilfe von Rollenspielen können solche Schwierigkeiten angegangen werden.

Krankheitsgewinn: Welche Vorteile zieht der Patient aus der Krankheit? Was würde sich verändern, wenn er gesund wäre? Welche Mechanismen halten das Leiden aufrecht?

Mit der Krankheit leben: Kann ich dahin kommen, den Schmerz zu akzeptieren, einzusehen, daß ich mich mit ihm arrangieren muß und nicht mehr dagegen kämpfe?

Umgang mit Veränderungen des Körpers und Behinderungen: Wie komme ich damit zurecht, daß sich aufgrund meines Leidens mein Aussehen verändert (z. B. bei cP)? Wie reagieren andere darauf? Wie geht es mir, wenn ich viele Tätigkeiten nicht mehr ausführen kann?

Gratwanderung: Was bedeutet es für mich, sich trotz Schmerzen zu bewegen, z. B. gymnastische Übungen und alltägliche Arbeiten zu verrichten, mich dabei kontrollieren zu müssen, auf der anderen Seite aber auch Gefühle wahrzunehmen und sie zu äußern?

Reaktionen der Familie: Verstehen die Familienangehörigen die Krankheit? Unterstützen sie den Patienten? Helfen die Familienmitglieder in schwierigen Situationen?

Selbsthilfe: Ist es für mich wichtig, Beziehungen zu anderen Kranken zu pflegen, mich z. B. an Gruppen zur Gymnastik oder zum Schwimmen zu beteiligen?

Streß und Schmerzen: Kommen zu den Schmerzen größere Belastungen hinzu, können Schmerzen unerträglich werden. Was kann ich tun, wenn ich Streß und Belastungen ausgesetzt bin?

7.2.2 Übung zur Verdeutlichung des Einflusses von Kognitionen auf Körperreaktionen

Die Gruppenmitglieder sitzen im Kreis; der Leiter bittet, die Augen zu schließen und gibt eine

Einleitung in die Entspannung

> „Nun gehen Sie mit Ihrer Aufmerksamkeit an einen ganz vertrauten Ort, an dem Sie sich wohl fühlen, sich ganz geborgen, sicher und vertraut fühlen, gehen Sie ganz zu diesem Ort, genießen Sie es, dort zu sein, allein, oder mit

> Personen, mit denen Sie sich wohl fühlen, tun Sie alles, was Ihnen gefällt und was Ihnen hilft, sich wohl zu fühlen und zu entspannen.
>
> Ich werde nun langsam im Kreis herumgehen ...,
>
> *(Leiter steht auf)*
>
> während Sie weiter an diesem Ort verweilen. Und während ich im Kreis herumgehe, werde ich gleich irgend jemanden von Ihnen auf die Schulter tippe und derjenige von Ihnen kann dann seine Erlebnisse der Gruppe berichten ..."

(Der Leiter geht noch etwas im Kreis herum und beendet dann die Übung, ohne jemanden zu berühren!) (s. auch Franke 1984)

Im Nachgespräch wird herausgearbeitet, welche Gedanken und körperlichen Reaktionen sich einstellten, als man in die Gefahr kam, die erlebten Vorstellungen vor der Gruppe zu berichten. Es ist Ziel herauszuarbeiten, daß Gedanken (Befürchtungen) körperliche Streßreaktionen erzeugen können. Auf der anderen Seite können Kognitionen aber auch zur Kontrolle unangenehmer körperlicher Zustände eingesetzt werden. Zu diesem Zweck sind mentale Techniken der Schmerzkontrolle entwickelt worden.

7.2.3 Mentale Ablenkungsstrategien

Die Ergebnisse experimenteller Untersuchungen zur Schmerzkontrolle mit Hilfe mentaler Techniken (Turk et al. 1983; Tan 1982) haben wichtige Anwendungen für die Entwicklung therapeutischer Strategien geliefert, auch wenn erfahrungsgemäß nur einige Patienten davon profitieren können.

Wichtig ist, daß Ablenkungsstrategien akzeptiert und ernst genommen werden und den Patienten fesseln. Sie müssen deshalb individuell entwickelt werden und einfallsreich sein. Zum Beispiel soll sich Kant bei starken Gichtschmerzen in die Gedanken Ciceros versenkt haben.

Beispiele für mentale Ablenkungen sind:

1) Gedankliche Ablenkungen: Gedichte aufsagen, Kopfrechnen, alten Lernstoff wiederholen, Urlaub planen, reimen oder dichten usw.
2) Konzentration auf die Umwelt: Ganz bewußt sehen, hören, tasten usw. Alles an Personen, Gegenständen und Tieren Wahrgenommene gezielt anschauen, merken und einordnen. Auf Linien in der Pflasterung gehen usw.

7.2.4 Aufmerksamkeitsübungen

Die folgenden Übungen sind nur indirekt als Schmerzbewältigungstechniken zu sehen. Ihre Hauptaufgabe liegt darin, die Prozesse der Aufmerksamkeit bewußt zu machen. Die Lenkung der Aufmerksamkeit kann dazu beitragen, sich in die Schmerzen hineinzusteigern oder aber sich von ihnen zu lösen.

Pendelübung der Aufmerksamkeit
Eine der Ablenkungstechniken ist die Pendelübung. Dabei richtet der Patient seine Aufmerksamkeit zuerst auf die Umgebung oder auf eine Körperempfindung und schließlich auf die Schmerzen. Er versucht, dabei ruhig und entspannt zu bleiben. Anschließend pendelt er mit seiner Aufmerksamkeit zurück zu der vorherigen oder einer anderen Wahrnehmung. Diese Übung kann beliebig oft und lange ausgeführt werden. Sie zeigt deutlich die Rolle der Aufmerksamkeit bei der Schmerzwahrnehmung und relativiert den Schmerz.

Hier ein Beispiel zu der Sinnesmodalität „Sehen":

> „Setzen Sie sich ruhig und entspannt hin und gehen Sie mit Ihrer Aufmerksamkeit zu ihrem Sehen. Bleiben Sie ruhig sitzen und schauen, was Ihnen ins Auge fällt, wo Ihr Blick hängenbleibt und schauen Sie dies genauer an. Nehmen Sie diesen Gegenstand genau wahr, mit allen Einzelheiten. Schauen sie Ihn mit voller Aufmerksamkeit an, die Form, die Farbe, alle Einzelheiten.
>
> Gehen Sie nun mit Ihrer Aufmerksamkeit zu Ihren Schmerzen. Nehmen Sie diese ganz offen und bewußt wahr, spüren und schauen Sie diese genau an. Versuchen Sie sich dabei zu entspannen und ruhig weiter zu atmen, wenn die Schmerzen auch etwas zunehmen. Dies ist nur kurzzeitig, die Schmerzen werden wieder weniger. Nehmen Sie den Schmerz in allen seinen Einzelheiten wahr.
>
> Und gehen Sie nun wieder mit Ihrer Aufmerksamkeit zum Sehen. Wo fällt Ihr Blick hin? ..."

Gespräche mit dem Schmerz
In der Gestalttherapie wird die Technik verwendet, sich kranke Körperteile als Gesprächspartner vorzustellen und mit ihnen in Dialog zu treten. Hierbei können neue Erkenntnisse und Umgehensweisen gewonnen werden, z.B. kann der Schmerz akzeptiert werden („trotz Schmerzen geht es weiter"); evtl. kann der Schmerz sogar verschwinden.

Geprächsthemen können sein:

- Den Schmerz erzählen lassen.
- Was will der Schmerz mir mitteilen?

- Der Schmerz als beständiger (treuer) Begleiter.
- Ich will mich nicht vom Schmerz unterkriegen lassen.
- Was brauche ich nach Ansicht des Schmerzes?
- Habe ich etwas falsch gemacht?
- Der Stressor „Schmerz" als Energiequelle.

Es gibt nur wenige Patienten, für die solche Gespräche eine geeignete Schmerzbewältigungsmethode darstellen. In der Gruppe kann aber hierdurch ein Einstieg in Gespräche über Schmerzen gefunden werden.

Formelhafte Vorsatzbildungen des autogenen Trainings
Für Personen, die Erfahrung mit dem autogenen Training haben, besteht die Möglichkeit, in Schmerzsituationen mit den „formelhaften Vorsatzbildungen" des autogenen Trainings zu arbeiten. Diese Methode darf dem Patienten nicht komisch oder fremd erscheinen. Auch muß ihm die gewählte Formel gefallen. Alle Bedenken und Einwände sollten vom Therapeuten ernst genommen werden.

Die Formeln haben nicht den Zweck, die Schmerzen „wegzureden", sondern sie sind eine Form innerer Selbstgespräche, die, bewußt positiv gehalten, autosuggestiv das Schmerzerleben beeinflussen (die Formeln sind entnommen aus Thomas 1983).

1. „... ganz angenehm kühl und schmerzfrei."
2. „... ganz angenehm warm und schmerzfrei."
3. „Der Nacken bleibt angenehm warm, der Kopf ist schmerzfrei."
4. „Schultern und Ellbogen bleiben ganz warm und schmerzfrei."
5. „Die großen Gelenke sind warm und schmerzfrei."
6. „Unterleib und Rücken bleiben ganz angenehm und schmerzfrei."
7. „Schmerzen sind ganz gleichgültig."
8. „Der Rücken ist warm und schmerzfrei."
9. „Beschwerden sind ganz gleichgültig."

Folgende Formel sollte wegen des damit verbundenen Mißerfolgs nicht eingesetzt werden:

10. „Die Schmerzen sind weg."

Suggestive Formeln werden seit Jahrzehnten immer wieder bei Krankheiten und Schmerzen eingesetzt. Bekannt ist auch die Formel von Coue (1985): „Es geht mir jeden Tag in jeder Hinsicht besser und besser."

7.3 Ergänzende Entspannungsübungen

7.3.1 Reise durch den Körper
(leicht verändert nach Budde 1986)

„Legen Sie sich ganz locker auf eine Liege oder auf eine Unterlage auf dem Boden; die Arme liegen locker neben dem Körper, die Beine sind nicht überkreuzt, die Fußspitzen fallen leicht nach außen. Bitte bleiben Sie mit Ihrer Aufmerksamkeit zunächst noch bei den äußeren Dingen, achten Sie auf die Geräusche um Sie herum. Versuchen Sie dann, nach und nach Ihre Aufmerksamkeit von der Außenwelt auf Ihren Körper zu richten. Dies gelingt am besten, wenn Sie die Augen schließen. Wenn Sie die Augen nicht schließen möchten, blicken Sie bitte auf einen bestimmten Punkt in Ihrem Blickfeld. Lassen Sie dann Ihre Aufmerksamkeit noch frei und ungerichtet durch Ihren Körper schweifen. Sie brauchen keinen Einfluß zu nehmen, einfach beobachten und fühlen.

Wenn Sie einen groben Überblick über Ihren Körper gewonnen haben, lassen Sie bitte Ihre gesamte Konzentration in Ihrer rechten Hand zusammenfließen. Versuchen Sie sich ein ganz deutliches Bild von dieser Hand zu verschaffen. Nehmen Sie die Hand wahr, so wie sie jetzt im Augenblick ist, ohne irgendetwas zu kontrollieren; die Gefühle und Empfindungen kommen ganz von selbst. Betrachten Sie genau, wo Ihre Finger die Unterlage berühren und wo Luftpolster zwischen Ihrer Hand und der Liege sind. Sie spüren vielleicht, wie das Blut in Ihre Hand strömt, bis in die einzelnen Fingerspitzen. Wenn Sie ein deutliches Bild von Ihrer rechten Hand haben, lenken Sie Ihre Aufmerksamkeit auf die linke Hand und nehmen sie den Unterschied zur rechten wahr. Versuchen Sie dann auch hier, sich ein ebenso klares Bild von dieser Hand zu verschaffen.

Sobald Ihnen dies gelungen ist, lassen Sie die Empfindungen hinaufsteigen in Ihre Arme, hinauf zu den Schultern. Nur Ihre Schultern und Ihr Rücken stehen im Mittelpunkt Ihrer Konzentration. Fühlen Sie, wie die breite Fläche Ihres Rückens fest und sicher auf der Unterlage ruht. Sie brauchen nichts Besonderes zu entdecken oder zu erforschen; alle Empfindungen, die ganz von selbst kommen, einfach fühlen und zulassen.

Vielleicht schweifen am Anfang Ihre Gedanken immer wieder ab, und es fällt Ihnen schwer, sich nur auf den Körper zu konzentrieren. Das ist ganz natürlich, und es gelingt Ihnen mit der Zeit immer besser, Ihre ganze Aufmerksamkeit Ihrem Körper zuzuwenden ... Wenn Sie ein klares Bild von Ihrem Rücken gewonnen haben, wandern Sie weiter, über Ihr Gesäß, Ihre Beine, hinab zu den Füßen. Sammeln Sie einfach Ihre Wahrnehmung in Ihren Füßen, Sie brauchen nichts zu erzwingen, die Empfindungen stellen sich von selbst ein ... Kehren Sie dann auf der Oberseite Ihres Körpers wie-

> der zurück. Wandern Sie über die Beine hinauf zu Ihrem Bauch. Sie beobachten, wie sich die Bauchdecke im Rhythmus des Atems langsam hebt und senkt, locker und gleichmäßig. Nehmen Sie diesen Vorgang einfach wahr, ohne etwas zu beeinflussen. Verweilen Sie auch hier solange, wie Sie möchten, und kehren Sie dann über die Schultern und Arme zurück zu Ihren Händen. Nehmen Sie jetzt ganz deutlich wahr, wie angenehme Empfindungen sich in Ihrem Körper immer mehr ausbreiten. Lassen Sie zum Schluß Ihre Wahrnehmung wieder ganz ziellos im Körper umherschweifen. Genießen Sie es, einfach dazuliegen, nichts tun zu müssen, und wenn Sie zurückkehren, denken Sie an drei Punkte:
>
> 1. Aktivieren Sie Ihren Körper, recken und strecken Sie sich.
> 2. Holen Sie tief Luft.
> 3. Öffnen Sie die Augen."

7.3.2 Atembeobachtung

Zu den einfachsten Entspannungsübungen zählt die Atembeobachtung bzw. das Zählen der Atemzüge. Diese Techniken haben eine sehr lange Tradition, da einige Meditationsarten auf dieser Technik beruhen (z. B. Zen). Kurzfristig ist dies häufig eine gute Entspannungstechnik, langfristig bekommen viele Personen Konzentrationsschwierigkeiten.

> „Setzen Sie sich bequem auf einen Stuhl oder in einen Sessel. Schließen Sie die Augen und kommen Sie etwas zur Ruhe, indem Sie einige tiefe Atemzüge nehmen, atmen Sie tief und ruhig ein und aus – in Ihrem Rhythmus, wie es für Sie beruhigend und entspannend ist.
>
> Bleiben Sie mit der Aufmerksamkeit weiter bei Ihrem Atem und beginnen Sie, Ihre Atemzüge zu zählen, zählen sie jedesmal das Ausatmen: bei jedem Ausatmen eine Zahl weiter: 1, 2, 3 usw. bis Sie bei 10 sind, dann beginnen Sie wieder von vorn bei 1 . . .
>
> Beeinflussen Sie Ihre Atmung nicht, sondern zählen Sie einfach Ihre Atemzüge, von 1 . . . bis 10 und beginnen Sie dann wieder bei 1.
>
> *Pause*
>
> Falls Ihre Gedanken abschweifen, ärgern Sie sich nicht, dies ist ganz normal, sondern greifen Sie einfach das Zählen wieder auf. 1, 2, usw. bis 10."

Modifikationen:
   „Es ist ebenso möglich, das Ein- und Ausatmen zu zählen, also: Einatmen: eins . . . Ausatmen: zwei . . . usw. bis zehn."

Eine weitere Modifikation: nur den Atem beobachten und sich dabei auf den tiefsten Punkt der Atmung zu konzentrieren, einen Punkt, der ca. 1 cm unterhalb des Bauchnabels liegt, den sog. Hara, die Mitte des Leibes. Diese Technik ist aber schwieriger.

7.3.3 Entspannungsübung „Einkreisen"

„Nehmen Sie Ihre gewohnte Sitzhaltung zur Entspannung ein. Achten Sie darauf, daß Sie bequem sitzen, der Rücken gut angelehnt ist, die Füße flach auf dem Boden aufliegen.

Schließen Sie nun die Augen und nehmen sich vor, sich nun zu entspannen. Nehmen Sie einige tiefe Atemzüge. - -

Gehen Sie nun mit Ihrer Aufmerksamkeit zu der Auflagefläche Ihrer Füße, nehmen Sie die Auflagefläche Ihrer Füße wahr, die Fläche, die Sie den Druck auf den Boden spüren läßt, dort, wo Sie über die Strümpfe oder Schuhe, die Auflagefläche ihrer Füße spüren. Versuchen Sie diese Fläche so exakt wie möglich wahrzunehmen, umreißen Sie mit Ihrer Aufmerksamkeit diese Fläche, fahren Sie ganz konzentriert um diese herum. Ziehen Sie eine Linie mit Ihrer Aufmerksamkeit um diese Fläche, wo Sie den Druck auf den Boden spüren und wo dieser Druck nicht mehr besteht. Umreißen Sie diese Fläche mit Ihrer Aufmerksamkeit so exakt wie möglich. Fahren Sie mit Ihrer Aufmerksamkeit ganz um diese Fläche herum, bis Sie diese ganz eingeschlossen haben. - -

Gehen Sie dann mit Ihrer Aufmerksamkeit in diese Fläche hinein. Nehmen Sie den Unterschied wahr zwischen dieser Auflagefläche und der Fußfläche, die den Boden nicht berührt. Nehmen Sie alle Unterschiede wahr, im Druck -, in der Temperatur -. Spüren Sie den Stoff oder den Boden -, gibt es Unterschiede in Helligkeit oder Farbe? -, nehmen Sie alle Unterschiede wahr. - -

Nun wandern Sie mit Ihrer Aufmerksamkeit von dieser Fläche langsam zu den Fersen, wenn es Ihnen hilft, stellen Sie sich einen Punkt vor, der langsam durch Ihren Körper wandert, langsam weiter zum Fußgelenk - ganz langsam, die Beine hoch - langsam zu den Waden - bis hin zum Knie - -.

Von dort nun langsam weiter durch den Oberschenkel - -, langsam bis zum Gesäß.

Nehmen Sie auch hier wieder die Auflagefläche Ihres Gesäßes und des Oberschenkels wahr. - Umreißen Sie mit Ihrer Aufmerksamkeit, diese Fläche so exakt wie möglich, - fahren Sie mit Ihrer Aufmerksamkeit, ganz exakt um diese Fläche, mit der Sie auf dem Stuhl sitzen und dort wo Sie nicht mehr den Stuhl berühren - machen Sie dies so genau wie möglich - -.

> Wenn Sie nun diese Fläche umrandet haben, gehen Sie mit Ihrer Aufmerksamkeit in diese Fläche hinein und nehmen Sie so exakt wie möglich wahr, den Druck des Stuhles, Ihres Gewichtes, den Stoff der Kleidung, die Wärme, nehmen Sie alles so genau wie möglich wahr - -.
>
> Wandern Sie nun langsam mit Ihrer Aufmerksamkeit weiter, - über das Gesäß - -, langsam über den unteren Teil des Rückens -, ganz langsam hoch bis zu der Stelle, mit der Ihr Rücken am Stuhl anliegt. - - Machen Sie hier das gleiche, nehmen Sie die Fläche wahr, mit der Ihr Rücken Kontakt mit der Rückenlehne hat, nehmen Sie diese Stelle wahr und umreißen Sie sie dann mit Ihrer Aufmerksamkeit so exakt wie möglich. - - Ziehen Sie mit Ihrer Aufmerksamkeit eine Linie um diese Fläche, so genau, wie Sie können. - - Gehen Sie nun wieder mit der Aufmerksamkeit in diese Fläche hinein, - - und versuchen Sie den Druck zu spüren -, den Stoff -, die Wärme - nehmen Sie einfach alle Unterschiede wahr. - -
>
> Wandern Sie nun langsam mit Ihrer Aufmerksamkeit weiter, bis in die Schultern, - dann zu den Armen hin - und langsam die Arme hinunter, - langsam durch die Oberarme, - durch die Ellbogen, - langsam durch den Unterarm - -. Nehmen Sie jetzt hier wieder die Auflagefläche der Unterarme und der Hände wahr. - Umreißen Sie mit Ihrer Aufmerksamkeit diese so exakt wie möglich. - Ziehen Sie ganz genau eine Linie um diese Fläche, so exakt und genau wie es Ihnen möglich ist, - - gehen Sie dann mit Ihrer Aufmerksamkeit in diese Fläche hinein, nehmen Sie den Druck, - die Wärme, - den Stoff der Bekleidung wahr. - -
>
> Gehen Sie nun mit Ihrer Aufmerksamkeit zu Ihrem Atem. Nehmen Sie den Atem einfach wahr, ohne Ihn zu verändern. Wie Sie ganz ohne Ihr Zutun atmen. - - - Und geben Sie nun mit jedem Ausatmen noch ein Stück von Ihrer Anspannung ab, und mit jedem Ausatmen gehen Sie tiefer in die Entspannung und tiefer und lassen immer mehr los - und gehen weiter in die Entspannung - - und weiter, - - und Sie lassen noch weiter los - und genießen diese Entspannung und gehen weiter und weiter."

7.4 Weitere Literaturhinweise zu Entspannung und Imagination

Ausführliche Anleitungen zur progressiven Muskelentspannung geben Peter u. Gerl (1983), Brenner (1982) und Bernstein u. Borkovec (1975).
 Texte zu Imaginationsübungen, die Patienten gut durchführen können, findet man in Ferrucci (1986), Svoboda (1986, 1984), Müller (1983, 1985), Simonton et al. (1982), Thomas (1983), Koopmann u. Höder (1983) und Stevens (1980), eine Vielzahl von englischsprachiger Literatur benennt Fernandez (1986).

Die Werke andere Autoren, wie die z. B. von Leuner (1985), Masters u. Houston (1984) und Orban (1983) sind weniger für Patienten geeignet, geben aber dem Therapeuten gute Hinweise für seine Arbeit.

7.5 Weitere Materialien

7.5.1 Schallplatten

Oft ist es sinnvoll, Musik zur Förderung der Entspannung und der Fantasiereisen einzusetzen, da hierdurch der Zustand der Trance vertieft werden kann. In Gruppen wirkt sich der Einsatz von Musik insoweit nachteilig aus, als die Vorlieben und Abneigungen einzelner Gruppenmitglieder sehr unterschiedlich sind und es schwierig sein dürfte Musikstücke zu finden, die keinen der Patienten bei der Entspannung stören.

Im folgenden zählen wir einige im Handel erhältliche Schallplatten auf, die nach unserer Erfahrung gut für die Entspannung geeignet sind.

Brian Eno, Discreet Musik, 1975, Obscure Records Ltd. (Kann jederzeit als Hintergrundmusik problemlos bei Fantasiereisen verwendet werden.)

Sehr schöne Schallplatten, die besser als klassische Musik akzeptiert werden, sind die von Kitaro [die Aufnahmen mit den Titeln „Ki", „Tunhuang", „Oasis", „Silk Road Suite" (alle von der Fa. Kuckuck), „Silk Road", „Toward the West", „Silver cloud" und „From the full moon story" (alle von der Fa. Polydor)].

Deuter: „Nirvana Road", „Ectasi" und „Celebration".

Klaus Schulze: „Moondawn", „Trancefer" und „Cyborg"

Tangerine Dream: „Exit"

Literatur hierzu:
Harm Willms (1977) Musik und Entspannung. Fischer, Stuttgart.
Ralph Tegtmeier (1985) Musikführer für die Reise nach innen. Edition Schangrila, Haldenwang.

7.5.2. Kassettenprogramme

In den letzten Jahren sind einige Kassettenprogramme erschienen, die Imagination und Musik verbinden. Unter der Vielzahl seien 2 genannt:

1) De-Hypnotherapie
   (G. Bayer, G. Deuter)
   14 Phantasiereisen als Kassettenkurs, Preis: 148,-
   Vertrieb: De-Hypno Verlag G. Bayer, Pestalozzistr. 40b, 8000 München 5, Tel.: 089/267836
2) Innenreich Kassettenprogramm
   (Klaus Biedermann)
   10 Kassetten, Preis: 220,-
   Information: Angelika Rückwald, Fehwiesenstr. 56, D-8000 München 80.

7.5.3 Materialien zu cP

Folgende Materialien sind hilfreich bei der Durchführung von Gruppenbehandlungen, Informationsvorträgen oder gymnastischen Übungen:

1) Diaserie „Chronische Polyarthritis, Diagnose und Therapie" H. Zeidler. Bezug durch Smith Kline Dauelsberg, Göttingen.
2) Videofilm: „Ich brauche nicht stark zu sein". Deutsche Rheuma-Liga.
3) Gymnastik: Serie „Wer rastet, der rostet." Opfermann Arzneimittel, Hauptstr. 1–9, D-5060 Bergisch Gladbach.
4) Rückenschmerzen: Übungsprogramm (Anleitung für Patienten) von C. Mucha, zu beziehen über: Cascan GmbH & Co. KG, Med. Wiss. Information, Postfach 1907, D-6200 Wiesbaden.

8 Ergebnisse eigener Studien mit diesem Programm

8.1 Überblick

In dem folgenden Kapitel berichten wir über mehrere Studien, die zur Evaluation des in Kapitel 6 dargestellten Programms mit Patienten, die an chronischen rheumatischen Beschwerden erkrankt sind, durchgeführt wurden. Diese sind:

1) eine unkontrollierte Studie mit 14 cP-Patienten (Rehfisch 1986), die zur endgültigen Entwicklung des Programms diente (Studie I);
2) eine kontrollierte Studie mit 62 cP-Patienten (Rehfisch 1988a) (Studie II);
3) eine kontrollierte Studie mit 66 Patienten unterschiedlicher rheumatischer Diagnosen (Basler u. Rehfisch 1988) (Studie III);
4) eine kontrollierte Studie mit 45 Morbus-Bechterew-Patienten (Studie IV).

Studie III wurde mit Mitteln der Deutschen Forschungsgemeinschaft gefördert. Studie II und IV wurden in Kooperation mit der Fa. Galenus Mannheim durchgeführt.

Ein weiteres Projekt, in dem wir das Programm in Blockform (3 Tage mit ca. 2-3 Wochen Abstand) anboten, ist z. Z. noch nicht ausgewertet.

Alle Gruppen wurden in Zusammenarbeit mit den regionalen Gliederungen der Rheuma-Liga in Hessen durchgeführt. Die Rheuma-Liga stellt eine Selbsthilfeorganisation Betroffener dar. Auf sie soll kurz eingegangen werden.

8.2 Hinweise zu den Rheuma-Liga-Gruppen

Die Selbsthilfe in Rheuma-Liga-Gruppen bezieht sich zumeist auf Angebote gemeinsamer Krankengymnastik, Unterwassergymnastik, informeller Gesprächsgruppen oder der Organisation von Vorträgen. Die Motivation zur Selbsthilfe bei den Mitgliedern ist stark ausgeprägt, so daß wir es hier in bezug auf die durch unser Programm geforderte Aktivierung mit einer optimalen Selektion von Patienten zu tun haben. Ein Einsatz in Kliniken oder anderen Institutionen erfordert sicherlich mehr Vorabinformation der Patienten und Motivierungsarbeit.

Unter Nutzung bestehender Versorgungsstrukturen bietet es sich geradezu an, eine wohnortnahe Versorgung von Rheumapatienten in Kooperation mit der

Deutschen Rheuma-Liga durchzuführen. Die örtlichen Gliederungen der Liga bestehen aus offenen Gruppen von langjährig erkrankten Personen mit unterschiedlichen rheumatischen Diagnosen.

Aufgrund von Untersuchungen in der Rheuma-Liga Schleswig-Holsteins und aufgrund eigener Erfahrungen können in diesen Gruppen etwa folgende Krankheitsbilder und -häufigkeiten erwartet werden (mit Doppelnennungen; nach Schade 1987):

1) entzündliche rheumatische Erkrankungen mit 61%,
2) degenerative Erkrankungen mit 32%,
3) weichteilrheumatische Beschwerden 8%,
4) sonstige 10%.

Dabei stellt die cP den Haupanteil dar; in unserer Untersuchung leiden 50% der Patienten darunter. Das zweithäufigste Krankheitsbild ist die Arthrose.

8.3 Design und Meßinstrumente

Alle durchgeführten Studien folgen einem identischen Design, und wir verwendeten bis auf geringfügige Modifikationen gleiche Erhebungsinstrumente. Somit stellen wir zunächst die Beschreibung des Designs und der Meßinstrumente aller Studien gemeinsam dar.

8.3.1 Zeitlicher Ablauf der Studien

Für die regionalen Gliederungen der Rheuma-Liga fanden offene Informationsveranstaltungen über die beabsichtigten Schmerzbewältigungsgruppen statt. Im Anschluß daran konnten sich Interessierte auf einem Formblatt anmelden. Zur Therapiegruppe (TG) wurde nach den Kriterien: Erkrankung, Alter, Geschlecht und Erkrankungsdauer eine vergleichbare Kontrollgruppe (KG) gebildet. Beide Gruppen bekamen die gleichen Fragebögen vorgelegt, und sie führten über 14 Tage ein Schmerztagebuch. Der weitere zeitliche Ablauf ist in Tabelle 8.1 wiedergegeben.

Die Fragebögen und das Schmerztagebuch waren sowohl für die KG als auch für die TG identisch. Die TG erhielt zu den Meßzeitpunkten t_2–t_4 noch zusätzliche Fragen zu den jeweils durchgeführten Übungen und zur Bewertung der Programmteile.

Tabelle 8.1. Zeitlicher Ablauf der Behandlung und Datenerhebung in der Kontrollgruppe *(KG)* und Therapiegruppe *(TG)* für die Studien II-IV. Das Interview wurde nicht in allen Fällen durchgeführt

Gruppe	Meßpunkt 1 t_1 Vor	Intervention	Meßpunkt 2 t_2 Nach	Meßpunkt 3 t_3 4 Monate	Meßpunkt 4 t_4 1 Jahr
TG	Interview Tagebuch (14 Tage) Fragebögen	Behandlung Tagebuch	Interview Tagebuch (14 Tage) Fragebögen	Tagebuch (14 Tage) Fragebögen	Tagebuch (14 Tage) Fragebögen
KG	Tagebuch (14 Tage) Fragebögen	entfällt	Tagebuch (14 Tage) Fragebögen	Tagebuch (14 Tage) Fragebögen	entfällt

8.3.2 Meßinstrumente

Schmerztagebuch

Im Schmerztagebuch machten die Patienten folgende Eintragungen:

1) Viermal täglich die Schmerzintensität für die Nacht, den Morgen, den Nachmittag und den Abend. Die Angaben erfolgten auf einer verbalen Ratingskala mit dem Intervall von 1-6 (1 = keine Schmerzen bis 6 = starke Schmerzen). Wir wählten diese Skala u.a. deshalb, um Assoziationen zu Schulnoten zu wecken.
2) Einmal täglich die Behinderung (Beeinträchtigung) durch die Schmerzen. Die Angaben erfolgten auf einer verbalen Ratingskala mit dem Bereich von 1-6 (1 = keine Behinderung bis 6 = starke Behinderung).
3) Einmal täglich die Tagesstimmung. Die Angaben erfolgten auf einer verbalen Ratingskala mit dem Bereich von 1-6 (1 = sehr gute Stimmung bis 6 = sehr schlechte Stimmung).
4) die tägliche Dosis der Medikamente.
5) Nur für die Therapiegruppe: Häufigkeit des Einsatzes der erlernten Schmerzbewältigungsstrategien und Bewertung der dabei erlebten Entspannung auf einer verbalen Ratingskala von 1 bis 6 (1 = „sehr gute Entspannung" bis 6 = „keine Entspannung möglich").

Fragebögen

Wir verwendeten folgende Fragebogenverfahren:

1) die Depressivitätsskala von v. Zerssen (1976);
2) den Fragebogen zur Erfassung der habituellen Ängstlichkeit (STAI-Trait) von Laux et al. (1980);
3) den Gießener Beschwerdebogen (GBB) von Brähler u. Scheer (1983), hierbei berücksichtigten wir ausschließlich den Summenwert des Gesamttests als allgemeines Befindlichkeitsmaß;
4) die revidierte mehrdimensionale Schmerzskala (RMSS) von Czsike (1983; hier bezogen wir nach ersten Erfahrungen nur noch die Skalen 4-7 in die Auswertung ein, da die Items der anderen Skalen von den Patienten nicht zur Beschreibung der Schmerzen benutzt wurden).

Als zusätzliche Meßinstrumente setzten wir folgende weniger gebräuchliche Verfahren ein, die es uns aber erlauben, schmerzspezifischere Angaben zu erhalten:

1) Beschwerden in Schmerzsituationen nach Köhler (1982),
2) Ablenkungsstrategien bei Schmerzen nach Köhler (1982),
3) eine eigene Skala zur Erfassung von Schlafbeschwerden,
4) eine mit den Fragebögen vorgelegte verbale Ratingskala zur Beurteilung der Schmerzintensität zum Vergleich mit den Angaben im Schmerztagebuch.

Die Therapiegruppe erhielt zusätzlich selbstentwickelte Fragebögen zur Beurteilung der Therapiebausteine und zur Beurteilung der schmerzreduzierenden Wirkung von Schmerzbewältigungstechniken. Diese sind teilweise im Anhang wiedergegeben.

Weiterhin setzten wir einige Meßinstrumente zur Erfassung von schmerzbezogenen Kognitionen und zur bildhaften Vorstellungsfähigkeit ein (siehe Anhang A-35), über deren Analyse an anderer Stelle berichtet wird.

Die Medikamentenprotokolle wurden bisher nur einer quantitativen Auswertung unterzogen, bei der sich in keiner der 4 Studien signifikante Veränderungen zeigten. Wir werden in einer späteren Veröffentlichung ausführlicher darüber berichten.

8.4 Unkontrollierte Studie mit cP-Patienten (Studie I)

Eine Pilotstudie mit 3 Behandlungsgruppen diente uns dazu, das Programm zu entwickeln, die Meßinstrumente zu testen und Therapieerfahrung in dem Setting zu gewinnen.

Es nahmen 24 Patienten mit cP teil, davon brachen 4 Patienten die Behandlung ab. Von den verbleibenden 20 Patienten waren 2 Männer und 18 Frauen, das durchschnittliche Alter betrug 56 Jahre und die mittlere Krankheitsdauer lag bei 16 Jahren.

Tabelle 8.2. Mittelwerte der durch Schmerztagebuch und Fragebögen erhobenen Daten der unkontrollierten Pilotstudie (Studie I). Signifikanzprüfung mittels t-Test für den Vergleich t_1 mit t_2 und mittels Varianzanalyse *(VA)* für den Vergleich aller 3 Meßzeitpunkte (t_4 = Follow-up von 1 Jahr). Es fehlt t_3, da keine Zwischenerhebung nach 4 Monaten stattfand)

	t_1	t_2	t_4	t-test t_1-t_2	VA Meßzeitpunkte
Schmerzintensität	3,04	2,60	2,84	0,006	0,021
Behinderung	2,74	2,45	2,70	0,075	0,182
Stimmung	2,98	2,55	2,67	0,011	0,036
Depression	13,6	12,3	12,5	0,160	0,045
Beschwerden (GBB)	68,5	57,5	63,5	0,013	0,076
Angst (STAI)	47,1	44,4	43,5	0,013	0,277

Wir erhoben Daten im Anschluß an die Behandlung und nochmals zu einem Katamnesezeitpunkt 1 Jahr später, wo wir allerdings nur noch von 14 Personen vollständige Angaben erhielten. Nur diese 14 Personen gehen in die folgende Auswertung ein.

Direkt nach Therapieende konnten wir signifikante Behandlungserfolge in der Schmerzintensität, der Tagesstimmung, der Angst und den Allgemeinbeschwerden (GBB) nachweisen (Tabelle 8.2).

Zum Follow-up-Zeitpunkt konnten wir nur noch für die Variablen Schmerzintensität und Stimmung (Schmerztagebuch) sowie für die Depression Behandlungseffekte nachweisen. Die Veränderungen der Allgemeinbeschwerden verfehlen knapp das Signifikanzniveau. Insgesamt führte diese Behandlung somit zu über einen Zeitraum von einem Jahr anhaltenden Effekten.

Diese erste Studie zeigte deutliche Hinweise darauf, daß cP-Patienten von dem Programm profitieren, wenngleich zum Nachweis interventionsspezifischer Effekte Ergebnisse kontrollierter Studien erforderlich sind, über die wir im folgenden berichten.

8.5 Kontrollierte Studie mit cP-Patienten (Studie II)

8.5.1 Übersicht

An dieser Studie nahmen 34 Patienten mit der ärztlich bestätigten Diagnose cP teil. 3 Patienten brachen die Behandlung ab, so daß noch 31 Patienten in die Auswertung eingingen. Zu dieser Therapiegruppe wurde aus denselben Rheumaliga-Gliederungen eine zufällig zusammengestellte Kontrollgruppe gebildet, die dann durch Zufallsauswahl ebenfalls auf 31 Personen reduziert wurde. Das Durchschnittsalter der Patienten lag bei 56 Jahren, und die Erkrankung bestand seit über 12 Jahren. Sowohl die TG als auch die KG beinhaltete jeweils nur einen Mann.

Für diese Studie liegen die Daten folgender Meßzeitpunkte vor:

t_2: direkt nach Abschluß der Behandlung (TG und KG),
t_3: eine Katamnese nach 4 Monaten (TG und KG),
t_4: eine Katamnese nach einem Jahr (nur TG).

Zu dem Zeitpunkt t_4 hatten einige Patienten der KG bereits an der Behandlung teilgenommen (Studie III), so daß ihre Daten nicht berücksichtigt werden konnten. Zu den Meßzeitpunkten t_3 und t_4 waren von jeweils einer Person in der TG und KG keine Angaben erhoben worden, so daß sich für diese Meßzeitpunkte beide Gruppen auf je n = 30 reduzierten.

8.5.2 Ergebnisse

Die Auswertung erfolgte mittels einer multivariaten Varianzanlyse (MANOVA), mit folgenden Faktoren:

1. Faktor Gruppe g (TG und KG),
2. Faktor Meßzeitpunkte t (t_1, t_2, t_3, t_4).

Es ergab sich eine signifikante globale Wechselwirkung (Gruppe · Zeit, weiterhin: g · t) mit p=0,010, so daß wir einen generellen Behandlungseffekt nachweisen können.

In der folgenden Darstellung werden für die ersten 3 Meßzeitpunkte die Ergebnisse der univariaten Varianzanalysen dargestellt (Effekt: g · t), für die Einjahreskatamnese die Ergebnisse von t-Tests für abhängige Stichproben (t_1 zu t_4), um einen noch bestehenden Behandlungserfolg aufzeigen zu können.

Schmerztagebuch

In Tabelle 8.3 sind die Daten des Schmerztagebuchs dargestellt. Zum Katamnesezeitpunkt nach 4 Monaten läßt sich ein signifikanter Effekt in der Schmerzintensität mit p<0,001 nachweisen; die Schmerzreduktion beträgt 24,7% vom Ausgangswert (berechnet mit den Werten: (3,18-2,6)/(3,18-1)) und ist somit klinisch bedeutsam. Ebenso reduziert sich die subjektiv wahrgenomme Behinderung und Einschränkung durch die Schmerzen mit p=0,046 signifikant. Die Verbesserung der Tagesstimmung ist mit p=0,083 nicht signifikant.

Bei der Einjahreskatamnese läßt sich ebenfalls noch eine signifikante Reduktion der Schmerzen mit p<0,001 nachweisen, dies entspricht einer Reduktion um 17% vom Ausgangswert. Der Trend zur anhaltenden Verbesserung ist hier - im Gruppenmittelwert - allerdings rückläufig. Die Behinderung durch die Schmerzen ist nicht mehr signifikant verändert, wenngleich der Mittelwert sich noch weiter verbessert, was hier durch die unterschiedlichen Testverfahren (Varianzanalyse und t-Test) bedingt sein kann. Die Tagesstimmung erreicht fast wieder das Ausgangsniveau und ist nicht signifikant verändert.

Tabelle 8.3. Daten aus dem Schmerztagebuch der cP-Studie (Studie II). Mittelwerte der Therapiegruppe *(TG)* und Kontrollgruppe *(KG)* und Wechselwirkung des Gruppen- mit dem Zeitfaktor einer Varianzanalyse (g·t) über 3 Meßzeitpunkte (t_1 bis t_3). Für die Katamnese nach 1 Jahr wird die Veränderung (t_1 zu t_4) innerhalb der Therapiegruppe mittels eines t-Tests für abhängige Stichproben auf Signifikanz geprüft [p (1 Jahr)]

		Vor t_1	Nach t_2	4 Monate t_3	1 Jahr t_4	g·t	p (1 Jahr)
Schmerz	TG	3,18	2,84	2,71	2,80	0,001	0,000
	KG	2,73	2,94	2,90	-		
Behinderung	TG	2,85	2,90	2,65	2,59	0,046	n.s.
	KG	2,61	2,95	2,97	-		
Stimmung	TG	2,79	2,57	2,49	2,73	0,083	n.s.
	KG	2,74	2,86	2,78	-		

Fragebogenwerte
Direkt nach Therapieende (s. Tabelle 8.4) finden wir eine signifikante Reduktion der Angst, die sich zwar zum Zeitpunkt t_3 nicht mehr signifikant nachweisen läßt, wohl aber zum Katamnesezeitpunkt t_4 ($p = 0{,}008$).

Die Depressionswerte beider Gruppen sind vor Beginn der Therapie klinisch relevant. Durch die Behandlung tritt eine gegen die KG abgesicherte signifikante Reduktion sowohl zum Meßpunkt t_2 als auch t_3 auf. Zum Katamnesezeitpunkt t_4 liegt der Mittelwert noch unterhalb des Ausgangswerts, ist aber nicht mehr signifikant verändert.

Deutliche und anhaltende Veränderungen zeigen sich in den Allgemeinbeschwerden der Patienten. Der Ausgangswert liegt hier sehr hoch (körperlich gesunde Personen haben Werte unter 15 Punkte). Es zeigt sich über alle 4 Meßzeitpunkte eine signifikante Abnahme der Beschwerden, während die KG gleichbleibende Werte zeigt. Durch die Behandlung und die intensiven häuslichen Übungen haben sich somit die Beschwerden der Patienten anhaltend verändert.

Eine ähnliche Tendenz zeigt sich in den Beschwerden bei Schmerzen: Auch hier lassen sich zu allen Meßzeitpunkten signifikante Reduktionen nachweisen.

Bei den berichteten Schlafbeschwerden zeigen sich zwar nach der Therapie signifikante Verbesserungen, die auch zum Katamnesezeitpunkt t_3 anhalten. Zum Katamnesezeitpunkt nach 1 Jahr hat sich der Erfolg allerdings fast vollständig verloren.

Ein wesentliches Ziel der Behandlung ist der verstärkte Einsatz von Methoden der Ablenkung in Schmerzzuständen. Um die Effekte dieser Intervention zu über-

Tabelle 8.4. Daten aus den Fragebögen der cP-Studie (Studie II). Mittelwerte der Therapiegruppe *(TG)* und Kontrollgruppe *(KG)* und Wechselwirkung des Gruppen- mit dem Zeitfaktor einer Varianzanalyse (g·t) über 3 Meßzeitpunkte (t_1 bis t_3). Für die Katamnese von 1 Jahr wird die Veränderung (t_1 zu t_4) innerhalb der Therapiegruppe mittels eines t-Tests für abhängige Stichproben auf Signifikanz geprüft [p (1 Jahr)]

		Vor t_1	Nach t_2	4 Monate t_3	1 Jahr t_4	g·t	p (1 Jahr)
Angst	TG	46,7	44,0	46,1	39,5	0,521	0,00
	KG	43,6	45,2	46,9	–		
Depression	TG	13,7	12,0	11,7	12,5	0,045	n.s.
	KG	12,8	13,5	13,2	–		
GBB	TG	70,3	60,3	61,3	51,1	0,031	0,00
	KG	64,8	65,8	64,6	–		
Beschwerden bei Schmerzen	TG	2,47	1,95	2,05	1,97	0,024	0,02
	KG	2,21	2,17	2,19	–		
Schlafbeschwerden	TG	9,5	4,1	4,7	9,20	0,000	n.s.
	KG	7,1	6,4	4,5	–		
Ablenkung von Schmerzen	TG	3,03	2,80	2,92	2,63	0,476	n.s.
	KG	2,99	2,92	3,05	–		
Schmerzen 1-Punkt-Messung	TG	4,10	3,76	3,72	3,53	0,239	0,027
	KG	3,81	4,07	3,74	–		

prüfen, verwendeten wir den Fragebogen von Köhler (1982). Hier zeigt sich eine Verbesserung innerhalb der TG, die zum Meßzeitpunkt t_3 noch nicht, zum Zeitpunkt t_4 dann aber signifikant ist.

8.6 Kontrollierte Studie mit Patienten unterschiedlicher rheumatischer Erkrankungen (Studie III)

8.6.1 Überblick

Nach dem erfolgreichen Abschluß der Studie II und der Propagierung des Programmes durch die Patienten wurde der Wunsch an uns herangetragen, die zunächst für cP-Patienten entwickelten Methoden der Behandlung allgemein für rheumatische Patienten verfügbar zu machen. Wir modifizierten einige speziell auf cP-Patienten zugeschnittene Gesprächs- und Informationsteile des Programms und führten eine Therapiestudie mit 66 Patienten (33 in der TG und 33 in der KG) unterschiedlicher rheumatischer Erkrankungen durch, die mit Mitteln der Deutschen Forschungsgemeinschaft gefördert wurde.

8.6.2 Ergebnisse

Das Durchschnittsalter der Patienten lag bei 54 Jahren und die mittlere Erkrankungsdauer bei 13 Jahren. Von den 66 Personen nahmen wiederum nur 2 Männer an der Untersuchung teil. Etwa 2/3 der Patienten lebten mit einem Partner zusammen.

Die Häufigkeit der ärztlich bestätigten Diagnosen der TG und KG ist in Tabelle 8.5 wiedergegeben.

Für diese Studie (s. auch Basler u. Rehfisch 1988) liegen z. Z. Daten über eine 4monatige Katamnese vor. Ein 1-Jahres-Follow-up wird z. Z. durchgeführt.

In der multivariaten Varianzanalyse ergab sich zwischen dem Faktor Gruppe g (TG und KG) und dem Faktor Meßzeitpunkte t (t_1, t_2 und t_3) eine hochsignifi-

Tabelle 8.5. Gliederung der Krankheitsbilder in Therapie- und Kontrollgruppe der Studie III

Diagnosegruppe	TG	KG
Chronische Polyarthritis	16	18
M. Bechterew	3	3
Arthrosen	6	8
Sonstige (HWS, LWS, usw.)	8	4
Gesamt	33	33

kante globale Wechselwirkung mit p < 0,001, was die Voraussetzung für eine weitere univariate Auswertung der abhängigen Variablen darstellt.

Im folgenden werden die Ergebnisse der univariaten Varianzanalysen berichtet. Es wird dabei auf die Wechselwirkung zwischen den Gruppen und den Meßzeitpunkten p (g · t) eingegangen und im Anschluß daran mit Hilfe des t-Tests für abhängige Stichproben überprüft, ob sich der Ausprägungsgrad der abhängigen Variablen in der Therapiegruppe zwischen den Meßzeitpunkten t_1 und t_3 verändert.

Schmerztagebuch
Nach Abschluß der Gruppenbehandlung konnten wir für alle 3 Variablen des Schmerztagebuchs, die Schmerzintensität, die Behinderung und die Tagesstimmung, einen signifikanten Behandlungserfolg nachweisen. Zum Follow-up-Zeitpunkt (t_3) ist dieser Effekt mit p=0,015 für die Schmerzintensität noch nachweisbar, bei den beiden anderen Variablen verliert er sich.

Fragebogenwerte
Für die Therapieerfolgsindikatoren: Angst, Depression, Allgemeinbeschwerden (GBB), Schlafprobleme, Beschwerden bei Schmerz und Ablenkung bei Schmerzen, konnten signifikante Veränderungen im Vergleich zur KG nachgewiesen werden, die alle, bis auf die der Depression, zum Katamnesezeitpunkt nach 4 Monaten zum Ausgangswert noch signifikant verändert sind.

Insgesamt läßt sich belegen, daß das vorgelegte Programm auch für Patienten unterschiedlicher rheumatischer Beschwerden zu guten Behandlungsergebnissen führt und sich im praktischen Einsatz bewährt.

Um zu überprüfen, ob die Effekte evtl. nur auf den Erfolg einer Teilgruppe der rheumatischen Erkrankungen zurückzuführen sind, haben wir die Daten nochmals varianzanalytisch mit einem zusätzlichen 4stufigen Faktor für die 4 Diagnosekategorien (cP, Weichteilrheuma, Arthrose und Morbus Bechterew) untersucht. Die Interaktion wurde nicht signifikant, d.h., daß alle 4 Gruppen von dieser Behandlung profitiert haben.

Tabelle 8.6. Daten aus den Schmerztagebüchern der Studie III. Mittelwerte der Therapiegruppe und Kontrollgruppe und die Signifikanz der Wechselwirkung des Gruppenfaktors mit dem Zeitfaktor bei der univariaten Varianzanalyse (g·t). Ob der Wert t_3 sich noch signifikant vom Ausgangswert t_1 unterscheidet, wurde mittels eines einfachen t-Tests innerhalb der Therapiegruppe überprüft (t_1-t_3)

Variable	Gruppe	Vor t_1	Nach t_2	Follow-up t_3	g·t	p-Wert t_1-t_3
Schmerzrating	TG	2,97	2,49	2,73	0,001	0,015
	KG	3,02	3,07	3,08		
Behinderung	TG	2,91	2,43	2,75	0,006	0,204
	KG	2,88	2,92	2,89		
Stimmung	TG	2,89	2,38	2,75	0,001	0,233
	KG	3,02	3,04	3,09		

Tabelle 8.7. Daten aus den Fragebögen der Studie III. Mittelwerte der Therapiegruppe und Kontrollgruppe und die Signifikanz der Wechselwirkung des Gruppenfaktors mit dem Zeitfaktor bei der univariaten Varianzanalyse (g·t). Ob der Wert t_3 sich noch signifikant vom Ausgangswert t_1 unterscheidet, wurde mittels eines einfachen t-Tests innerhalb der Therapiegruppe überprüft (t_1–t_3)

Variable	Gruppe	Vor t_1	Nach t_2	Follow-up t_3	g·t	p-Wert t_1–t_3
STAI (Trait)	TG	47,1	41,9	43,5	0,000	0,001
	KG	44,7	49,6	50,9		
Depression	TG	13,4	10,7	12,1	0,000	0,131
(v. Zerssen)	KG	13,5	15,8	14,9		
Gießener	TG	66,7	54,4	54,0	0,000	0,000
Beschwerdebogen	KG	62,5	66,9	68,6		
(GBB)						
Schlafprobleme	TG	7,9	6,2	6,8	0,011	0,008
	KG	7,9	7,9	8,5		
Beschwerden bei	TG	2,29	2,06	2,07	0,000	0,047
Schmerzen	KG	2,00	2,32	2,46		
Schmerz 1 Punkt	TG	3,72	3,00	3,03	0,002	0,010
	KG	3,48	3,58	3,94		
Ablenkung bei	TG	3,19	2,65	2,78	0,017	0,005
Schmerzen	KG	3,03	2,96	3,19		

8.7 Kontrollierte Studie mit Morbus Bechterew-Patienten (Studie IV)

8.7.1 Übersicht

An der Studie III nahmen bereits 6 Personen (jeweils 3 in der TG und KG) teil, die an Morbus Bechterew erkrankt waren. In der für diese Patienten getrennt vorgenommene Auswertung deuteten sich sehr gute Erfolge an. Davon ermutigt führten wir, obwohl in der Literatur bisher Berichte über kontrollierte Studien zur Schmerzbewältigung mit dieser Patientengruppe fehlen, mit Patienten, die an Morbus Bechterew (MB) erkrankt sind, eine separate Studie durch.

Wir konnten 45 Patienten (25 für die TG und 20 für die KG) mit der ärztlich bestätigten Diagnose Spondylitis ankylosans (MB) gewinnen. Der Anteil der Männer war mit n=27 im Vergleich zu dem Anteil Frauen mit n=18 in dieser Studie wesentlich höher als in den zuvor dargestellten. Diese Patientengruppe war trotz einer mit 15 Jahren etwas längeren Erkrankungsdauer wesentlich jünger als die der 3 vorhergehenden Studien: ihr Durchschnittsalter betrug 45 Jahre, dies ist durch den frühen Erkrankungsbeginn bedingt.

Zur Zeit liegen für diese Studie nur die direkt nach Therapieende erhobenen Daten vor. Follow-up-Daten werden zur Zeit erhoben und eine Veröffentlichung dieser Ergebnisse ist geplant.

8.7.2 Ergebnisse

Die Daten wurden wieder multivariat varianzanalytisch ausgewertet. Insgesamt ist die KG etwas älter, länger erkrankt und hat niedrigere Ausgangswerte als die TG sowohl im Schmerztagebuch als auch in den meisten Fragebogenerhebungen. Die Unterschiede sind aber in keinem Falle signifikant. Es ergab sich ein hochsignifikanter globaler Wechselwirkungseffekt mit $p < 0{,}001$, so daß sich die Daten weiterhin univariat auswerten lassen. Im folgenden wird erneut die Wechselwirkung zwischen Gruppenfaktor und beiden Meßzeitpunkten zur Erfolgsmessung herangezogen [p(g · t) in den Tabellen 8.8 und 8.9].

Schmerztagebuch
Im Schmerztagebuch (Tabelle 8.8) verbessern sich die Schmerzintensität, die Behinderung und die Tagesstimmung signifkant. Die Schmerzintensität reduziert sich um 9% vom Ausgangswert.

Fragebogenwerte
Ebenso zeigen sich signifikante Veränderungen in der Depression, der Angst, den Allgemeinbeschwerden (GBB), den Schlafschwierigkeiten und bei der einmaligen Einstufung der Schmerzintensität (Reduktion um 29% vom Ausgangswert). Nicht signifikant wurden die Angaben zur Ablenkung (Summenwert) und den Beschwerden bei Schmerzen.

Insgesamt läßt sich also auch bei an M. Bechterew Erkrankten ein signifikanter Therapieerfolg nachweisen. Im Vergleich zu cP-Patienten sind zwar die Schmerzangaben ähnlich, die sekundären Auswirkungen der Krankheit, wie Angst, Depression, Schlafprobleme und Allgemeinbeschwerden, sind allerdings nicht so stark ausgeprägt, was möglicherweise mit dem niedrigeren Alter der Patienten zusammenhängt.

Tabelle 8.8. Daten aus dem Schmerztagebuch der MB-Studie (Studie IV). Mittelwerte der Therapiegruppe *(TG)* und Kontrollgruppe *(KG)*. Die Signifikanz der Wechselwirkung des Gruppenfaktors mit dem Zeitfaktor wurde mittels der univariaten Varianzanalyse auf Signifikanz getestet (p-Wert)

		Vor t_1	Nach t_2	p-Wert
Schmerz	TG	2,84	2,67	0,000
	KG	2,39	2,67	
Behinderung	TG	2,75	2,28	0,003
	KG	2,26	2,40	
Stimmung	TG	2,72	2,37	0,000
	KG	2,21	2,44	

Tabelle 8.9. Daten aus den Fragebögen der MB-Studie (Studie IV). Mittelwerte der Therapiegruppe und Kontrollgruppe. Die Signifikanz der Wechselwirkung des Gruppenfaktors mit dem Zeitfaktor wurde mittels der univariaten Varianzanalyse auf Signifikanz getestet (p-Wert)

		Vor t_1	Nach t_2	p-Wert
Depression	TG	11,4	9,2	0,003
	KG	10,7	11,1	
Angst (STAI)	TG	42,6	39,1	0,000
	KG	38,1	41,1	
GBB	TG	47,7	38,5	0,006
	KG	55,7	55,0	
Schlaf	TG	6,9	6,2	0,008
	KG	7,4	8,0	
Ablenkung	TG	46,5	45,6	0,464
	KG	43,5	44,9	
Beschwerden	TG	25,6	25,4	0,697
	KG	24,9	25,4	
Schmerz 1 Punkt	TG	3,16	2,52	0,054
	KG	3,55	3,45	

8.8 Diskussion der Evaluationsergebnisse aller Studien

Wir haben Daten zum Behandlungserfolg von 4 Studien mit insgesamt 104 Rheumapatienten (plus 84 Kontrollpersonen) vorgelegt (61 Patienten mit cP, 25 mit MB und 17 mit sonstigen rheumatischen Erkrankungen). Davon nahmen 90 Patienten an kontrollierten Untersuchungen teil.

Es ließ sich in allen 4 Studien zum Zeitpunkt nach Abschluß der Behandlung eine signifikante Reduzierung der im Schmerztagebuch berichteten Schmerzintensität nachweisen. Diese signifikante Reduzierung der Schmerzen zeigte sich auch zu den Katamnesezeitpunkten nach 4 Monaten, in der unkontrollierten Studie I und in der kontrollierten Studie II auch zu einem Katamnesezeitpunkt nach einem Jahr. Dies ist insoweit von Bedeutung, als bisher in keiner kontrollierten Untersuchung mit cP-Patienten (s. Kap. 4) Follow-up-Daten vorgelegt werden konnten, die eine Reduzierung der Schmerzintensität auch noch nach einem Jahr oder einem längeren Zeitraum belegen (s. hierzu auch Bradley et al. 1988).

Weiterhin konnten wir in allen Studien über die Schmerzreduktion hinausgehende Behandlungserfolge direkt nach Abschluß der Behandlung belegen. So fanden wir u.a. in allen Studien signifikant verringerte Depressions- und Angstwerte, weiterhin weniger Schlafprobleme, eine stärkere Nutzung von Schmerzbewältigungsstrategien und eine verringerte Anzahl der den Schmerz begleitenden vegetativen Symptome. Diese Veränderungen waren in den meisten Fällen auch 4–5

Monate nach Abschluß der Behandlung nachweisbar, in der Studie mit den cP-Patienten teils sogar noch ein Jahr später.

Besonders hervorheben möchten wir hier die drastische und in allen Fällen signifikante Veränderung der Allgemeinbeschwerden. Hier konnten wir nicht nur direkt nach Abschluß der Behandlung eine hochsignifikante und bedeutsame Verbesserung der Symtomatik belegen, sondern sowohl in Studie II als auch in Studie III ebenfalls nach 4 Monaten und in der cP-Studie auch noch nach einem Jahr. Wir messen der Veränderung der psychosomatischen Begleiterscheinungen chronischer Schmerzpatienten deshalb soviel Bedeutung bei, weil sich hierin zeigt, daß es den Patienten langfristig gelungen ist, die Auswirkungen des Stressors Schmerz (s. Kap. 1) auf das seelische und körperliche Wohlbefinden zu begrenzen.

Bei Patienten mit entzündlichen rheumatischen Erkrankungen wurden diese Veränderungen erreicht, ohne an der Grundkrankheit etwas verändern zu können. Anders als Kopfschmerzpatienten müssen diese Patienten weiterhin mit entzündlichen Schüben leben, auch wenn sie gelernt haben, damit besser umzugehen.

Bemerkenswert sind diese aufgezeigten Erfolge auch insoweit, als sie sich auf Gruppenmittelwerte beziehen. Hier gehen auch die Patienten ein, die die erlernten Übungen nicht mehr regelmäßig durchführen und daher auch nicht mehr von der Behandlung profitieren. Wir haben in anderem Zusammenhang (Rehfisch et al. in Vorb.) belegen können, daß Patienten langfristig nur Erfolge aufweisen, wenn sie die erlernten Techniken weiterhin regelmäßig einsetzen.

An dieser Stelle möchten wir nochmals auf die - teils guten - Behandlungsbedingungen hinweisen, unter denen solche Ergebnisse erzielt wurden.

Alle Studien wurden in Selbsthilfegruppen der Rheumaliga durchgeführt. Durch diese Population mit einer besonders hohen Motivation ist sicherlich ein Teil des Erfolgs zu erklären. Gleichzeitig wird wahrscheinlich eine Übertragung auf andere Patientengruppen und andere organisatorische Rahmenbedingungen mit Abstrichen an den Erfolgen verbunden sein. So haben wir dieses Programm in der vorliegenden und einer modifizierten Form in Arztpraxen eingesetzt; wir beobachteten dort höhere Abbruchquoten und eine geringere Motivation zur regelmäßigen Durchführung der häuslichen Übungen. Andererseits handelt es sich dabei um Patienten, die in einem so hohen Altersbereich lagen (ein Drittel der Patienten ist über 60), daß meistens Therapiestudien solche Patienten ausschließen.

In der hier beschriebenen wohnortnahen psychologischen Versorgung chronisch kranker Rheumapatienten sehen wir folgende Vorteile:

- Ein kostenintensiver Klinikaufenthalt wird nicht erforderlich.
- Die Behandlung kann sich über einen längeren Zeitraum als in der Klinik erstrecken, wodurch eine bessere Einübung der Verfahren möglich wird.
- Die Übertragung des Gelernten kann unter Anleitung in den Alltag integriert werden.

Setzt man solche Programme in Kliniken ein, muß die Behandlung meist innerhalb von 2-3 Wochen abgeschlossen sein; es sind somit meist nur 4 Sitzungen möglich (Cziske et al. 1987). Köhler (1982) allerdings konnte unter diesen Bedingungen insgesamt 9 Sitzungen durchführen. Diese zeitliche Begrenzung ist von

Nachteil, da die sichere Aneignung der Übungen – insbesondere der Entspannung – in dieser kurzen Zeit nicht gewährleistet ist. Ein eigener Versuch, das Programm in einer Rehabilitationsklinik einzusetzen, ist in erster Linie an organisatorischen Problemen gescheitert.

Wir haben das Programm weiterhin in Blockform mit den Kontrollpersonen der Studie III erfolgreich durchgeführt. Wir sind aber davon überzeugt, daß die ambulante Durchführung des Programms über einen Zeitraum von 12 Wochen die optimale Organisationsform darstellt.

9 Bewertung der Programmbausteine durch die Patienten

Nachdem wir in Kapitel 8 die mit dem Schmerztagebuch und den Fragebögen ermittelten Ergebnisse dargestellt haben, möchten wir in diesem Kapitel über die subjektiven Angaben der Patienten und über deren Beurteilung der vermittelten Schmerzbewältigungstechniken berichten. Wir werden uns dabei in erster Linie auf die Angaben der Patienten aus Studie II und III beziehen, wobei wir die Angaben aus Studie II in den Vordergrund stellen, da diese Daten sich über einen Beobachtungszeitraum von einem Jahr erstrecken (s. hierzu auch Rehfisch 1988b; Basler u. Rehfisch 1988).

9.1 Bewertung des Therapieerfolgs

Wir haben die 31 Patienten der Studie II gebeten, auf einer 6stufigen Ratingskala (1 = sehr gut, 6 = kein Erfolg) anzugeben, wie sie den Therapieerfolg für sich einschätzen. Die Ergebnisse sind für die beiden Meßpunkte t_2 (direkt nach Therapie) und t_4 (Einjahreskatamnese) in Tabelle 9.1 wiedergegeben. Die Patienten geben an, ihr Allgemeinbefinden habe sich gebessert, sie könnten besser mit dem Schmerz umgehen, ihre Einstellung zu den Schmerzen habe sich geändert und sie seien „ruhiger" geworden.

Tabelle 9.1. Mittelwerte $(\bar{x})$ und Standardabweichungen (s) der subjektiven Bewertung des Programmerfolgs durch die Patienten der Studie II. Die Patienten vergaben Schulnoten (1 = „sehr viel verbessert", 6 = „nicht verbessert")

Bereich	t_2		t_4	
	$\bar{x}$	s	$\bar{x}$	s
Reduktion der Schmerzen	3,30	1,70	3,59	1,59
Allgemeines Befinden	2,90	1,32	3,28	1,79
Ruhiger geworden	2,93	1,46	3,21	1,74
Einstellung zu Schmerz	3,07	1,74	3,25	1,71
Krankheitswissen	3,20	1,67	3,24	1,72
Besserer Umgang mit Schmerz	2,77	1,45	2,72	1,41
Hilflosigkeit gegenüber cP	3,37	1,59	3,45	1,64
Kontakte	3,13	1,53	4,04	1,73

Tabelle 9.2. Mittelwerte $(\bar{x})$ und Standardabweichungen (s) der subjektiven Bewertung des Programmerfolgs durch die Patienten der Studie III. Die Patienten vergaben Schulnoten (1 = „sehr viel verbessert", 6 = „nicht verbessert")

Bereich	t_2		t_3	
	$\bar{x}$	s	$\bar{x}$	s
Reduktion der Schmerzen	3,28	1,57	3,56	1,74
Allgemeines Befinden	2,64	1,19	3,26	1,66
Ruhiger geworden	2,35	1,10	2,88	1,60
Einstellung zu Schmerz	3,18	1,45	3,38	1,78
Krankheitswissen	3,68	1,79	3,67	1,71
Besserer Umgang mit Schmerz	2,88	1,41	3,03	1,69
Hilflosigkeit bei Rheuma	3,55	1,60	3,53	1,61
Kontakte	3,38	1,54	4,22	1,72

Schmerzerleben und Hilflosigkeit gegenüber der Krankheit haben sich nach diesen Angaben am wenigsten geändert. Diese Angaben entsprechen auch den in Kapitel 8 dargestellten Befunden.

Zum Jahres-Follow-up schätzen die Patienten den Erfolg des Programms generell etwas schlechter ein. Eine Ausnahme bildet der Umgang mit dem Schmerz, der hier als deutlich in positiver Weise verändert angesehen wird. Hier haben die Patienten offensichtlich etwas für sie Wesentliches und über lange Zeit Anhaltendes gelernt.

Zu Beginn der Gruppenarbeit scheint bei den Patienten die Hoffnung auf neue Kontakte zu Mitpatienten geweckt worden zu sein. Diese Erwartung ist im Nachhinein aber enttäuscht worden, was sich in der deutlich schlechteren Einschätzung der Frage nach der Verbesserung der Kontakte zum Zeitpunkt t_4 gegenüber der Bewertung zu Zeitpunkt t_2 ausdrückt. Hier vergeben die Patienten die schlechteste Benotung.

Insgesamt sehr ähnliche Ergebnisse haben wir in Studie III erhoben (Tabelle 9.2). Hier wird die Erfahrung, trotz der Schmerzen ruhiger geworden zu sein, stärker positiv bewertet als in Studie II.

9.2 Bewertung der Programmelemente

In der Studie II wird die Muskelentspannung (PMR) sowohl in der Kurz- als auch in der Langform vor allen anderen Programmelementen mit Abstand am besten bewertet (Tabelle 9.3). Diese positive Bewertung beider Formen der PMR finden wir auch zum Jahres-Follow- up wieder. In Studie II wird die Langform der PMR besser als die Kurzform bewertet; in der Studie III hingegen wurde die Kurzform bevorzugt.

Einen niedrigeren Rangplatz (positive Bewertung) in der Beurteilung der Patienten haben solche Programmteile, die Gruppengespräche in den Vordergrund stellen. In diesem Kontext ist auch das relativ gut bewertete Programmelement

Tabelle 9.3. Mittelwerte *(x̄)* und Standardabweichungen *(s)* der Bewertung der Therapiebausteine in Studie II, direkt nach der Behandlung (t_2) und ein Jahr später (t_4). Die Patienten vergaben Schulnoten (1 = „sehr gut", 6 = „sehr schlecht")

Programmbaustein	t_2		t_4	
	x̄	s	x̄	s
PMR (Langform)	1,83	0,87	2,28	1,36
PMR (Kurzform)	2,37	1,19	2,45	1,12
Ruhewort	3,07	1,69	3,28	1,44
Phantasiereise (Baum)	3,28	1,73	3,03	1,64
Phantasiereise (Boot)	3,77	1,61	3,59	1,96
Phantasiereisen (eigene)	3,26	1,89	3,55	2,01
Schmerzfokussierung	3,73	1,89	4,21	1,99
Imagination (Temperatur)	3,59	1,59	4,41	1,45
Gedanken bei Schmerz	3,20	1,58	3,43	1,57
Ablenkungen	2,80	1,24	3,00	1,22
Gruppengespräche	2,97	1,47	2,93	1,33
Austausch untereinander	2,66	1,04	2,90	1,29
Gespräch über Krankheit	2,59	1,01	3,03	1,45

Tabelle 9.4. Mittelwerte *(x̄)* und Standardabweichungen *(s)* der Bewertung der Therapiebausteine in Studie III, direkt nach der Behandlung (t_2) und 4 Monate später (t_3). Die Patienten vergaben Schulnoten (1 = „sehr gut", 6 = „sehr schlecht")

Programmbaustein	t_2		t_3	
	x̄	s	x̄	s
PMR (Langform)	2,21	1,20	2,37	1,22
PMR (Kurzform)	1,64	0,65	2,35	1,37
Ruhewort	2,32	1,30	2,76	1,46
Phantasiereise (Baum)	2,53	1,41	3,09	1,58
Phantasiereise (Boot)	3,63	1,66	3,88	1,72
Phantasiereisen (eigene)	3,06	1,46	3,06	1,39
Schmerzfokussierung	3,10	1,45	3,97	1,57
Imagination (Hand)	2,68	1,33	3,34	1,43
Imagination (Temperatur)	3,28	1,46	3,45	1,39
Gedanken bei Schmerz	3,50	1,25	3,42	1,06
Ablenkungen	2,94	1,41	2,85	1,16
Gruppengespräche	2,55	1,09	2,85	1,33
Austausch untereinander	2,67	1,08	2,94	1,41
Gespräche über Krankheit	2,76	1,17	3,12	1,47

„Ablenkungen" zu sehen, in dem ein Austausch über eigene vorhandene Schmerzbewältigungstechniken in einem Gruppengespräch stattfindet. Auf nachfolgenden Rangplätzen werden die einzelnen imaginativen Übungen eingestuft, hierbei schneiden die von den Patienten selbst gewählten imaginativen Übungen und die Übung „Baum" am besten ab. Die Schmerzfokussierungsübung und die Übung „Boot" werden am schlechtesten bewertet. Dabei ist aber die hohe Streuung der

Wertungen zu beachten, da offensichtlich einige Patienten diese Übungen gerne durchführen, andere dagegen überhaupt nicht. Es tritt eine starke Zweiteilung der Bewertungen ein.

In Studie III beobachteten wir ähnliche Relationen in den Bewertungen (Tabelle 9.4). Hier wird die Übung „Hand" sehr gut bewertet, die in der Studie II noch nicht eingesetzt wurde. Insgesamt sind außerdem in der Studie III die Bewertungen im Mittel besser.

9.3 Übungshäufigkeit der Entspannung und Imagination

Nach Abschluß der Behandlung führen 89% der Patienten in der Studie II eine der erlernten Übungen einmal oder mehrmals täglich durch. Eine ähnlich hohe Übungshäufigkeit konnten wir auch in Studie III erzielen.

Tabelle 9.5. Häufigkeit der Übungen nach Therapieende und zum Follow-up-Zeitpunkt t_4 der Studie II (1 = mehrmals täglich, 2 = täglich, 3 = mehrmals wöchentlich, S = einmal wöchentlich oder weniger)

Übung	t_2				t_4			
	1	2	3	S	1	2	3	S
PMR Kurzform	5	5	5	11	3	4	4	13
PMR Langform	–	8	7	11	1	1	4	18
Sonstige	2	4	4	12	2	3	2	15
Imagination „Baum"	–	–	5	20	1	–	1	21
Imagination „Boot"	1	2	3	20	1	–	2	20
Temperaturimagination	1	–	1	21	1	–	2	19
Eigene Imaginationen	2	2	4	19	2	2	2	18
Schmerzfokusierung	–	1	7	20	–	–	3	26

Tabelle 9.6. Häufigkeit der Übungen nach Therapie und zum Follow-up-Zeitpunkt t_2 der Studie III (1 = mehrmals täglich, 2 = täglich, 3 = mehrmals wöchentlich, S = einmal wöchentlich oder weniger)

Übung	t_2				t_4			
	1	2	3	S	1	2	3	S
PMR Kurzform	7	15	8	3	3	10	10	10
PMR Langform	–	7	2	24	–	4	2	27
Sonstige	1	9	9	14	3	5	7	18
Phantasie „Baum"	–	6	7	20	–	2	4	27
Phantasie „Boot"	1	4	3	25	–	3	2	28
Temperaturimagination	2	2	8	21	1	1	3	28
Eigene Imaginationen	3	2	8	20	1	3	9	20
Schmerzfokussierung	1	2	11	19	1	1	5	26

Zum Follow-up-Zeitpunkt nach einem Jahr geben noch 13 Personen (43,3%) der Studie II an, einmal oder mehrmals täglich eine der erlernten Übungen durchzuführen; 7 Personen (23,3%) geben eine Übungshäufigkeit von einmal oder mehrmals wöchentlich an. Die verbleibenden 10 Personen führen die Übungen nicht mehr durch bzw. machen keine Angaben hierzu.

Diese hohe Übungshäufigkeit auch nach Ablauf eines Jahres spiegelt die hohe Wertschätzung wider, die die Patienten für diese Übungen empfinden.

Nachfolgend soll auf die Art der weiterhin durchgeführten Übungen näher eingegangen werden. In Tabelle 9.5 und 9.6 ist die Übungshäufigkeit für die erlernten Übungen wiedergegeben (hierbei sind Mehrfachangaben möglich, wenn Patienten mehrere Übungen praktizieren). Neben der Kurzform der Muskelentspannung werden am häufigsten eigene Entspannungsverfahren und Imaginationsübungen eingesetzt. Die im Programm vorgegebenen imaginativen Übungen werden nach einem Jahr kaum noch durchgeführt, die Schmerzfokussierungsübung nur noch von einigen Personen bei Bedarf. Hier ist also ein starker Trend zur Individualisierung eingetreten, der unserem Konzept entspricht, ein möglichst breites Angebot zu bieten, aus dem die Patienten das für sie Hilfreiche auswählen können.

9.4 Wirksamkeit der Schmerzbewältigungstechniken

Wir haben in Kap. 8 Daten vorgelegt, die belegen, daß die Patienten durch die Behandlung langfristig ihre Schmerzen signifikant reduzieren können. Diese langfristige Reduzierung des Schmerzniveaus ist aber nur eines der Ziele der von uns vermittelten Übungen. Die Patienten sollen mittels Entspannungs- und Imaginationsübungen auch erlernen, akute Schmerzen aus der Wahrnehmung auszublenden. Wie gut ihnen dies gelingt, möchten wir im folgenden berichten. Wir beziehen uns dazu nur noch auf die Daten der Studie II, die denen der Studie III weitgehendst vergleichbar sind (s. auch Basler u. Rehfisch 1989; Rehfisch 1988b).

Wir vergleichen erneut die Angaben der Patienten zu den beiden Meßzeitpunkten t_2 und t_4 miteinander, um Übungseffekte darzustellen, die sich in dieser Zeit ergeben. Wir fragten dabei nach der Auswirkung der Übungen auf „leichte", d.h. für die Patienten alltägliche, Schmerzzustände und auf die Auswirkung auf „starke" Schmerzzustände.

In Abb. 9.1 sind die Angaben der Patienten für leichte Schmerzzustände wiedergegeben. Direkt nach Ende der Behandlung (t_2) bewertet nur ein Patient die Schmerzreduzierung mit ausreichend, alle andere Patienten vergeben bessere Noten. Zum Follow-up-Zeitpunkt tritt eine leichte Verschiebung ein, aber auch hier vergibt nur ein Patient eine schlechtere Benotung als „befriedigend".

Bei starken Schmerzzuständen erhalten wir ein ganz anderes Bild (Abb. 9.2). Zum Meßpunkt t_2 geben 5 Personen (17%) an, gute und sehr gute Schmerzreduzierungen zu erreichen, und 5 Personen berichteten über nicht ausreichende Schmerzreduzierungen. Bei starken Schmerzzuständen unterscheiden sich somit die Patienten erheblich in ihren Fähigkeiten, eine Schmerzreduktion durch die Übung zu erreichen.

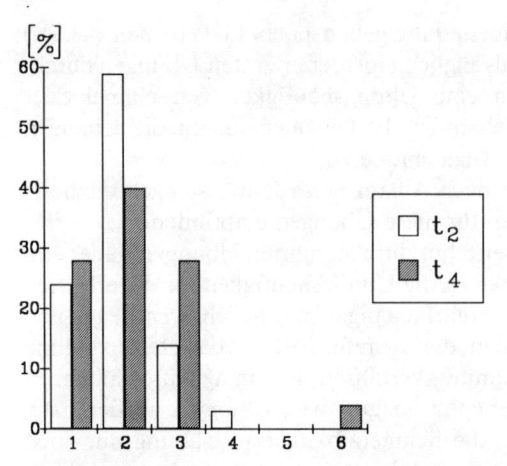

Abb. 9.1. Benotung der momentanen Schmerzreduzierung bei leichten (alltäglichen) Schmerzen während einer Entspannungs- oder Imaginationsübung durch die Patienten der Studie II, nach Behandlungsende (t_2) und zum Jahres-Follow-up (t_4; Beurteilungen von 1 = „sehr gut" bis 6 = „gar nicht")

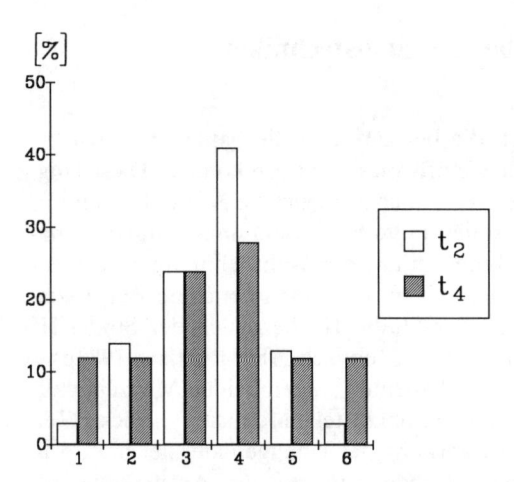

Abb. 9.2. Benotung der momentanen Schmerzreduzierung bei starken Schmerzen während einer Entspannungs- oder Imaginationsübung durch die Patienten der Studie II, nach Behandlungsende (t_2) und zum Jahres-Follow-up (t_4; Beurteilungen von 1 = „sehr gut" bis 6 = „gar nicht")

Zum Meßzeitpunkt t_4 tritt für starke Schmerzen eine Verschiebung ein: 24% berichten über nicht „ausreichende" Erfolge, d.h. dieser Anteil hat sich leicht vergrößert. Umgekehrt berichten nun 12% über „sehr gute" Schmerzreduzierungen. Nach einem Jahr haben sich somit die Unterschiede in der Bewertung vergrößert; ein kleiner Teil der Patienten konnte seine Erfolge sogar noch verbessern, während ein anderer Teil die früher ausgeübte Fähigkeiten verloren hat. Ein letzter Anteil besteht aus Patienten, die nicht mehr üben. Wenn auch die berichteten Veränderungen zwischen den beiden Meßzeitpunkten nicht sehr groß sind, so können

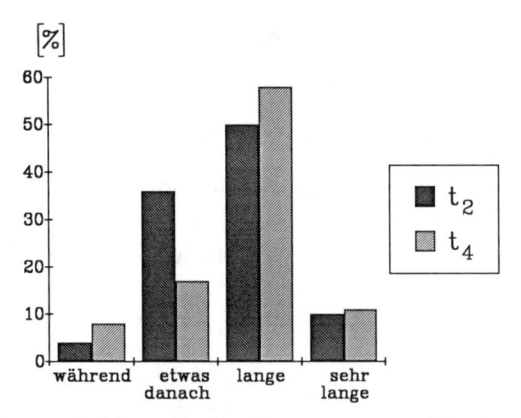

Abb. 9.3. Beurteilung der Stabilität der Schmerzreduktion nach einer Entspannungs- und Imaginationsübung durch die Patienten der Studie II, nach Behandlungsende (t_2) und zum Jahres-Follow-up (t_4). Nur wenige Patienten berichten, daß der Erfolg allein auf die Übung beschränkt geblieben ist

wir doch annehmen, daß durch regelmäßig durchgeführte Übungen weiterhin bei einigen Patienten leichte Verbesserungen zu erreichen sind. Nach Abschluß der 3monatigen Therapie allerdings scheint für die meisten Patienten die maximale Wirkung erreicht zu sein. Diese Patienten können durch regelmäßige Übung den bereits erzielten Erfolg aufrechterhalten, ihn aber nicht weiter verbessern.

Wie lange hält die durch die Übung erzielte Schmerzlinderung an? Wir befragten die Patienten, wie lange es dauert, bis die Schmerzen wieder ihr Ausgangsniveau erreichen (s. Abb. 9.3). Zum Meßzeitpunkt t_2 berichtet nur ein Patient, die Schmerzreduzierung sei ausschließlich auf die Übungszeit beschränkt, alle anderen Patienten verspüren länger anhaltende Wirkungen. 36% berichten, daß die Schmerzen langsam nach der Übung wiederkehren, während 50% langanhaltende Schmerzinderung angeben. Eine sehr lange Schmerzlinderung haben 10% erfahren.

Zum Meßpunkt t_4 treten deutliche Verbesserungen im Vergleich zu t_2 auf, so daß wir bei der Dauer der Schmerzlinderung von einem größeren Lernerfolg als bei der Schmerzintensität sprechen können.

Nach diesen Ergebnissen kann die Schmerzlinderung durch Entspannung nicht allein auf eine Aufmerksamkeitsablenkung zurückgeführt werden, sondern es müssen weitere Wirkmechanismen zur Erklärung der Wirkung herangezogen werden. Ob hier auf die Entspannung der Muskulatur, die allgemeine körperliche Entspannung oder auf Veränderungen von biochemischen Parametern zurückgegriffen werden muß, ist z. Z. noch ungeklärt.

9.5 Bewertung des Gesamtprogramms

Zum Abschluß möchten wir darüber berichten, wie die Patienten das Programm insgesamt beurteilen.

Fast alle Patienten würden die Gruppe anderen rheumatischen Patienten uneingeschränkt empfehlen. Diese sehr guten Bewertungen sind zu allen Meßzeitpunkten noch nachweisbar (Tabelle 9.7 u. 9.8). Im Regelfall wurden die Erwartungen an das Programm erfüllt, auch wenn hier in den Beurteilungen etwas Kritik durchscheint. Aus den Interviews wissen wir, daß hierin bei einigen Patienten die Enttäuschung darüber zum Ausdruck kommt, trotz der Gruppenbehandlung noch weiterhin Schmerzen zu verspüren.

Die Frage, ob die Patienten weiterhin von der Gruppe profitieren, wird positiv beantwortet, auch wenn sich die Beurteilungen mit zunehmenden Abstand von der Behandlung verschlechtern.

Die Verständlichkeit der Inhalte und der Unterlagen wird gleichermaßen gut bewertet. Bei der Beantwortung der Frage zu den Kontakten spiegelt sich die bereits oben angesprochene Enttäuschung wider.

Tabelle 9.7. Mittelwerte $(\bar{x})$ und Standardabweichungen (s) der Patientenbeurteilungen der Studie II zu den Meßzeitpunkten direkt nach der Behandlung (t_2) und zur Katamnese von einem Jahr (t_4). Die Patienten vergaben Schulnoten (1 = „sehr gut", 6 = „sehr schlecht")

Frage	t_2		t_4	
	$\bar{x}$	s	$\bar{x}$	s
Würden Sie die Gruppe weiterempfehlen?	1,67	1,31	1,63	1,10
Sind die Erwartungen erfüllt worden?	2,47	1,70	2,73	1,48
Haben sich die Kontakte verbessert?	3,49	1,88	3,43	2,08
Haben Sie auch heute noch etwas von dem Programm?	2,09	1,44	2,87	1,55
Waren die Inhalte verständlich?	1,54	0,85	1,87	1,33
Hätten Sie sich für die Gruppe mehr Unterlagen und Erklärungen gewünscht?	4,83	1,79	4,73	1,82

Tabelle 9.8. Mittelwerte $(\bar{x})$ und Standardabweichungen (s) der Patientenbeurteilungen der Studie III zu den Meßzeitpunkten nach (t_2) und zum 1. Follow-up (t_3). Die Patienten vergaben Schulnoten (1 = „sehr gut", 6 = „sehr schlecht")

Frage	t_2		t_3	
	$\bar{x}$	s	$\bar{x}$	s
Würden Sie die Gruppe weiterempfehlen?	1,41	0,89	1,65	1,15
Sind die Erwartungen erfüllt worden?	2,03	1,27	2,82	1,55
Haben sich die Kontakte verbessert?	3,06	1,72	4,35	1,67
Haben Sie auch heute noch etwas von dem Programm?	1,79	0,96	2,67	1,65
Waren die Inhalte verständlich?	1,52	1,03	1,82	1,42
Hätten Sie sich für die Gruppe mehr Unterlagen und Erklärungen gewünscht?	4,18	1,74	3,85	1,81

9.6 Diskussion

Insgesamt haben alle Patienten von der Behandlung – zumindest kurzfristig – profitiert. Für ca. 1/3 der Patienten ist allerdings ein Jahr nach der Behandlung kaum noch ein Erfolg nachzuweisen. Wir wissen aus hier nicht dargestellten Analysen der Daten, daß dies der Teil der Patienten ist, der zu Beginn der Gruppenarbeit wenig unter Schmerzen und Beschwerden litt. Diese Patienten haben wenig von dem Programm profitiert und berichten nach einem Jahr, keine der Übungen mehr durchzuführen. Der andere Teil der Patienten (ca. 2/3), der anfangs über starke Schmerzen und Beschwerden klagte, berichtet über gute Erfolge und ist deshalb auch stark motiviert weiterzuüben. So ist die hohe Übungsfrequenz auch noch nach einem Jahr zu erkären.

Die Angaben zur durch die Übung erzielten Schmerzlinderung machen deutlich, daß die vermittelten Techniken im täglichen Umgang mit den Schmerzen gut anwendbar sind, wenn auch nur jeder fünfte Patient die Verfahren auch bei starken Schmerzzuständen erfolgreich einsetzen kann. Daraus folgt, daß bei einem akuten rheumatischen Schub, der mit starken Schmerzen verbunden ist, die erlernten Verfahren meistens nicht helfen. Allerdings wurde uns auch in solchen Fällen berichtet, daß die Patienten während der Übung einschlafen können und sich somit zumindest auf diese Weise im Schlaf von ihren Schmerzen distanzieren können.

10 Anhang

SCHMERZ WAHRNEHMUNG

Großhirn

Thalamus

Kleinhirn

Verringerung
durch:
Schmerzmittel (zentral),
Autogenes Training,
Entspannung, Ablenkung,
Aktivität,
Psychopharmaka,
Hypnose,
Akupunktur

aufsteigende
absteigende (hemmende)
**Schmerzbahn
im Rückenmark**

Verstärkung
durch:
Unruhe, Angst,
Depressionen,
Schmerzerinnerung,
Einsamkeit,
Inaktivität,
Krisen im täglichen
Leben, Stress

Nervenwurzel

Rückenmark

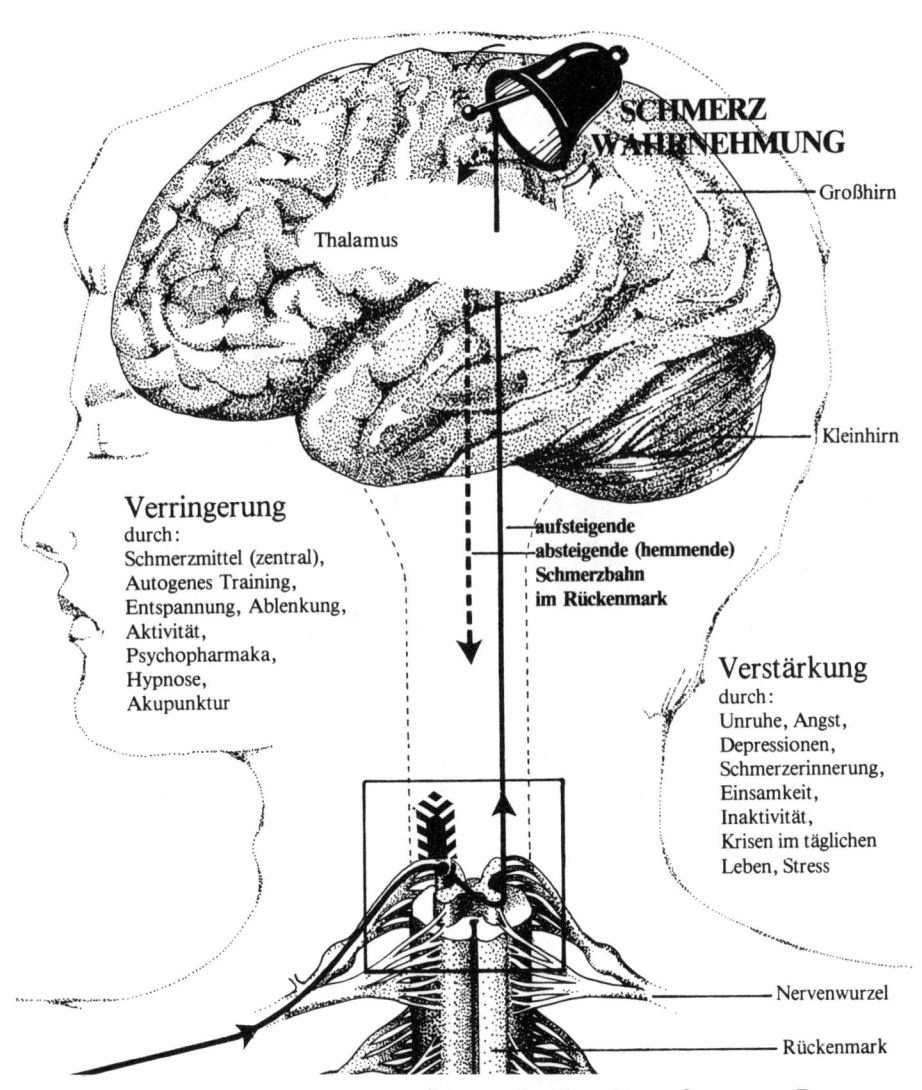

A-1. Vereinfachte Darstellung des Verlaufs der nozizeptiven Nervenfasern vom Daumen zur Hirnrinde. Seperat ist das Schließen des Tormechanismus („gate") im Rückenmark eingezcichnet. (Mit freundlicher Genehmigung der Schmerzambulanz Göttingen)

Äußere Schmerzablenkungen:

Wie stark empfinden Sie Ihre Schmerzen in den folgenden Situationen?

	gar nicht					stark
Fernsehen	0	X	0	0	0	0
Lesen	0	X	0	0	0	0
Filme anschauen	0	0	X	0	0	0
Beim Sport zuschauen	X	0	0	0	0	0
Mit Freunden zusammensein	X	0	0	0	0	0
Mit Fremden zusammensein	0	0	X	0	0	0
Mit jemandem diskutieren	0	0	X	0	0	0
Alleine sein	0	0	0	X	0	0
Angst haben	0	0	0	X	0	0
Gelangweilt sein	0	0	0	X	0	0
Beschäftigt sein	0	X	0	0	0	0
Glücklich sein	0	X	0	0	0	0
Sich mit der Familie erfreuen	X	0	0	0	0	0
Hobbies nachgehen	0	X	0	0	0	0
Beim Arbeiten	0	X	0	0	0	0
Einkaufsbummel	0	0	X	0	0	0

A-2. Angaben eines Patienten mit chronischer Polyarthritis, wie stark er seine Schmerzen in verschiedenen Situationen wahrnimmt (Köhler 1982). Es kann vorausgesetzt werden, daß seine Schmerzen relativ konstant sind und diese Veränderungen durch Ablenkung bewirkt werden (s. auch Abb. 1.9)

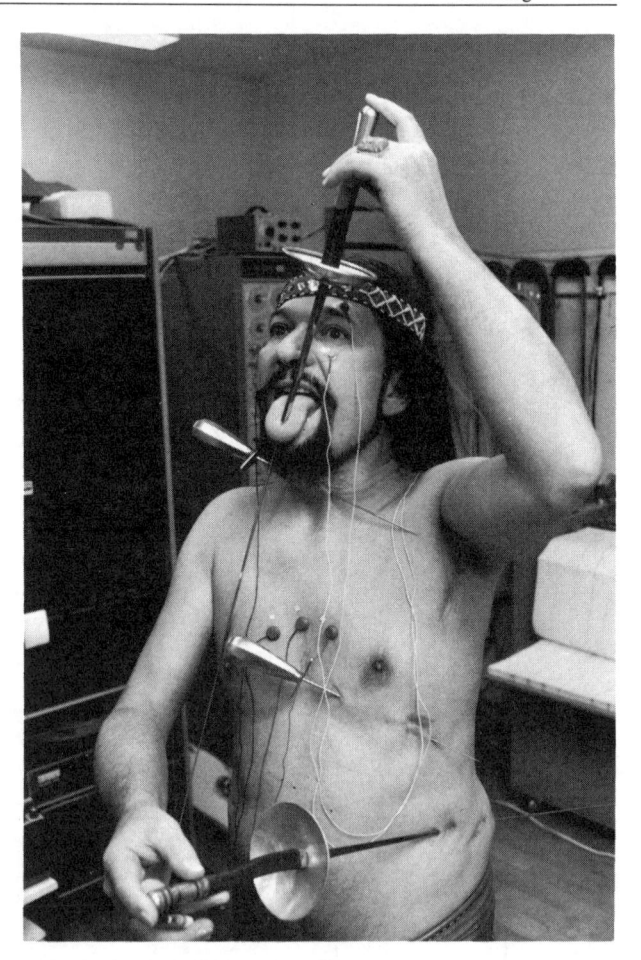

A-3. Fakir. (Aus Bierbaumer 1984)

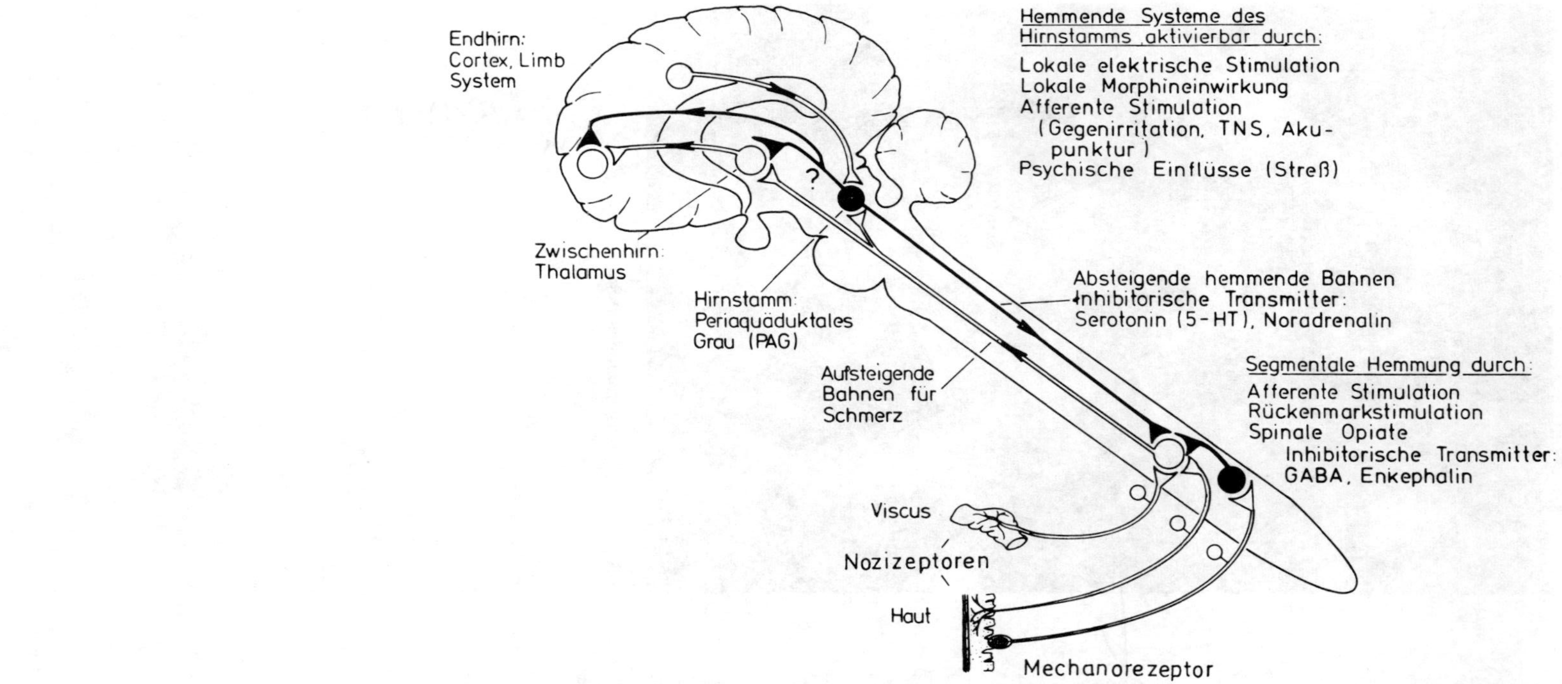

234 Anhang

Hemmende Systeme des Hirnstamms aktivierbar durch:
Lokale elektrische Stimulation
Lokale Morphineinwirkung
Afferente Stimulation
(Gegenirritation, TNS, Aku-
punktur)
Psychische Einflüsse (Streß)

**Absteigende hemmende Bahnen
Inhibitorische Transmitter:**
Serotonin (5-HT), Noradrenalin

Segmentale Hemmung durch:
Afferente Stimulation
Rückenmarkstimulation
Spinale Opiate
Inhibitorische Transmitter:
GABA, Enkephalin

Mechanorezeptor

Aufsteigende Bahnen für Schmerz

Viscus

Nozizeptoren

Haut

Hirnstamm: Periaquäduktales Grau (PAG)

Zwischenhirn: Thalamus

Endhirn: Cortex, Limb System

A-4. Schematischer Verlauf der nozizeptiven Nervenfasern durch das Rückenmark mit den wichtigsten Umschaltstellen. Ebenso eingezeichnet sind die absteigenden Bahnen, die auf die Hinterhornneurone einwirken. (Aus Zimmermann 1984)

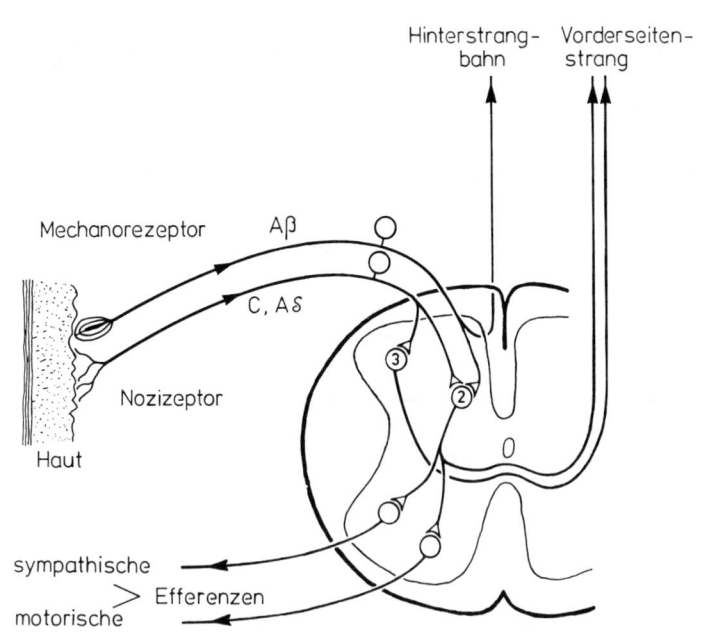

A-5. Schematische Zeichnung der Schmerzverarbeitung im Rückenmark mit den beteiligten Einflußgrößen. (Aus Zimmermann 1984)

Bereich	Wichtige Verarbeitung
Neokortex	kognitive Verarbeitung
Limbisches System	affektive Verarbeitung
Hypothalamus und Hypophyse	Streßverarbeitung: Hormone und Endorphine
Hirnstamm	Kreislauf, Atmung und ARAS
Rückenmark	motorische und symphatische Reflexe

A-6. Tabellarische Darstellung der an der Schmerzverarbeitung beteiligten Zentren des ZNS und deren Funktion bei der Schmerzverarbeitung. (Nach Zimmermann 1984)

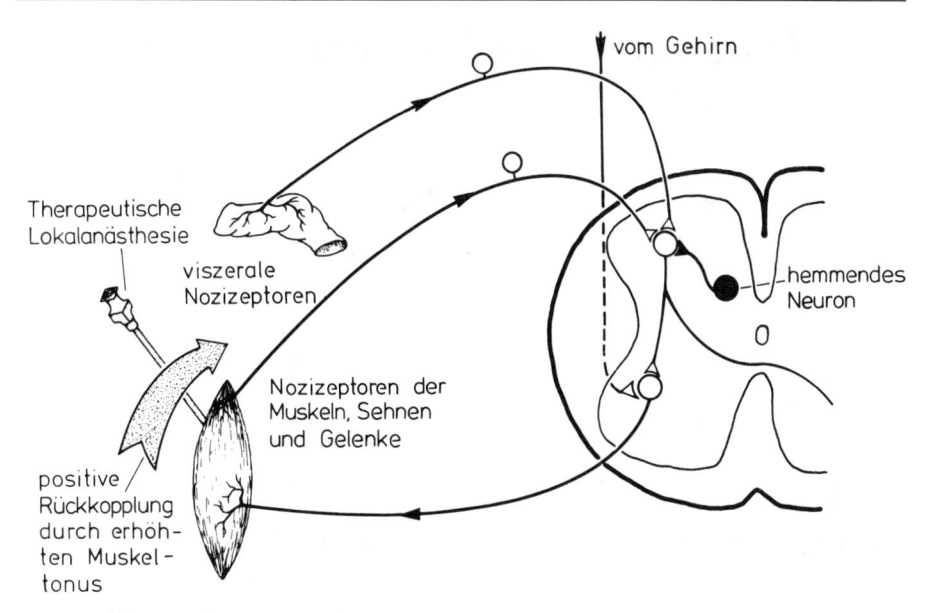

A-7. Positiver Rückkopplungskreis zwischen nozizeptiven Afferenzen und muskulären Efferenzen über die Hinterhornneurone. Mittels therapeutischer Lokalanästhesie läßt sich ein solcher Kreislauf unterbrechen. (Aus Zimmermann 1984)

Teufelskreis des Schmerzes

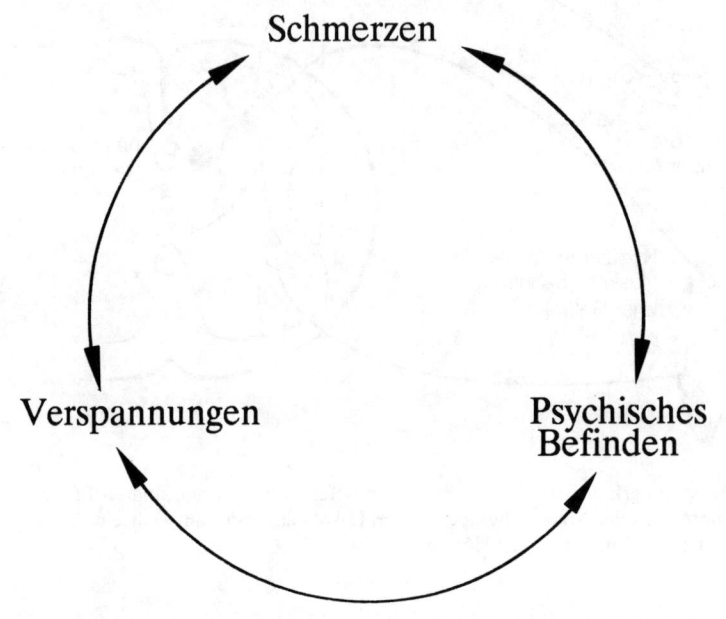

Schmerzen

Verspannungen   Psychisches
                      Befinden

A-8. „Teufelskreis des Schmerzes": Veranschaulichung der Aufschaukelungsprozesse zwischen Schmerz, Muskelverspannung und psychischem Befinden

Medizinische Behandlung des Schmerzes

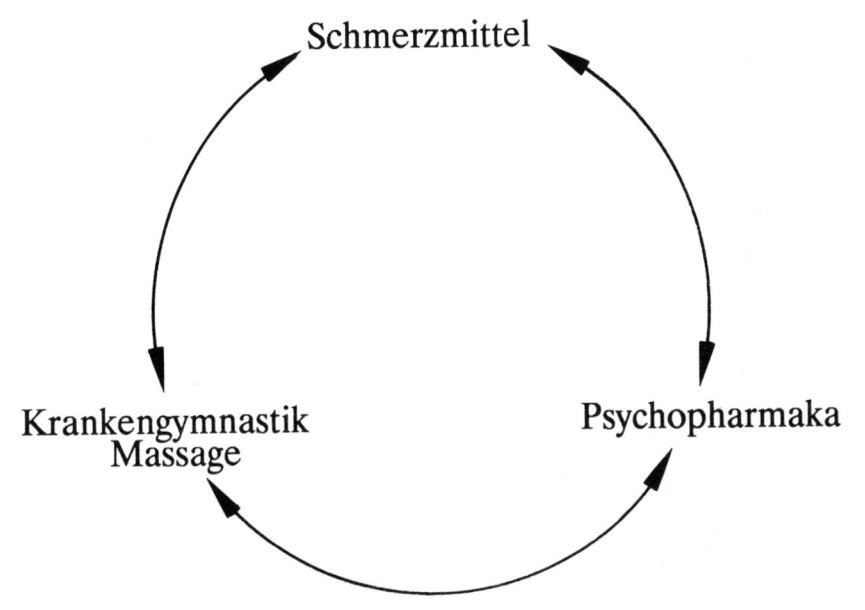

Schmerzmittel

Krankengymnastik
Massage

Psychopharmaka

A-9. Medizinische Interventionen bei Schmerzzuständen. Die Verfahren sind auf den „Teufelskreis des Schmerzes" *(A-8)* bezogen

Programmelemente

1. Informationen zur Schmerzbewältigung
2. Entspannungsübungen (PMR)
3. Äußere Schmerzablenkungen
4. Innere Schmerzablenkungen
5. Schmerzimaginationen
6. Gedanken und Schmerz
7. Emotionen und Schmerzerleben
8. Umgang mit schubartigem Verlauf der Krankheit
9. Reaktionen der Umwelt

A-10. Die wichtigsten Elemente des Behandlungsprogramms, nach inhaltlichen Gesichtspunkten gegliedert

Beschwerden in Schmerzsituationen:

	gar nicht					stark
Erbrechen	⊗	O	O	O	O	O
Übelkeit	O	O	⊗	O	O	O
Benommenheit	O	⊗	O	O	O	O
Schwächegefühl	O	O	⊗	O	O	O
Angst	O	O	⊗	O	O	O
Kurzatmigkeit	O	O	⊗	O	O	O
Schwitzen	O	⊗	O	O	O	O
Verschwommene Sicht	O	O	⊗	O	O	O
Erröten	O	O	⊗	O	O	O
Schneller Herzschlag	O	O	⊗	O	O	O
Verstopfung	⊗	O	O	O	O	O
Durchfall	O	O	O	O	O	⊗
Schwindelgefühl	O	O	⊗	O	O	O

A-11. Individuelle Beantwortung des Fragebogens von Köhler (1982) durch einen Patienten mit chronischer Polyarthritis

Was verändern Entspannungsübungen?

nach 4 Monaten gebessert

Reizbarkeit	74%
Muskelverspannung	77%
Nervosität	69%
Magenbeschwerden	75%
Angstzustände	72%
Abgespanntheit	69%
Weinen	74%
Beklemmte Gefühle	71%
Kopfschmerzen	68%
Kloßgefühl	71%
Innere Unruhe	68%
Atembeschwerden	64%
Mattigkeit	62%
Kreislaufbeschwerden	66%
Zittrigkeit	69%
Aufsteigende Hitze	66%
Herzbeschwerden	64%
Sorgen/Konflikte	55%
Konzentrationsschwäche	68%
Schwindelgefühl	67%
Schweißausbrüche	68%
Verdauungsbeschwerden	57%
Schlafstörungen	68%
Durchschnittlich	68%

A-12. Veränderungen, die sich durch das Ausüben von progressiver Muskelentspannung ergeben (Durchschnittswerte von 200 Patienten einer Herz-Kreislauf-Klinik). In diesen Angaben sind die Effekte des Klinikaufenthalts mit enthalten, die bei einer Kontrollgruppe bei durchschnittlich 41% lagen. (Aus Brenner 1982)

Was Sie "mitbringen"

* Chronische Schmerzen, die Sie belasten
* Die Bereitschaft, etwas gegen Ihre Schmerzen zu tun
* Regelmäßige Teilnahme an den Sitzungen
* Tägliche Übungszeit von 2 mal 25 min
* (Kassettenrekorder)
* Bereitschaft, sich mit Ihrer Krankheit auseinanderzusetzen

A-13. Voraussetzungen an die Patienten

Ziele der Gruppenbehandlung

- Geringere Schmerzwahrnehmung
- Geringere Beeinträchtigung durch die Schmerzen
- Besserer Umgang mit den Schmerzen
- Weniger Angst
- Reduktion der Hoffnungslosigkeit
- Besseres Allgemeinbefinden
- Erfahrungsaustausch mit anderen Patienten
- Reduktion der Schmerzmedikamentation

A-14. Erwünschte Voraussetzungen der Patienten, die an einer Gruppenbehandlung zur psychologischen Schmerzbehandlung teilnehmen

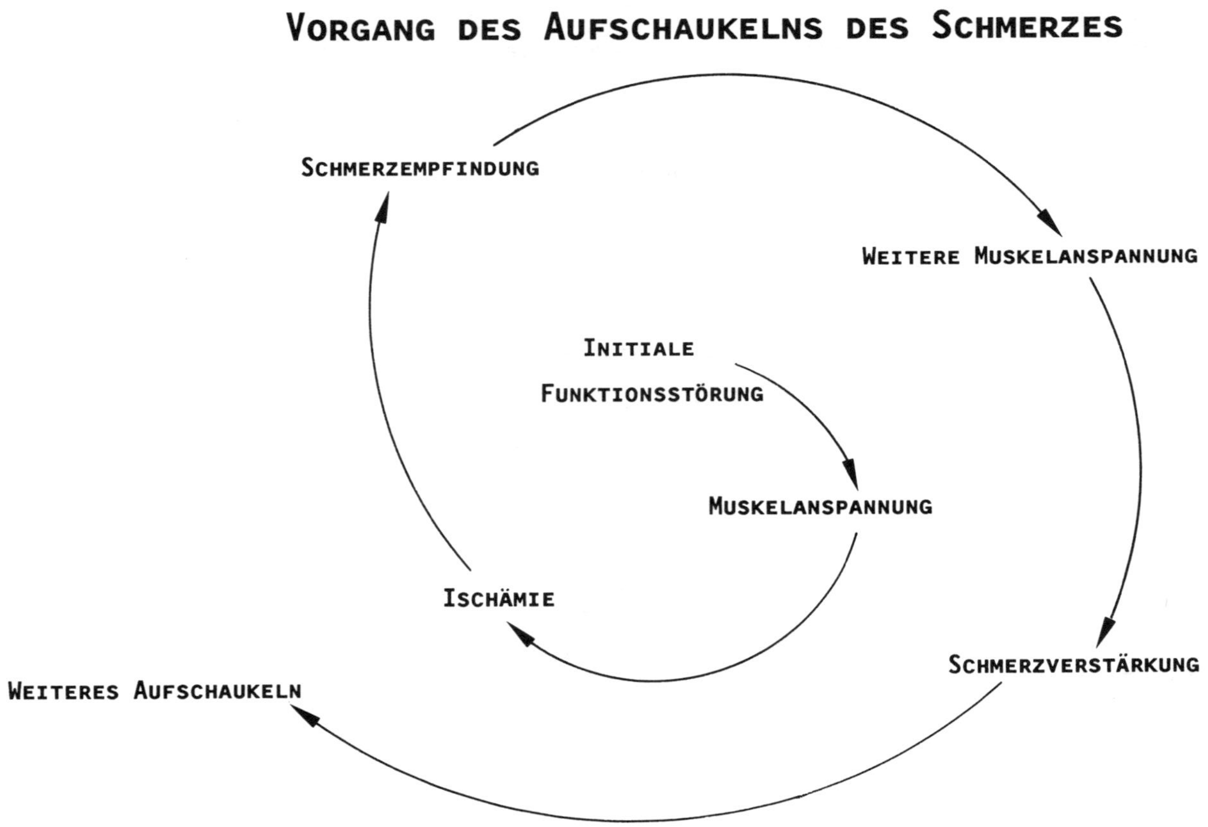

Anhang 245

Vorgang des Aufschaukelns des Schmerzes

- Weitere Muskelanspannung
- Schmerzverstärkung
- Schmerzempfindung
- Initiale Funktionsstörung
- Muskelanspannung
- Ischämie
- Weiteres Aufschaukeln

A-15. Schematische Darstellung des Zusammenspiels von Schmerz und Muskelanspannung im Sinne einer positiven Rückkopplung (s. auch A-16; ohne Verweis im Text)

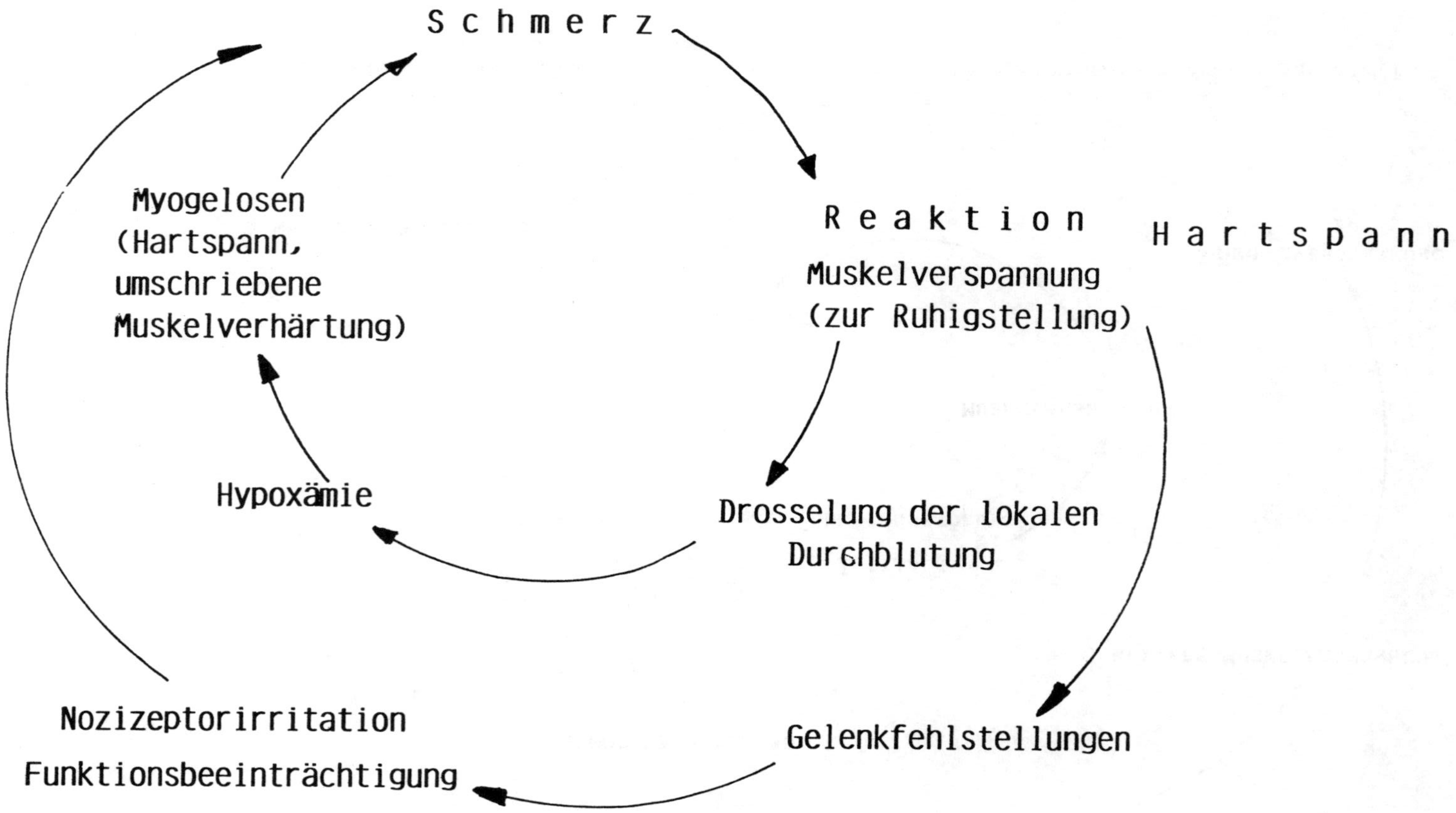

Anhang

Reaktion Hartspann

Muskelverspannung
(zur Ruhigstellung)

Drosselung der lokalen Durchblutung

Gelenkfehlstellungen

Hypoxämie

Nozizeptorirritation
Funktionsbeeinträchtigung

Myogelosen
(Hartspann,
umschriebene
Muskelverhärtung)

Schmerz

A-16. Schematische Darstellung des Zusammenspiels von Schmerz und Muskelanspannung und daran beteiligter Prozesse im Sinne einer positiven Rückkopplung (s. auch A-15; ohne Verweis im Text)

```
            ┌─────────────────────────────────┐
            │ 3-Ebenen-Modell des Schmerzes   │
            └─────────────────────────────────┘


                    ┌─────────────────┐
                    │ Schmerz-Reaktion │
                    └─────────────────┘
                   /        |         \
    ┌──────────────────────────┐   ┌──────────────────────────┐
    │ Schmerz: Körperliche Reaktion │   │ Schmerz: Handlungsebene │
    └──────────────────────────┘   └──────────────────────────┘
                            |
                ┌───────────────────────────┐
                │ Schmerz: Gedanken/Gefühle │
                └───────────────────────────┘
```

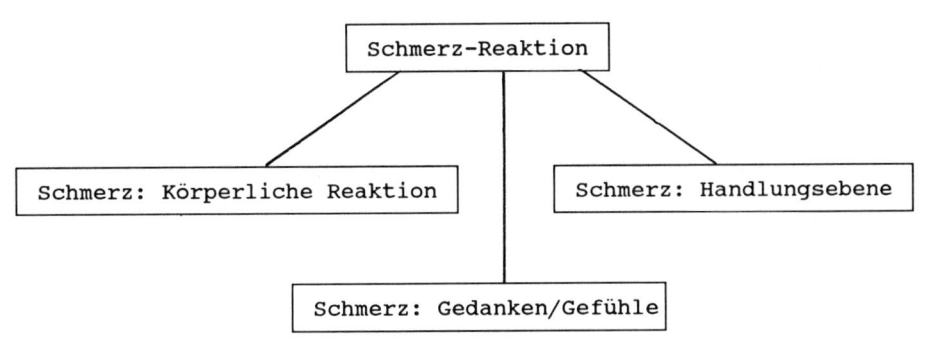

A-17. 3-Ebenen-Modell des Schmerzes (ohne Verweis im Text)

Gesprächsthemen der Gruppenbehandlung

Informationen:

- Informationen zur psychologischen Schmerzbeeinflussung
- Aufmerksamkeit und Schmerzwahrnehmung
- Teufelskreis des Schmerzes: Schmerz-Verspannung-Befinden-Schmerz
- Zusammenhang von Streß und Schmerzen

Gesprächsthemen:

- Hilflosigkeit gegenüber der Krankheit
- Umgang mit ertragbaren Dauerschmerzen
- Umgang mit starken Schmerzen
- Gefühl, von Schmerzen überwältigt zu werden
- Depression-Hilflosigkeit-Angst
- Gedanken und Schmerzen
- Reaktionen der Umwelt
- Umgang mit körperlichen Veränderungen
- Probleme der Behinderung

A-18. Themen, die in der Gruppenbehandlung von chronischen Schmerzpatienten angesprochen werden (ohne Verweis im Text)

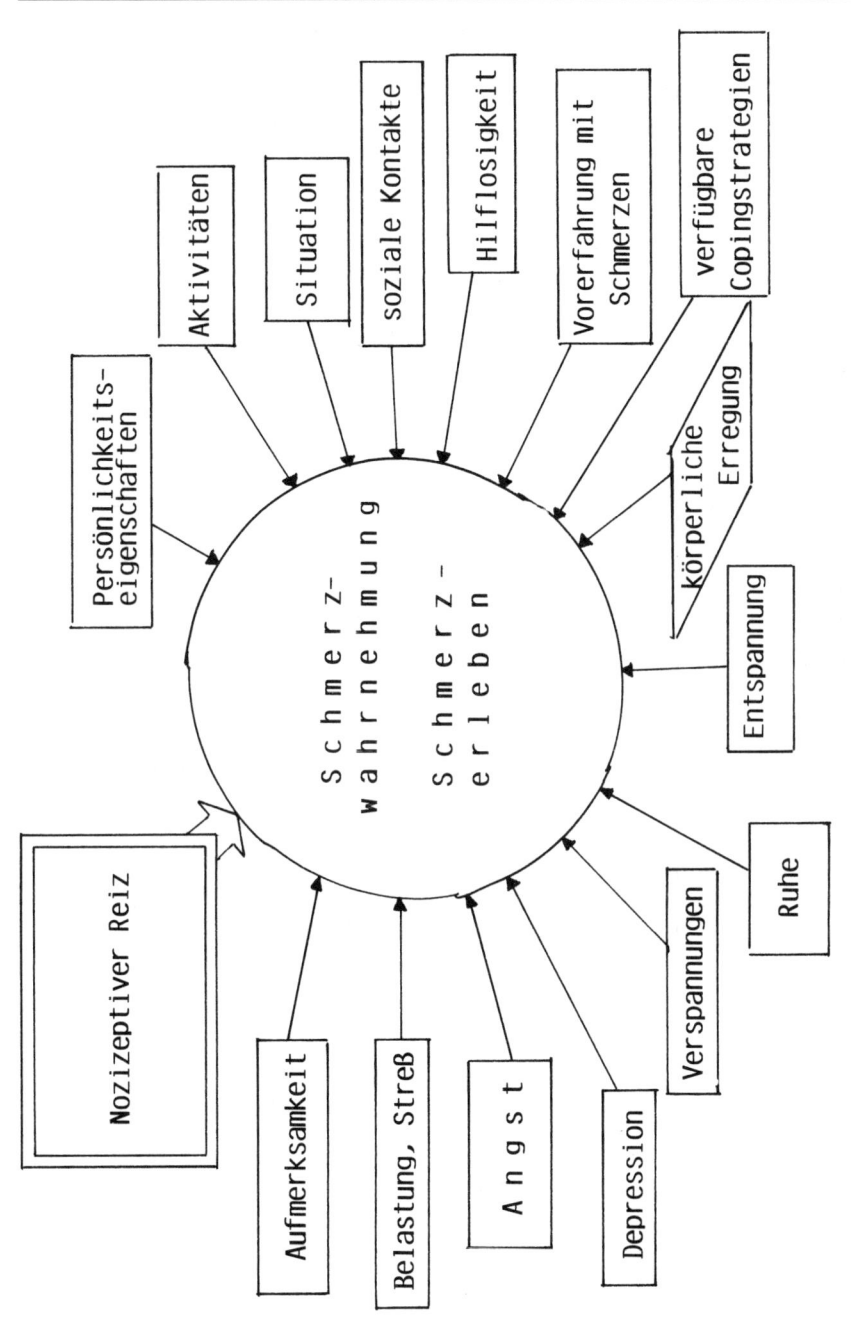

A-19. Zusammenstellung von Faktoren, die auf das Schmerzerleben einwirken (ohne Verweis im Text)

250 Anhang

Name................................. Datum: ↑					
1) Wie stark waren Ihre Schmerzen heute? 　　　　　　　　　　　　　　　　Nacht 　　　　　　　　　　　　　　　　Morgen 　1 = gar keine Schmerzen 　　　　　　　　　　　　　　　　Nachmittag 　2 = gut...... 　　　　　　　　　　　　　　　　Abend 　6 = starke Schmerzen					
2) Wie sehr haben die Schmerzen Sie heute daran gehindert, Ihren alltäglichen Tätigkeiten nachzugehen? 　1 = gar nicht ... 6 = sehr stark					
3) Welche Medikamente haben Sie heute eingenommen? 　Bitte geben Sie den Namen und die jeweilige Menge an! 　1. Schmerzmedikament............... 　2. Schlafmittel...................... 　3. Beruhigungsmittel................ 　4. Rheumamedikament............... 　5. Sonstige..........................					
4) Wie war Ihre Stimmung heute im Laufe des Tages? 　1 = sehr gut, 2 = gut...., 6=sehr schlecht					
5) Übungen: Muskelentspannung (Langform)....... 　　　　　　Muskelentspannung (Kurzform)....... 　　　　　　Phantasieübung................ 　　　　　　Schmerzübung.................. 　　　　　　Gymnastik.....................					

Schmerzprotokoll

Hinweis: Tragen Sie pro Tag bitte eine Spalte ein.

Verwenden Sie für Ihre Angaben **Schulnoten**

1 = keine Schmerzen
2 = leichte Schmerzen
  .
  .   **usw.**
  .
6 = extrem starke Schmerzen

A-20. Das von uns verwendete Schmerzprotokoll für eine Woche. (Es erscheint uns heute günstiger, Ratingskalen von 0–100 anstelle unserer verbalen Skala mit Werten von 1–6 zu verwenden)

Teilnehmerliste

Nr.	Name	Ort	Straße	Telefon
1				
2				
3				
4				
5				
6				
7				
8				
9				
10				
11				
12				
13				
14				
15				

A-21. Teilnehmerliste für eine Gruppe. Die Patienten tragen in der 1. Sitzung ihre Daten ein, in der 2. Sitzung erhält jeder ein kopiertes Exemplar

Anwesenheitsliste

Nr.	Name	Bemerkungen	Sitzungen														
			1	2	3	4	5	6	7	8	9	10	11	12	13	14	15
1																	
2																	
3																	
4																	
5																	
6																	
7																	
8																	
9																	
10																	
11																	
12																	
13																	
14																	
15																	

A-22. Anwesenheitsliste für den Leiter der Gruppe

Wie arbeitet unsere Aufmerksamkeit

(einfaches Schema)

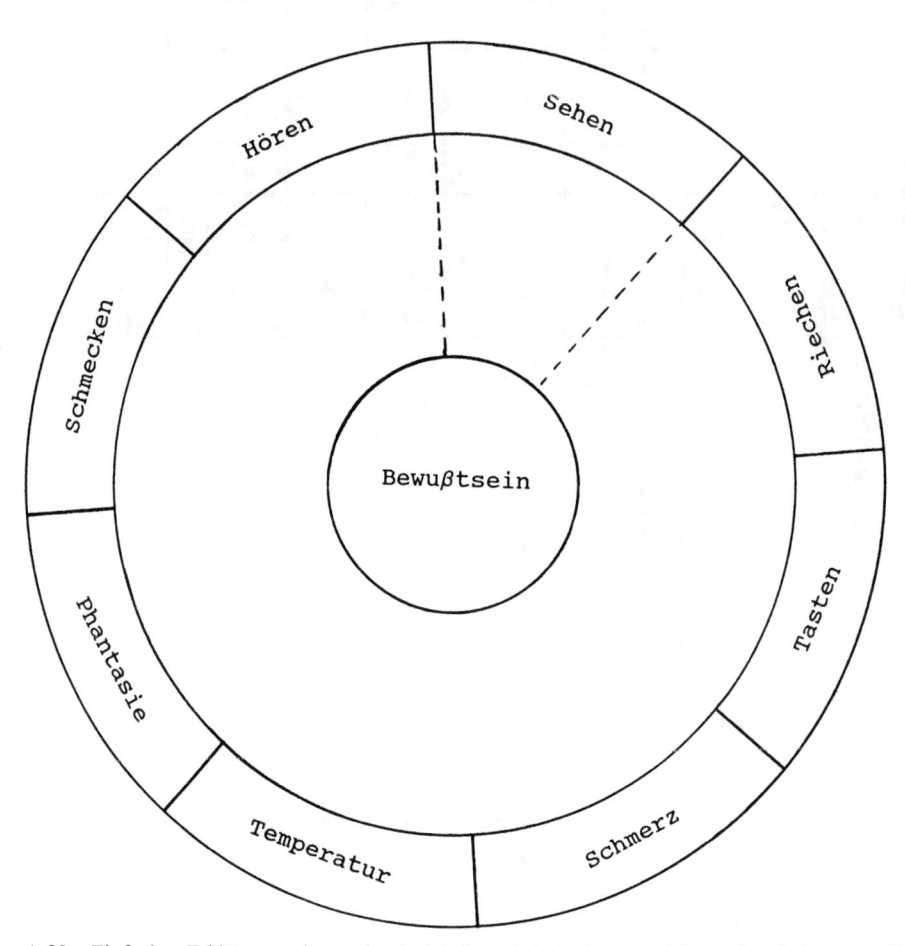

A-23. Einfaches Erklärungsschema der Aufmerksamkeitslenkung zur Veranschaulichung für die Patienten. Die Aufmerksamkeit arbeitet wie ein Scheinwerfer, der seinen Strahl auf bestimmte Bewußtseinsinhalte oder Sinneswahrnehmungen richtet; andere Bewußtseinsinhalte, also auch Schmerzen, können dadurch in den Hintergrund treten

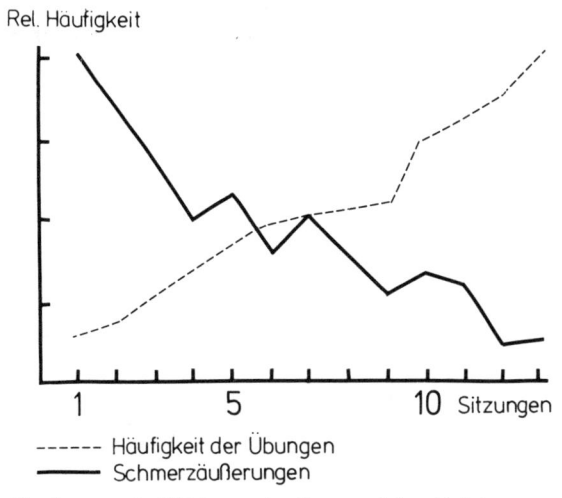

A-24. In einer Therapiestudie von Fordyce et al. (1981) wurde die sportliche Aktivität von 25 Patienten mit Rückenschmerzen systematisch gesteigert. Mit zunehmender Aktivität sank das Schmerzverhalten. (Aus Birbaumer 1984)

Fragebogen zur Erfassung schmerzbezogener Kognitionen (FSK)

Name:_____ Datum:_____

Wir führen ständig ein inneres Zwiegespräch mit uns selbst. Z.B. ermuntern wir uns bestimmte Dinge zu tun, wir tadeln uns, wenn wir einen Fehler gemacht haben oder wir loben uns für unsere Leistungen.
Auch wenn wir Schmerzen haben, gehen uns bestimmte Gedanken durch den Kopf - andere, als wenn es uns gut geht. Im folgenden finden Sie typische Gedanken von Menschen, die Schmerzen haben.
Bitte lesen Sie jede der folgenden Feststellungen durch und geben Sie dann an, wie häufig Ihnen dieser Gedanke durch den Kopf geht, wenn Sie Schmerzen haben.
Machen Sie bitte einen Kreis um die zutreffende Zahl der nachstehenden Skala, die von 0 = fast nie zu 5 fast immer geht.

Das denke ich ...
fast nie   fast immer

1. Wenn ich ruhig bleibe und mich entspanne, geht es besser 0 1 2 3 4 5
2. Diese Schmerzen halte ich nicht mehr aus.. 0 1 2 3 4 5
3. Ich kann gegen meine Schmerzen selbst etwas tun............................. 0 1 2 3 4 5
4. Egal was ich auch tue, ich kann doch nichts ändern an
   meinen Schmerzen.. 0 1 2 3 4 5
5. Ich muß mich jetzt entspannen... 0 1 2 3 4 5
6. Ich werde schon damit fertig... 0 1 2 3 4 5
7. Ich muß schnell ein Schmerzmittel nehmen... 0 1 2 3 4 5
8. Es wird bald wieder besser werden... 0 1 2 3 4 5
9. Das hört ja nie mehr auf.. 0 1 2 3 4 5
10. Ich bin ein hoffnungsloser Fall... 0 1 2 3 4 5
11. Es gibt noch schlimmere Dinge als meine Schmerzen 0 1 2 3 4 5
12. Ich schaffe das schon wieder... 0 1 2 3 4 5
13. Wann wird es wieder schlimmer?... 0 1 2 3 4 5
14. Die Schmerzen machen mich fertig.. 0 1 2 3 4 5
15. Ich kann nicht mehr... 0 1 2 3 4 5
16. Diese Schmerzen machen mich noch verrückt.................................... 0 1 2 3 4 5
17. Ablenkung hilft am besten.. 0 1 2 3 4 5
18. Ich kann mir selbst helfen... 0 1 2 3 4 5

Berechnung:

```
Faktor 1 - Katastrophisierung: Summierung der Items
                               2,4,7,9,10,13,14,15,16 dividiert durch 9

Faktor 2 - Aktives Coping:     Summierung der Items
                               1,3,5,6,8,11,12,17,18 dividiert durch 9
```

A-25. Fragebogen zur Erfassung schmerzbezogender Selbstinstruktionen von Flor u. Turk (Manuskript)

Kognitionsprotokoll

Name: _____

Datum	Schmerzstärke	Schmerzstelle	Dauer	Gedanken

A-26. Kognitionsprotokoll der Sitzungen 8 und 9

Positive Kognitionen von Patienten mit chronischer Polyarthritis

Es ist sehr belastend, nie ohne Schmerzen zu sein, aber trotzdem: Ich lebe, und ich lebe gern, und ich wünschte, ich dürfte noch sehr alt werden.

Solange ich noch selbst laufen kann und nicht in einem Rollstuhl fahren muß, bin ich schon sehr zufrieden!

Am besten, ich male, dann entspanne ich mich.

Ablenkung hilft. Ich kann es aushalten. Andere sind viel schlimmer dran als ich!

Ich muß damit leben.

Es wird schon wieder, du mußt nur daran glauben.

Ruhe, nichts überstürzen oder mit Gewalt durchsetzen. Entspann dich, hol tief Luft und fang langsam an.

A-27. Beispiele positiver Kognitionen von Patienten mit chronischer Polyarthritis aus unseren Studien. Wir erhielten diese Antworten als zusätzliche Angaben auf den Kognitionsfragebögen

Negative Kognitionen von Patienten mit chronischer Polyarthrtitis

Du kannst dir nie etwas vorplanen, hast fast keine Lebensqualität!

Wie lange wird es diesmal dauern, Wochen, Monate?

Ich denke oft, warum lebst du eigentlich?

Nicht schon wieder, gerade jetzt!

Meine Angehörigen verstehen mich nicht, wenn ich nur nicht so alleine wäre. Am Arbeitsplatz nehmen sie keine Rücksicht!

Im akuten Zustand denke ich: Nicht mehr weiterleben zu müssen, endlich Schluß!

Ich habe große Angst vor dem Älterwerden und der damit verbundenen Verschlechterung und der totalen Hilflosigkeit. Es ist wirklich ein langsames Siechtum.

Das Leben ist sinnlos, eine einzige Qual. So möchte ich nicht bis zum Ende weitermachen. Ich lebe wie ein Tier, arbeiten, essen und trinken, um zu überleben!

Eines Tages werde ich im Rollstuhl landen. Ich mag nicht allein auf dieser vergifteten Erde und eventuell hilflos zurückbleiben unter der Fuchtel fremder Menschen.

A-28. Beispiele negativer Kognitionen von Patienten mit chronischer Polyarthrits aus unseren Studien. Wir erhielten diese Antworten als zusätzliche Angaben auf den Kognitionsfragebögen

Schmerzbewältigungstechniken

1. Äußere Schmerzablenkungen
2. Mentale Techniken
3. Entspannungsverfahren
4. Phantasiereisen
5. Temperaturimaginationen
6. Aufmerksamkeitsübungen
7. Schmerzfokussierungen
8. Schmerzumwandlungen
9. Gespräche mit dem Schmerz
10. Heilende Vorstellungen
11. Hypnose und NLP
12. Formelhafte Vorsatzbildungen
13. Gymnastik und Massageübungen
14. Kognitionen und Schmerz
15. Streßbewältigung
16. Gruppengespräche über das Schmerzerleben
17. Biofeedback
18. Operante Verfahren
19. Sonstige

A-29. Tabelle von Schmerzbewältigungstechniken. (Aus Rehfisch 1988b; ohne Verweis im Text)

Erprobte Therapiebausteine bei chronischer Polyarthritis

1. Entspannung (Biofeedback)
2. Imaginative Techniken
3. Streßbewältigung als Ergänzung zur Entspannung
4. Information
5. Copingstrategien bei Schmerz
6. Kognitive Verfahren
7. Gruppengespräche

=> Nicht einzelne Techniken, sondern eine an dem Schmerz ansetzende integrative Schmerztherapie

A-30. Tabelle von empirisch belegten psychologischen Interventionstechniken für Patienten mit chronischer Polyarthritis (ohne Verweis im Text)

Was kann eine integrative psychologische Schmerztherapie leisten?

1. Kein Ersatz der medizinischen Behandlung, sondern eine Ergänzung

2. Keine Veränderung der Grundkrankheit

3. Reduzierung der Schmerzen um 25% als Gruppenmittelwert im Tagebuch

4. Hilfe vor allem bei sekundären Symptomen

5. Verringerung von Depression und Angst

6. Bessere Bewältigung und Akzeptanz der Krankheit

7. Erhöhung der Eigeninitiative und Aktivitäten

8. Kontake und Lösung der krankheitbedingten Isolation

9. Mehr Lebensfreude und innere Ruhe

A-31. Ziele und Grenzen einer psychologischen Schmerztherapie nach unseren Erfahrungen (ohne Verweis im Text)

Psychologische Behandlung des Schmerzes

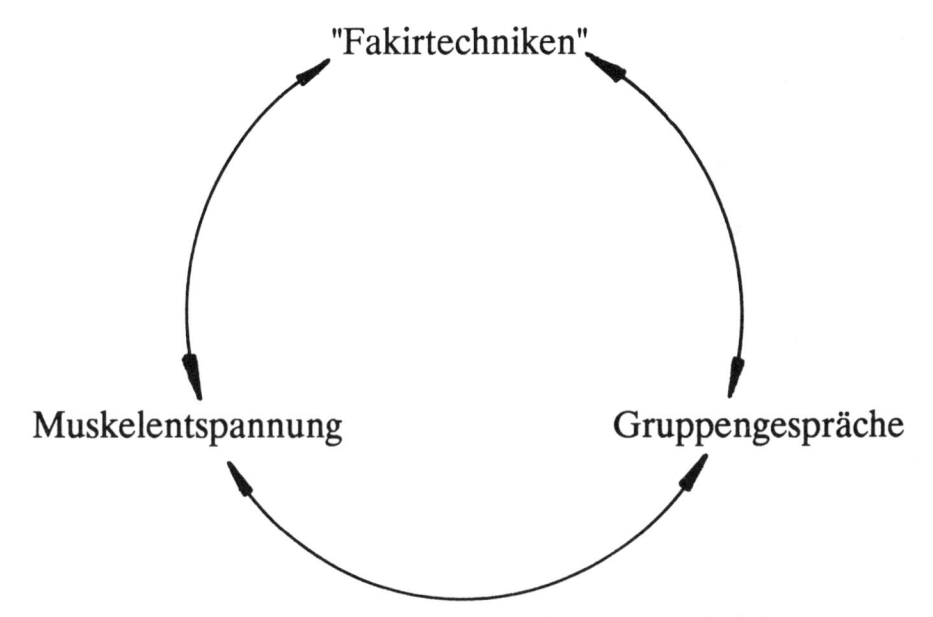

"Fakirtechniken"

Muskelentspannung   Gruppengespräche

A-32. Zusammenhang der Interventionstechniken des Programms, analog zu A-8

Haben Sie im vergangenen Monat eines oder mehrere folgender Medikamente eingenommen?

Bitte machen Sie in jeder Zeile ein Kreuz.

	nie	selten	gelegent-lich	einmal täglich	mehrmals täglich
Schlafmittel	o	o	o	o	o
Schmerzmittel	o	o	o	o	o
Herz-/Kreislaufmittel	o	o	o	o	o
Medikamente gegen nervöse Magenbeschwerden	o	o	o	o	o
Beruhigungsmittel	o	o	o	o	o
anregende (aktivierende) Medikamente	o	o	o	o	o
Abführmittel	o	o	o	o	o

Angaben zu Ihrer Erkrankung

Ich bin erkrankt an:..
....
....

Seit:...

A-33. Medikamentenfragebogen für nicht schmerzbezogene Medikamente (Meßzeitpunkte t_1 bis t_4). Schmerzmedikamente wurden mit dem Schmerztagebuch erfaßt

Beschreiben Sie bitte auf den folgenden Blättern nur die Übungen, die Sie noch praktizieren. Einige Fragen wiederholen sich leider.

Geben Sie hier bitte eine Übung an, die Sie regelmäßig ausüben: Bitte in den Kasten eintragen! (Ist es keine der gelernten Übungen, sondern eine andere, beschreiben Sie diese kurz auf der Rückseite des Blattes)

Alle folgenden Fragen beziehen sich nur auf die folgende von Ihnen eingetragene Übung!!

```
..............................................
.                                            .
. ==>                                        . hier eintragen!
.                                            .
..............................................
```

Wie häufig führen Sie diese Übung durch?

täglich mehrmals	täglich einmal	wöchent- lich mehrmals	wöchent- lich einmal	selten	nie
1	2	3	4	5	6

Wie gut können Sie sich bei dieser Übung entspannen?

sehr gut   sehr schlecht

1 2 3 4 5 6

Wie gut können Sie sich bei dieser Übung konzentrieren?

sehr gut   sehr schlecht

1 2 3 4 5 6

Hilft diese Übung Ihnen:

    o nicht bei Schmerzen

    o bei leichten Schmerzen

    o bei stärkeren Schmerzen

    o bei starken Schmerzen

A-34. Fragebogen zur Bewertung der regelmäßig durchgeführten Entspannungs- oder Imaginationsübung (Meßzeitpunkte t_2 bis t_4)

Wie gut hilft diese Übung bei leichten Schmerzen?

   sehr gut   sehr schlecht

        1   2   3   4   5   6

Wie gut hilft diese Übung bei stärkeren Schmerzen?

   sehr gut   sehr schlecht

        1   2   3   4   5   6

Spüren Sie die Auswirkungen der Übung bei Schmerzen :

       O nur während der Übung

       O noch etwas danach

       O längere Zeit danach

       O sehr lange danach

Schlafen Sie über dieser Übung ein?

   sehr oft   nie

        1   2   3   4   5   6

Was gefällt Ihnen an dieser Übung besonders?

....

....

....

....

Was gefällt Ihnen nicht an dieser Übung?

....

....

....

....

A-34 (Fortsetzung)

Marks-Test

Mit dem folgenden Fragebogen wollen wir herausfinden, wie gut es Ihnen gelingt, sich innere Bilder vorzustellen.

Lesen Sie die folgenden Fragen durch und versuchen Sie, sich bestimmte "innere Bilder" ins Gedächtnis zu rufen. Beurteilen Sie anschließend anhand der begleitenden Schätzskala die Lebendigkeit Ihrer Vorstellung.

Für die Fragen 1 - 4 denken Sie an einen Verwandten oder Freund, den Sie häufiger sehen (der aber nicht anwesend ist), und betrachten Sie sorgfältig das "Bild", welches vor Ihrem geistigen Auge erscheint.

Stellen Sie sich vor: klares Bild kein Bild

1) den genauen Umriß des Gesichts, des Kopfes, der Schultern und des Körpers,   o o o o o o o

2) charakteristische Stellungen des Kopfes, Haltungen des Körpers usw.,   o o o o o o o

3) die genaue Körperhaltung, die Länge der Schritte usw. beim Gehen,   o o o o o o o

4) die verschiedenen Farben einer gewohnten Kleidung, die er trägt.   o o o o o o o

Stellen Sie sich eine aufgehende Sonne vor, und betrachten Sie sorgfältig das "Bild", welches vor Ihrem geistigen Auge erscheint.

5) Die Sonne steigt über dem Horizont auf, in einen nebligen Himmel.   o o o o o o o

6) Der Himmel wird klar und umgibt die Sonne mit Blau.   o o o o o o o

7) Wolken. Ein Sturm bläst und Blitze leuchten auf.   o o o o o o o

8) Ein Regenbogen erscheint.   o o o o o o o

A-35. Fragebogen zur Erfassung der Vorstellungsfähigkeit (Marks-Test, nach Rehfisch 1982; Original aus Marks 1973). Die Antworten werden nach „klares Bild" = 7, 6, 5 ... 1 = „kein Bild" bewertet und einfach summiert (Minimalwert = 16, Maximalwert = 112). Eine Verteilung für die Patienten unserer Studie ist in Abb. 5.1 wiedergegeben

Stellen Sie sich ein Geschäft vor, in dem Sie öfters einkaufen.
Betrachten Sie das "Bild", welches vor Ihrem geistigen Auge erscheint.

Stellen Sie sich vor:	klares Bild						kein Bild

9) die Gesamtansicht des Geschäftes
von der anderen Straßenseite aus;   0 0 0 0 0 0 0

10) eine Schaufensterauslage mit den
Farben, Formen und Einzelheiten
der zu verkaufenden einzelnen
Waren;   0 0 0 0 0 0 0

11) Sie sind nahe am Eingang; die
Farben, Formen und Einzelheiten
des Eingangs;   0 0 0 0 0 0 0

12) Sie betreten den Laden und gehen
zur Theke. Der Verkäufer bedient
Sie. Sie bezahlen.   0 0 0 0 0 0 0

Zum Schluß denken Sie an eine Landschaft mit Bäumen, Bergen und einem
See. Betrachten Sie das "Bild", das vor Ihrem geistigen Auge erscheint:

13) die Konturen der Landschaft,   0 0 0 0 0 0 0

14) die Gestalt und Farbe der
Bäume,   0 0 0 0 0 0 0

15) die Gestalt und Farbe des
Sees,   0 0 0 0 0 0 0

16) ein starker Wind bläst auf die
Bäume und auf den See und
verursacht Wellen.   0 0 0 0 0 0 0

A-35   (Fortsetzung)

11 Literatur

Achterberg J (1987) Die heilende Kraft der Imagination. Scherz, Bern
Achterberg J, McGraw P, Lawis GF (1981) Rheumatoid arthritis: A study of relaxation and temperatur biofeedback as an adjunctive therapy. Biofeedback and Self-Regulation 6: 207-233
Achterberg-Lawlis J (1982) The psychological dimension of arthritis. J Consult Clinical Psychol 50: 984-992
Alexander F (1971) Psychosomatische Medizin. De Gruyter, Berlin
Ammann AN (1984) Aktive Imagination. Walter, Freiburg
Anderson JP (1982) Relaxation training and relaxation-related procedures. In: Doley DM, Meredith RL, Ciminero AR (eds) Behavioral medicine. Plenum, New York
Anderson KA, Keefe FJ, Bradley LA et al. (1988) Prediction of pain behavior and functional status of rheumatoid arthritis patients using medical status and psychological variables. Pain 33: 25-32
Andrasik F (1986) Relaxation and biofeedback for chronic headaches. In: Holzmann AD, Turk DC (eds) Pain management. A handbook of psychological treatment approaches. Pergamon, New York, 213-239
Arnett FC, Edworhty SM, Bloch DA et al. (1988) The American Rheumatism Association 1987 revised criteria for the calssification of rheumatoid arthritis. Arthritis Rheum 31: 315-324
Bandler R (1987) Veränderung des subjektiven Erlebens. Fortgeschrittene Methoden des NLP. Junfermann, Paderborn
Bandler R, Grinder J (1985) Refraiming. Ein ökologischer Ansatz in der Psychotherapie (NLP). Junfermann, Paderborn
Barber XT (1982) Hypnosuggestive procedures in the treatment of pain. In: Millon T, Green C, Meagher R (eds) Handbook of clinical health psychology. Plenum, New York
Basler HD (1975) Rheumatoide Arthritis und Ulcus Pepticum bei 50-jährigen Hannoveranern. Med. Dissertation, Universität Hannover
Basler HD, Rehfisch HP (Im Druck) Psychologische Schmerztherapie in Rheuma-Liga-Selbsthilfegruppen. Z Klin Psychol
Beck D (1971) Psychosomatische Aspekte des chronischen Gelenkrheumatismus. Hoffmann-La Roche, Basel
Becker P (1982) Psychologie der seelischen Gesundheit. Band 1. Hogrefe, Göttingen
Benson H, Pomeranz G, Kutz I (1984) The relaxation response and pain. In: Wall PD, Melzack R (eds) Textbook of pain. Livingstone, Edingburgh
Bernstein DA, Borkovec TD (1975) Entspannungs-Training. Handbuch der Progressiven Muskelentspannung. Pfeiffer, München
Besser-Sigmund C (1986) Psychotherapeutische Schmerzbehandlung mit den Methoden des NLP (Neurolinguistischen Programmierens). Manuskript, Hamburg
Beutler LE, Daldrup RJ, Engle D, Oro-Beutler ME, Meredith K, Boyer JT (1987) Effects of therapeutically induced affect arousal on depressive symptoms, pain and beta-endorphins among rheumatoid arthritis patients. Pain 29: 325-334
Birbaumer N (1984) Psychologische Analyse und Behandlung von Schmerzzuständen. In: Zimmermann M, Handwerker HO (Hrsg) Schmerz. Konzepte ärztlichen Handelns. Springer, Berlin Heidelberg New York Tokyo, S 124-153
Birbaumer N (1986) Schmerz als psychophysiologisches Problem. Hypnose und Kognition 3: 42-52

Bischoff C, Zenz H, Traue H (1986) Primärer Kopfschmerz. In: Uexküll T von (Hrsg) Psychosomatische Medizin. Urban & Schwarzenberg, München, S 565-582
Blechman W (1984) Managing the older arthritis: can the family help? Geriatrics 39: 131-132
Bongartz W (1986) Abnahme von Plasmakortisol und weißen Blutzellen nach Hypnose. Eine Pilotstudie. Exp Klin Hypno 2: 101-107
Bradley LA, Young LD, Anderson KO, McDaniel LK, Turner RA, Agudelo CA (1984) Psychological approaches to the management of arthritis pain. Sociol Sci Med 19: 1353-1360
Bradley LA, Turner RA, Young LD, Agudelo CA, Anderson KO, McDaniel LK (1985) Effects of cognitive-behavioral therapy on pain behavior of rheumatoid arthritis (RA) patients: preliminary outcomes. Scand J Behav Therapy 14: 51-64
Bradley LA, Young LD, Anderson KO et al. (1987) Effects of psychological therapy on pain behaviour of rheumatoid arthritis patients. Arthritis Rheum 30: 1105-1114
Bradley LA, Young LD, Anderson KO, Turner RA, Agudelo CA, McDaniel LK, Semble EL (1988) Effects of cognitive-behavioral therapy on rheumatoid arthritis pain behavior: one-year follow-up. In: Dubner R, Gebhart GF, Bond MR (eds) Pain research and clinical management. Proceedings of the Vth world congress on pain. Elsevier, Amsterdam, pp 310-314
Brähler E, Scheer J (1983) Der Gießener Beschwerdebogen (GBB). Huber, Bern
Bredenkamp J, Wippich W (1980) Bildhaftigkeit und Lernen. Steinkopf, Darmstadt
Bremer-Schulte MA (1980) Unterstützungsgruppen: von der Polarisation zwischen Patienten und professioneller Versorgung zu einem neuen Gleichgewicht der Gesundheitspflege der Niederlande. Gruppenpsychother Gruppendyn, 15: 115-131
Brenner H (1982) Entspannungstraining für alle. Humboldt, München
Brinkmeier U (1986) Atementspannung. Manuskript, Hannover
Bruce JR (1985) Rheumatoid arthritis pain management with cognitive behaviour modification and transcutaneous neural stimulation. Diss Abstr Int, 45: 2680-B
Brügger A (1987) Die Funktionskrankheiten des Bewegungsapparates: Ein neues Konzept für häufige Schmerzsyndrome. Aktuel Rheumatol 12: 314-318
Budde HG (1986) Psychologische Schmerztherapie. Manuskript, Bonn
Bunge B, Eggerichs S (1986) Entspannung und Schmerzbewältigung für Rheumakranke. Rheuma-Liga, Kiel
Burke EJ, Alfonso MP, Hickling EJ, Maria-Paz A, Blanchard EB (1985) The adjunctive use of biofeedback and relaxation in the treatment of severe rheumatoid arthritis: a preliminary investigation. Clin Biofeedback Health 8: 28-36
Burckhardt CS (1984) The use of McGill Pain Questionnaire in assessing arthritis pain. Pain 19: 305-314
Calin A (1984) Pain and inflammation. Am J Med September 10: 9-15
Charter RA, Nehemkis AM, Keenan MA, Person D, Prete PE (1985) The nature of arthritis pain. Br J Rheumatol 24: 53-60
Christidis D, Laurence PI, Zaretsky HH, Pitchford LJ (1986) A cross-modality approach for treatment of chronic pain: a preliminary report. Psychosom Med 48: 224-228
Cioppa FJ, Thal AD (1975) Hypnotherapy in a case of juvenile rheumatoid arthritis. Am J Clin Hypnosis 18: 105-110
Clark WC, Yang JC, Janal MN (1986) Altered pain and visual sensity in humans: the effects of acute and chronic stress. In: Kelly DD (ed) Stress-induced analgesia. Academy of Sciences, New York, pp 116-129
Cohen JL, Houten Sauter S van, DeVellis RF, McEvoy DeVellis B (1986) Evaluation of arthritis self-management courses led by laypersons and by professionals. Arthritis Rheum 29: 388-393
Cobb S (1959) Contained hostility in rheumatoid arthritis. Arthritis Rheum 2: 419-415
Cornelissen PG, Rasker JJ, Valkenburg HA (1988) The arthritis sufferer and the community: a comparison of arthritis sufferers in rural and urban areas. Ann Rheum Dis 47: 150-156
Coue E (1985) Die Selbstbemeisterung durch bewußte Autosuggestion. Schwabe, Basel
Crown S, Crown JM, Fleming A (1975) Aspects of the psychology and epidemiology of rheumatoid disease. Psychol Med 5: 291-299
Cziske R (1983) Faktoren des Schmerzerlebens und ihre Messung: Revidierte Mehrdimensionale Schmerzskala. Diagnostika 24: 61-74
Cziske R, Jäckel W, Jacoby E (1987) Effekte eines Kurzzeitprogramms zur Schmerzbewältigung bei Rheumapatienten während der Rehabilitation. Z Klin Psychol 16: 115-123

DeBacher G, Malone J, Dronavalli RV, Wilson C (1981) Training arthritis in hand warming using photoplethysmographic feedback: A preliminary study. Biofeedback Self Regul 6: 403 (Abstract)

Decker JL (1983) American Rheumatism Association nomenclature and classification of arthritis and rheumatism. Arthritis Rheum 26: 1029-1032

Denver DR, Laveault D, Girard F (1979a) Behavioral medicine: Biobehavioral effects of shortterm thermal biofeedback and relaxation in rheumatoid arthritis patients. Biofeedback Self Regul 4: 245-246 (Abstract)

Denver RD, Grove RN, Leblond G, Latulippe L (1979b) Behavioral medicine: an exploraty study of medical and psychological changes in rheumatoid arthritic patients following short-term hand temperature biofeedback. In: Birbaumer N, Kimmel HD (eds) Biofeedback and self-regulation. Erlbaum, Hillsdale, pp 437-456

Deter HC, Hahn P, Petzold E (1987) Krankheitsorientierte Gruppentherapie - ein tiefenpsychologisch orientiertes Behandlungsverfahren für körperlich Kranke (psychosomatische und somatopsychische Patienten). In: Quint H, Janssen PL (Hrsg) Psychotherapie in der psychosomatischen Medizin: Erfahrungen, Konzepte, Ergebnisse. Springer, Berlin Heidelberg New York Tokyo

Dichgans J, Diener HC, Gerber WD, Verspohl EJ, Kukiolka H, Kluck M (1984) Analgetika-induzierter Dauerkopfschmerz. Dtsch Med Wochenschr 109: 369-373

Domangue BB, Clorinda GM, Lieberman D, Kaji H (1985) Biochemical correlates of hypnoalgesia in arthritic pain patients. J Clin Psychiatry 46: 235-238

Downie WW, Leatham PA, Rhind VM, Wright V, Branco JA, Anderson JA (1978) Studies in pain rating scales. Ann Rheum Dis 37: 378-381

Earle JR, Perricone PJ, Maulsby DM, Turner RA, Davis J (1979) Psycho-social adjustment of rheumatoid arthritis patients from two alternative treatment settings. J Rheumatol 6: 80-87

Eliade M (1980) Schamanismus und archaische Ekstasetechnik. Suhrkamp, Frankfurt am Main

Engle DE (1986) The effects of expressive release therapy upon the physical and psychological well-being of rheumatoid arthritis patients. Diss Abstr Internat 46: 2564 A

Epstein G (1985) Wachtraumtherapie. Klett Cotta, Stuttgart

Erickson MH, Rossi EL (1981) Hypnotherapie. Aufbau-Beispiele- Forschungen. Pfeiffer, München

Erickson MH, Rossi EL, Rossi SL (1978) Hypnose. Induktion- Psychotherapeutische Anwendung-Beispiele. Pfeiffer, München

Fahrenberg J (1983) Psychophysiologische Methodik. In: Groffmann KJ, Michel LM (Hrsg) Enzyklopädie der Psychologie: Verhaltensdiagnostik. Hogrefe, Göttingen

Fernandez E (1986) A classification system of cognitive coping strategies for pain. Pain 26: 141-151

Ferrucci P (1986) Werde wer du bist. Rowohlt, Reinbek

Flor H, Haag G, Turk DC, Köhler H (1983) Efficacy of EMG biofeedback, pseudotherapie and conventional medical treatment for chronic back pain. Pain 17: 21-31

Flor H, Haag G, Köhler H (1985) Verhaltenstherapie bei chronischen Rückenschmerzen - eine kontrollierte Therapiestudie. In: Wittchen HU, Brengelmann JC (Hrsg) Psychologische Therapie bei chronischen Schmerzpatienten. Springer, Berlin Heidelberg New York Tokyo, S 113-138

Flor H, Birbaumer N, Turk DC (1987) Ein Diathese-Stress-Modell chronischer Rückenschmerzen: empirische Überprüfung und therapeutische Implikationen. In: Gerber WD, Miltner W, Mayer K (Hrsg) Verhaltensmedizin: Ergebnisse und Perspektiven interdiszpl. Forschung. Edition Medizin, Weinheim

Florin I (1978) Entspannung - Desensibilisierung. Kohlhammer, Stuttgart

Franke A (1981) Psychosomatische Störungen: Theorien und Versorgung. Kohlhammer, Stuttgart

Franke A (1984) Gruppentraining gegen psychosomatische Störung. Urban & Schwarzenberg, München

Fries JF (1983) General approach to the patient. In: Kelley WN, Harris ED, Ruddy S, Sledge CB (eds.) Textbook of rheumatology. Saunders, Philadelphia, pp 353-358

Fydrich T (1987) Muskuläre Reaktionsspezifität bei Schmerzpatienten. Psychol. Dissertation, Universität Marburg

Geissner E (1987) Psychologische Aspekte bei chronischen rheumatischen Schmerzen: Einige

Ergebnisse zum Zusammenhang zwischen Schmerz, subjektiver Beeinträchtigung und ausgewählten Bewältigungsformen. Aktuel Rheumatol 12: 344–347
Gerber WD (1986) Chronische Kopfschmerzen. In: Miltner W, Birbaumer N, Gerber WD (Hrsg) Verhaltensmedizin. Springer, Berlin Heidelberg New York Tokyo
Gheorghiu VA (1986) Suggerierte Analgesie bei Intoleranz von Anästhetika. Zahnimplantation unter Hypnose. Hypnose Kognition 3: 2–8
Gibson T, Clark B (1985) Use of simple analgesics in rheumatoid arthritis. Ann Rheum Dis 44: 27–29
Goldenberg DL (1987) Fibromyalgia syndrome. J Am Med Assoc 257: 2782–2787
Grinder J, Bandler R (1984) Therapie in Trance. Klett Cotta, Stuttgart
Handwerker HO (1984) Experimentelle Schmerzanalyse beim Menschen. In: Zimmermann M, Handwerker HO (Hrsg) Schmerz. Springer, Berlin Heidelberg New York Tokyo, S 87–123
Harkness JAL, Richter MB, Panayi GS, Van de Pette K, Unger A, Pownall R (1982) Circadian variation in disease activity in rheumatoid arthritis. Br Med J 284: 551–554
Harris L (1985) The Nuprin pain report. Harris, New York
Hartmann F (1976) Von der Diagnose zum problemoffenen Krankenbericht. Therapiewoche 26: 916–920
Hartje JC, Ripka JF, Aycock SB (1984) Thermography as a treatment tool in rheumatoid arthritis. Biofeedback Self Regul 9: 92–93 (Abstract)
Hautzinger M (1987) Individuelle und experimentell vorgegebene Unterschiede in der Bewältigung von Schmerz. In: Gerber WD, Miltner W, Mayer K (Hrsg) Verhaltensmedizin: Ergebnisse und Perspektiven interdiszpl. Forschung. Edition Medizin, Weinheim
Heide P von der (1978) Zur künsterlichen Therapie Bd. III. Boll
Heiselbetz M (1983) Durchführung und Überprüfung eines psychologischen Schmerzbewältigungstrainings für Personen mit einer rheumatischen Erkrankung. Psychol. Diplomarbeit, Universität Regensburg
Henkle C (1975) Social group work as a treatment modality for hospitalized people with rheumatoid arthritis. Rehabil Lit 36: 334–341
Herz A (1984) Biochemie und Pharmakologie des Schmerzgeschehens. In: Zimmermann M, Handwerker HO (Hrsg) Schmerz. Konzepte ärztlichen Handelns. Springer, Berlin Heidelberg New York Tokyo
Hildgard ER (1975) Hypnosis in the relief of pain. Kaufman, Los Altos
Hildgard ER (1980) Hypnosis in the treatment of pain. In: Burrows GD, Dennerstein L (eds) Handbook of hypnosis and psychosomatic medicine. Elsevier, Amsterdam
Hoppe F (1984) Hypnotische Schmerzlinderung durch therapeutische Anekdoten: Eine Untersuchung zur Verarbeitung von Mikro- und Makro-Suggestionen bei chronischen Schmerzpatienten. Z Klin Psychol 13: 300–321
Hoppe F (1986) Direkte und indirekte Suggestionen in der hypnotischen Beeinflussung chronischer Schmerzen. Lang, Frankfurt am Main
Hoppe F, Winderl E (1986) Hypnotische Schmerzlinderung. Erklärungsansätze, Vorgehensweisen und Befunde. Hypnose Kognition 3: 9–26
Jäckel W, Cziske R, Schochat T, Jacobi E (1985) Messung der körperlichen Beeinträchtigung und der psychosozialen Konsequenzen (patient outcome) bei rheumatoider Arthritis. Aktuel Rheumatol 10: 43–52
Jaffe DT (1983) Kräfte der Selbstheilung. Klett Cotta, Stuttgart
Kaluza G (in Vorbereitung) Training zur Schmerzkontrolle und Stressbewältigung bei Patienten mit chronischen Schmerzen.
Kaluza G, Basler HD (1986) Group outpatient treatment for chronic back pain patients. In: Vinck J, Vandereycken W, Fontaine O, Eelen P (eds) Topics in behavioral medicine. Swets & Zeitlinger, Lisse, pp 269–276
Kaluza G, Basler HD (1988) Gruppenbehandlung von Patienten mit chronischen Rückenschmerzen – eine Untersuchung in allgemeinärztlichen Praxen. In: Schüffel W (Hrsg) Sich gesund fühlen im Jahr 2000. Springer, Berlin Heidelberg New York Tokyo, S 266–284
Kammer D (1983) Eine Untersuchung der psychometrischen Eigenschaften des deutschen Beck-Depressionsinventars (BDI). Diagnostica 29: 48–60
Kantor TG (1987) Chemical mediators and treatment of pain in rheumatic diseases. Baillieres's Clin Rheumatol 1: 57–70

Kaplan S, Kozin F (1981) A controlled study of group counseling in rheumatoid arthritis. J Rheumatol 8: 91-99

Kaye RL, Hammond AH (1978) Understanding rheumatoid arthritis. Evaluation of a patient education program. J Am Med Assoc 239: 2466-2467

Kazis LE, Meenan RF, Anderson JJ (1983) Pain in the rheumatic diseases. Arthritis Rheum 26: 1017-1022

Keefe FJ, Hoelscher TJ (1987) Biofeedback in the mangement of chronic pain syndromes. In: Hatch JP, Fischer JG, Rugh J (eds) Biofeedback: studies in clinical efficacy. Plenum, New York, pp 211- 253

Keeser W, Bullinger M (1985) Psychologische Verfahren bei der Behandlung von Schmerzen. In: Pongratz W (Hrsg) Therapie chronischer Schmerzzustände in der Praxis. Springer, Berlin Heidelberg New York Tokyo

Kellgren JH (1978) Pain. In: Scott JT (ed.) Copeman's Textbool of the rheumatic diseases. Churchill Livingstone, Edinburgh, pp 61-77

Knudson KG, Spiegel TM, Furst DE (1981) Outpatient educational program for rheumatoid arthritis patients. Pat Counsel Health Educ 3: 77-82

Kowanko IC, Knapp MS, Pownall R, Swannell AJ (1982) Domiciliary self-measurement in rheumatoid arthritis and the demonstration of circadian rhythmicity. Ann Rheum Dis 41: 453-455

Köhler H (1982) Psychologische Schmerzbewältigung bei chronischer Polyarthritis. Psychol. Dissertation, Universität Tübingen

Köhler H, Mai N, Brengelmann C (1985) Psychologische Schmerztherapie bei chronischer Polyarthritis. In: Wittchen HU, Brengelmann JC (Hrsg) Psychologische Therapie bei chronischen Schmerzpatienten. Springer, Berlin Heidelberg New York Tokyo

Köhler T (1985) Psychosomatische Krankheiten. Kohlhammer, Stuttgart

Kolbe O (1986) Hypnotische Erfahrungen und Vorstellungsvermögen. Hypnose Kognition 2: 39-48

Koopmann P, Höder J (1983) Visualisierung in der Entspannung - eine hilfreiche Möglichkeit für rheumakranke Menschen. Aktuel Rheumatol 8: 29-33

Kröner B (1987) Ist die physiologische Aktivierungsreduktion die Wirkvariable bei Biofeedback- und Relaxationstherapie chronischer Kopfschmerzen. In: Gerber WD, Miltner W, Mayer K (Hrsg) Verhaltensmedizin: Ergebnisse und Perspektiven interdiszpl. Forschung. Edition Medizin, Weinheim

Kütemeyer W (1963) Die Krankheit in ihrer Menschlichkeit. Vandenhoeck & Ruprecht, Göttingen

Langer HE (1987a) Krankheitsaufklärung bei chronischer Polyarthritis. 2. Organisatorisches und curriculares Konzept von Patientenseminaren für c. P.- Kranke. Z Rheumatol 46: 333-338

Langer HE (1987b) Krankheitsaufklärung bei chronischer Polyarthritis. 1. Ausgangsüberlegungen und Zielsetzungen. Medizin Mensch Gesellschaft 12: 299-307

Langer HE, Birth U (1987c) Probleme und Interessenschwerpunkte von Rheumapatienten und Planung von Patienteninformation. Rheuma 6: 7-16

Langer HE, Birth U (1988) Krankheitsaufklärung bei chronischer Polyarthritis. 3. Mittelfristige Ergebnisse einer prospektiven, kontrollierten Studie zu Effizienz und Nebenwirkungen von Patientenseminaren für cP-Kranke. Z Rheumatol 47: 43-51

Larbig W (1982) Schmerz: Grundlagen, Forschung, Therapie. Kohlhammer, Stuttgart

Larbig W, Schnerr G, Rigas VA, Birbaumer N (1982) Thetaaktivität und Schmerzkontrolle. In: Keeser W, Pöppel E, Mitterhuser P (Hrsg) Schmerz. Urban & Schwarzenberg, München

Laux L, Glanzmann P, Schaffner P, Spielberger CD (1981) Das State- Trait-Angstinventar. Beltz, Weinheim

Lazarus A (1980) Innenbilder. Imagination in der Therapie und als Selbsthilfe. Pfeiffer, München

Leavitt F, Katz RS, Golden HE, Glickman RB, Layfer LF (1986) Comparison of pain properties in fibromyalgia patients and rheumatoid arthritis patients. Arthritis Rheum 29: 775-781

Lehrl S (1980) Revidierte Mehrdimensionale Schmerzskala. Vless- Test, Vaterstetten

LeShan L (1982) Psychotherapie gegen Krebs. Klett-Cotta, Stuttgart

Leuner H (1981) Katathymes Bilderleben. Thieme, Suttgart

Leuner H (1985) Lehrbuch des Katathymen Bilderlebens. Huber, Bern

Lichtwitz L (1936) Pathologie der Funktionen und Regulationen. Sijthoff, Leiden

Linton SJ (1986) Behavioral remediation of chronic pain: a status report. Pain 24: 125-141

Lorig K, Fries JF (1980) The arthritis helpbook. Addison-Wesley, Reading/MA
Lorig K, Laurin J, Holman HR (1984) Arthritis self-management: A study of the effectivenes of patient education for the elderly. Gerontologist 24: 455-457
Lorig K, Lubeck D, Kraines RG, Seleznick M, Holman HR (1985) Outcomes of self-help education for patients with arthritis. Arthritis Rheum 28: 680-685
Lorig K, Feigenbaum P, Regan C, Ung E, Chastain RL, Holman HR (1986) A comparison of lay-taught and professional-taught. Arthritis self-management courses. J Rheumatol 13: 763-766
Lorish CD, Parker J, Brown S (1985) Effective patient education. A quasi-experiment comparing an individualized strategy with a routinized strategy. Arthritis Rheum 28: 1289-1297
Mander M, Simpson JM, McLellan A, Wlker D, Goodacre JA Carson Dick W (1987) Studies with an enthesis index as a method of clinical assessment in ankylosing spondylitis. Ann Rheum Dis 46: 197-202
Marks DF (1973) Visual imagery differences and eye movement in the recall of pictures. Perception Psychophysics 14: 407-412
Masters R, Houston J (1984) Phantasiereisen. Zu neuen Stufen des Bewußtseins: Ein Führer durch unsere inneren Räume. Kösel, München
Mattussek S (1988) Die „cP-Schule": Konzeption, Durchführung und Evaluation themenzentrierter Patientenseminare (Abstract). Z Rheumatol 47: 271
Mattussek S, Raspe HH (1988) Psychometrische Untersuchungen zur Aggressivität von Patienten mit chronischer Polyarthritis. Aktuel Rheumatol 12: 18-24
Mazzuca SA (1982) Does patient education in chronic disease have therapeutic value?. J Chronic Dis 35: 521-529
McDaniel LK, Anderson KO, Bradley LA, Young LD, Turner RA, Agudelo CA, Keefe FJ (1986) Development of an observation method for assessing pain behavior in rheumatoid arthritis patients. Pain 24:165-184
McFarlane AC, Kalucy RA, Brooks PM (1987) Psychological predictors of disease course in rheumatoid arthritis. J Psychosom Med 31: 757-764
McLeod B (1986) Rx for health: A dose of self-confidence. Psychol Today 20: 46-50
Meichenbaum DW (1979) Kognitive Verhaltensmodifikation. Urban & Schwarzenberg, München
Meichenbaum D, Turk D (1980) Kognitive Verhaltenstherapie bei Angst, Ärger und Schmerz. In: Davidson PO (Hrsg) Angst, Depression und Schmerz. Pfeiffer, München
Meier CA (1985) Der Traum als Medizin. Daimon, Zürich
Melzack R (1978) Das Rätsel des Schmerzes. Hippokrates, Stuttgart
Melzack R, Wall P (1965) Pain mechanisms: a new theory. Science 50:971-979
Melzack R, Wall PD (1982) Schmerzmechanismen: Eine neue Theorie. In: Keeser W, Pöppel E, Mitterhuser P (Hrsg) Schmerz. Urban & Schwarzenberg, München
Menninger H, Hiemeyer K, Joist R (1987) Funktionelle Schmerzsyndrome bei entzündlich-rheumatischen Erkrankungen. Aktuel Rheumatol 12: 319-323
Miltner W (1986) Rheuma. In: Miltner W, Birbaumer N, Gerber WD (Hrsg) Verhaltensmedizin. Springer, Berlin Heidelberg New York Tokyo, S 309-344
Mitchel KR (1986) Peripheral temperature autoregulation and its effect on the symptoms of rheumatoid arthritis. Scand J Behav Therapy 15: 55-64
Moldofsky H, Chester WJ (1970) Pain and mood patterns in patients with rheumatoid arthritis. Psychosom Med 32: 309-318
Moll JMH (1987) New criteria for the diagnosis of ankylosing spondylitis. Scand J Rheumatol [Suppl.] 65: 12-24
Müller E (1983) Du spürst unter deinen Füßen das Gras. Fischer, Frankfurt am Main
Müller E (1985) Auf der Silberlichtstraße des Mondes. Fischer, Frankfurt am Main
Nolan M (1983) A combination of hypnotherapy, megavitismus and ‚folk' medicine in the treatment of arthritis. Aust J Clin Hypnother Hypnosis 4: 21-25
Nyanatikola (1953) Visuddhi-Magga. Konstanz
O'Leary A (1985) Psychological factors in rheumatoid arthritis pain and immune function: a self-efficacy approach (thesis). Standford University, Standford/CA
Orban P (1983) Die Reise des Helden. Kösel, München
Ornstein R (1976) Die Psychologie des Bewußtseins. Fischer, Frankfurt am Main
Parker JC, Singsen BH, Hewett JE et al. (1984) Educating patients with rheumatoid arthritis: a prospective analysis. Arch Phys Med Rehabil 65: 771-774

Parker J, Frank R, Beck N et al. (1988) Pain in rheumatoid arthritis: relationship to demographic, medical, and psychological factors. J Rheumatol 15: 433-437
Peter B (1986) Hypnotische Schmerzkontrolle. Ein Überblick. Hypnose Kognition 3:27-41
Peter B, Gerl W (1983) Entspannung. Muskelentspannung, Autogenes Training und Meditation. Goldmann, München
Peter B, Kraiger C (1986) Bibliographie: Psycho(physio)logische Aspekte und Behandlung von Schmerz. Hypnose Kognition 3 (Sonderheft)
Pinals RS, Masi AT, Larsen RA (1981) Preliminary criteria for clinical remission in rheumatoid arthritis. Arthritis Rheum 24: 1308-1315
Pincus T, Callahan LF (1985) Formal education as a marker for increased mortality and morbidity in rheumatoid arthritis. J Chronic Dis 12: 973-984
Plügge H (1953) Anthropologische Beobachtungen bei primär chronischen Arthritikern. Z Rheumaforsch 12: 231-246
Porter K, Foster J (1987) Mentales Training. Der moderne Weg zur sportlichen Leistung. BLV, München
Potts M, Brandt KD (1983) Analysis of education-support groups for patients with rheumatoid arthritis. Pat Counsel Health Educ 4: 161-166
Potts M, Weinberger M, Brandt KD (1984) Views of patients and providers regarding the importance of various aspects of an arthritis treatment program. J Rheumatol 11: 71-75
Randich SR (1982) Evaluation of a pain management program for rheumatoid arthritis patients. Arthritis Rheum 25: 11 (Abstract)
Raspe HH (1986) Chronische Polyarthritis. In: Uexküll T von (Hrsg) Lehrbuch der psychosomatischen Medizin. Urban & Schwarzenberg, München, S 815-830
Raspe HH (1988) Basistherapie bei der chronischen Polyarthritis. Internistische Welt 11: 13-19
Raspe HH, Mattussek S (1985) Magische Vorstellungen zwischen Arzt und Patient in der Rheumatologie. Fortbildungskurse Rheumatol 7: 41-64
Raspe HH, Mattussek S (1986) Depression bei Patienten mit einer chronischen Polyarthritis. Aktuel Rheumatol 11: 69-74
Raspe HH, Wasmus A (1988) Erhalten Kranke mit einer aktiven chronischen Polyarthritis eine „Basistherapie"? Soz Präventivmed 33: 197-201
Raspe HH, Zeidler H (1982) Mobile Rheumahilfe Hannover. Modell einer wohnortnahen, langfristigen und umfassenden Versorgung von Patienten mit einer entzündlich-rheumatischen Erkrankung. Aktuel Rheumatol 6: 219-227
Raspe HH, Mattussek S, Scheiblich R (1983) Zur sozialen Isolation von Patienten mit einer chronischen Polyarthritis. Med Klinik 78: 281-285
Rehfisch HP (1982) Bildhafte Vorstellungen bei Verbalisierung unter Entspannung. Diplomarbeit, Universität Marburg
Rehfisch HP (1986) Psychologische Schmerztherapie bei Patienten mit chronischer Polyarthritis (Vortrag auf der 22. Tagung der Deutschen Gesellschaft für Rheumatologie vom 30.10-4.11 1986 in Freiburg)
Rehfisch HP (1988a) Psychologische Schmerzbewältigungstechniken: Ein Überblick und Erfahrungsbericht. Aktuel Rheumatol 13: 112-117
Rehfisch HP (1988b) Psychologische Schmerztherapie bei chronischer Polyarthritis. Eine kontrollierte Studie. Aktuel Rheumatol 13: 34-37
Rehfisch HP, Basler HD, Kopp G, Lay W, Stafunsky M, Uffelmann K (im Druck) „Schmerz im Gespräch" - Eine Psychologische Gruppenbehandlung von chronischen Schmerzpatienten unterschiedlicher Symptomatik in allgemeinärztlichen Praxen. Eine kontrollierte Studie. Allgemeinmedizin
Roberts WJ (1986) A hypothesis on the physiological basis for causalgia and related pains. Pain 24: 297-311
Romano JM, Turner JA (1985) Chronic pain and depression: Does the evidence support the relationship? Psychol Bull 97: 18-34
Roth JW (Hrsg) (1984) Konkrete Phantasie. Neue Erfahrungen mit dem Katathymen Bilderleben. Huber, Bern
Schade FD (1987) Evaluation eines ambulant eingesetzten psychologischen Schmerzbewältigungstrainings für Kranke mit chronischer Polyarthrtis. Zwischenbericht. Modellzentrale der Rheuma-Liga in Schleswig-Holstein, Kiel

Schilling F (1981) Die Spondylitis ankylosans (sog. Bechterewsche Krankheit) - eine aktuelle Übersicht. Immunologie Infektion 9: 189-203
Schilling F (1985) Nosologische und induktive Diagnostik der chronischen Polyarthritis: Die logische Kriterienkette. Z Rheumatol 44: 1-4
Schmidt RF (1986) Physiologische und pathophysiologische Aspekte. In: Wörz R (Hrsg) Pharmakotherapie bei Schmerz. Edition Medizin, Weinheim
Schultz IH (1979a) Das autogene Training. Thieme, Stuttgart
Schultz JH (1979b) Hypnose-Technik. Fischer, Stuttgart
Schulz W, Volger I (1983) Kopfschmerztherapie. Urban & Schwarzenberg, München
Schwartz LH, Marcus R, Condon R (1978) Multidisciplinary group therapy for rheumatoid arthritis. Psychosomatics 19: 289-293
Shearn MA, Fireman BH (1985) Stress management and mutual support groups in rheumatoid arthritis. Am J Med 78: 771-775
Silverman AJ (1980) Rheumatoide Arthritis. In: Kaplan HI, Freedman AM, Sadock BJ (eds) Comprehensive textbook of psychiatry. Williams & Wikins, Baltimore
Silvers IJ, Hovell MF, Weisman MH, Mueller MR (1985) Assessing physician/patient perceptions in rheumatoid arthritis. A vital component in patient education. Arthritis Rheum 28: 300-307
Simonton OC, Matthews-Simonton S, Creighton J (1982) Wieder gesund werden. Rowohlt, Reinbek
Singer JL (1978) Phantasie und Tagtraum. Imaginative Methoden in der Psychotherapie. Pfeiffer, München
Singer JL, Pope KS (Hrsg) (1986) Imaginative Verfahren in der Psychotherapie. Junfermann, Paderborn
Skevington SM (1986) Psychological aspects of pain in rheumatoid arthritis: a review. Sociol Sci Med 23: 567-575
Spergel P, Ehrlich GE, Glass D (1978) The rheumatoid personality: A psychodiagnostic myth. Psychosomatics 19: 79-86
Spilberg F (1984) A pain management treatment for rheumatoid arthritis patients: Stress inoculation training for pain and cognitive therapy for depression. Diss Abstr Intern 45: 1925-B
Sternbach RA (1982) Psychologische Verfahren bei der Behandlung von Schmerz. In: Keeser W, Pöppel E, Mitterhuser P (Hrsg) Schmerz. Urban & Schwarzenberg, München
Stevens OJ (1980) Die Kunst der Wahrnehmung. Kaiser, München
Stockvis B, Wiesenhütter E (1979) Lehrbuch der Entspannung. Hippokrates, Stuttgart
Strauss GD, Spiegel JS, Daniels M Spiegel T, Landsverk J, Roy- Byrne P, Edelstein C et al. (1986) Group therapies for rheumatoid arthritis. A controlled study to two approaches. Arthritis Rheum 29: 1203-1209
Svoboda T (1984) Das Hypnose Buch. Kösel, München
Svoboda T (1986) Schmerzen psychologisch überwinden. Schönbergers, München
Svoboda T, Hehl FJ (1985) Prüfverfahren für klinisch relevante Hypnosemerkmale. Institut für den Wissenschaftlichen Film, Nr C 1563, Göttingen
Tan SY (1982) Cognitive and cognitive-behavioral methods for pain controll: a selective review. Pain 12: 201-228
Thomas K (1983) Praxis der Selbsthypnose des Autogenen Trainings. Thieme, Stuttgart
Tolk JU, Droste U, Horn U, Sommer WJ, Weber H (o.J.) Die Situation des Rheumakranken aus eigener Sicht. Eine empirische Sozialstudie bei 465 Rheumakranken. GFM-Pharma, Hamburg
Turk DC, Meichenbaum D, Genest M (1983) Pain and behavioral medicine. A cognitive-behavioral perspective. Guilford, New York/NY
Turner JA, Chapman CR (1982) Psychological intervention for chronic pain: a critical review. I. Relaxation training and biofeedback. Pain 12: 1-21
Udelman HD, Udelman DL (1977) Team therapy in a rheumatology unit. Psychosomatics 18: 42-46
Vaitl D (1978) Entspannungstechniken. In: Pongratz LJ (Hrsg) Klinische Psychologie. Hogrefe, Göttingen
Valentine LR (1970) Self-care through group learning. Am J Nurs 70: 2140-2142
Varni JW (1981) Self-regulation techniques in the management of chronic arthritis pain in hemophilia. Behav Therapy 12: 185-194

Vignos PJ, Parker WT, Thompson HM (1976) Evaluation of a clinic education program for patients with rheumatoid arthritis. J Rheumatol 3: 155-165

Waddell G, McCulloch JA, Kummel E, Venner RM (1980) Nonorganic physical signs in low-back pain. Spine 5: 117-125

Wagstaff S, Smith OV, Wood Ph (1985) Verbal pain descriptors used by patients with arthritis. Ann Rheum Dis 44: 262-265

Westone SL, Sheehan TJ, Votaw RG, Peterson MG, Rothfield N (1985) Evaluation of a computer based education lesson for patients with rheumatoid arthritis. J Rheumatol 12: 907-912

Wiener CL (1975) The burden of rheumatoid arthritis: Tolerating the uncertainty. Soc Sci Med 9: 97-104

Wickramasekera I (1976) The management of rheumatoid arthritic pain: Preliminary observations. In: Wickramasekera I, Truong ST, Bush M, Orr C (eds) Biofeddback, behaviour therapy, and hypnosis. Nelson-Hall, New York/NY

Wolfe F, Cathey MA (1983) Prevalence of primary and secondary fibrositis. J Rheumatol 10: 965-968

Wolpe J (1974) Praxis der Verhaltenstherapie. Huber, Bern

Woods DE (1984) Arthritis and anger: An application of anger therapy as a gestalt counseling strategy with reumatoid arthritic women. Diss Abstr Intern 44: 3567-B

Zander W (1981) Zur Psychodynamik des Morbus Bechterew. Z Psychosom Med 27: 201-215

Zerssen D von (1976) Klinische Selbstbeurteilungs-Skalen (KSb-S) aus dem Münchener Psychiatrischem Informationssystem (PSYCHIS München). Die Paranoid-Depressivitäts-Skala. Beltz, Weinheim

Zimmermann M (1984) Physiologie von Nozizeption und Schmerz. In: Zimmermann M, Handwerker HO (Hrsg) Schmerz. Konzepte ärztlichen Handelns. Springer, Berlin Heidelberg New York Tokyo

Zimmermann M, Seemann H (1986) Der Schmerz. Springer, Berlin Heidelberg New York Tokyo